U0213692

男性更年期综合征

主编 李宏军

人民卫生出版社

图书在版编目（CIP）数据

男性更年期综合征 / 李宏军主编. —北京：人民
卫生出版社, 2019
ISBN 978-7-117-28269-7

Ⅰ. ①男… Ⅱ. ①李… Ⅲ. ①男性 - 更年期综合征 -
防治 Ⅳ. ①R697

中国版本图书馆 CIP 数据核字（2019）第 052248 号

人卫智网　www.ipmph.com　医学教育、学术、考试、健康，
　　　　　　　　　　　　　　购书智慧智能综合服务平台
人卫官网　www.pmph.com　人卫官方资讯发布平台

男性更年期综合征

主　　编：李宏军
出版发行：人民卫生出版社（中继线 010-59780011）
地　　址：北京市朝阳区潘家园南里 19 号
邮　　编：100021
E - mail：pmph @ pmph.com
购书热线：010-59787592　010-59787584　010-65264830
印　　刷：北京顶佳世纪印刷有限公司
经　　销：新华书店
开　　本：710×1000　1/16　印张：19
字　　数：351 千字
版　　次：2019 年 4 月第 1 版　2019 年 4 月第 1 版第 1 次印刷
标准书号：ISBN 978-7-117-28269-7
定　　价：75.00元

打击盗版举报电话：010-59787491　E-mail：WQ @ pmph.com
（凡属印装质量问题请与本社市场营销中心联系退换）

编　者（按姓氏汉语拼音排序）

　　蔡忠林　中国医学科学院北京协和医院泌尿外科
　　陈　斌　上海交通大学医学院附属仁济医院泌尿外科
　　陈启伟　中国人民解放军东部战区总医院生殖医学中心
　　陈胤伟　华中科技大学同济医学院附属同济医院泌尿外科
　　崔毓桂　南京医科大学第一附属医院生殖医学中心
　　董　雷　北京中医药大学东直门医院男科
　　谷翊群　国家卫生健康委员会科学技术研究所男性临床研究室
　　管斯琪　北京中医药大学东直门医院男科
　　过　斌　北京回龙观医院临床六科
　　靖　俊　中国人民解放军东部战区总医院生殖医学中心
　　李海松　北京中医药大学东直门医院男科
　　李宏军　中国医学科学院北京协和医院泌尿外科
　　刘　聪　中国医科大学附属盛京医院第二内分泌科
　　刘保兴　中日友好医院男科
　　刘继红　华中科技大学同济医学院附属同济医院泌尿外科
　　宋　鑫　上海交通大学医学院附属仁济医院泌尿外科
　　孙铁成　北京大学国际医院生殖医学中心
　　汪道琦　华中科技大学同济医学院附属同济医院泌尿外科
　　王　彬　北京中医药大学东直门医院男科
　　徐　浩　华中科技大学同济医学院附属同济医院泌尿外科
　　许　蓬　沈阳东方菁华医院男科
　　杨镒缸　四川大学华西第二医院生殖医学科
　　姚　兵　中国人民解放军东部战区总医院生殖医学中心
　　张　乐　中国医科大学附属盛京医院第二内分泌科
　　张建中　中国医学科学院北京协和医院泌尿外科
　　郑连文　吉林大学第二医院生殖中心
　　周善杰　北京大学国际医院生殖医学中心

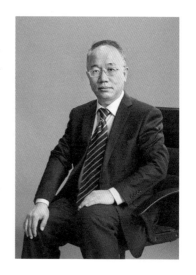

李宏军,主任医师,教授,博士生导师。任《中华男科学杂志》副主编,北京协和医院生殖医学伦理委员会委员,北京医师协会男科专家委员会主任委员,综合医院精神卫生联盟工作委员会委员,中华医学会男科学分会常委,中国医师协会男科学分会常委,中国中药协会男科药物研究专业委员会副主任委员,北京医学会男科分会副主任委员,北京健康教育协会性生殖健康专业委员会副主任委员,北京医学会身心医学分会委员,国家药监局药品审评中心专家。

从事男科学临床工作 30 年,诊治数万名男性科患者,在健康性咨询及心理咨询、男科疑难杂症等方面有独到的见解。承担各级研究课题并获奖多项。发表学术论文 180 余篇,主编及主译学术专著十余部,主编科普著作三十余部,发表科普文章数百篇。

由中年步入老年的过渡时期就是更年期，多数男子是在不知不觉中度过的，部分男子的身体出现一些病症时才引起注意和忧虑。更年期是一个身体健康状况衰退的阶段，接踵而来的是各种各样的不适症状和疾病，是让人不安的时期，它充满着隐私、羞涩和无奈。更年期是为男人的下半生做准备的必经阶段，如何顺利度过这个时期，将决定着男人进入50岁、60岁，甚至100岁时的生活质量。

尽可能保持一个积极、独立、健康、有尊严的晚年生活始终是老年人的追求。促进健康的老年生活并防治疾病的发生，是目前医学研究和医疗实践的中心任务，也有赖于国家卫生制度和社会政策的完善。基础的和高级的预防策略，例如安全的生活环境、健康的生活方式（适度的营养、恰当的运动、避免吸烟、不酗酒、不滥用药物）、心态的有效调整，如果能够有效地进行，将会给国家节省大量的医疗和社会支出，减少疾病的发生及其带来的巨大痛苦，提高老年人的生活质量，并使得他们能够继续为社会做贡献，促进社会的健康发展。明确了这些问题，医务人员和公众应该尽可能多地了解相关医疗常识，并应该增加对基础、临床、流行病学和社会经济学等方面的研究。

更年期，这是男人生命中一个相对短暂的阶段，当他们体验到这个特殊阶段时一般在40~45岁，许多学者也将其称为中老年男子雄激素部分缺乏综合征（PADAM）或迟发性性腺功能低下（LOH），因为男性更年期的症状刚巧常与男子的雄激素降低相伴出现。几乎所有男子都被影响，只是程度不同。一些人可能具有较强烈的体验，而多数人的感受轻微甚至没有异样感，可以波澜不惊、泰然处之、平稳过渡。如何度过更年期阶段，将决定着男性在以后的20年、30年、40年，甚至50年是生活在愉快中还是绝望中，这比中年危机现象要重要得多。无论是好还是坏，自然发展规律赋予男人的更年期阶段都必须接受，只有科学认识和合理对待，才能趋利避害。

通常男性更年期综合征的症状是缓慢开始并渐渐加快，然后迅速暴发，对于那些还没有足够心理准备的男人和他们的家人来说，很可怕，他们不清楚将会有什么不幸发生在自己身上,他们像无依无靠的孤儿一样在奋力挣扎并期待着艰难境况的改善,但绝大多数人会认定这将是悲剧性的结局。然而如果善加引导,这也可以成为另一段美好人生的开始,它为人生的下一个阶段作好了准备,是生命中最有意义的一段旅程。当男性从中年进入到老年阶段时,其内分泌激素水平及其他生理上的变化,就如同心理一样会出现非常显著的改变,男性更年期变化应该属于一种身心改变或异常。全面深入地了解激素及其生理改变可以帮助男性更好地度过这个特殊阶段。

目前,对男性更年期的认识程度还存在较大的差异,相关的学术专著与文章不多,公众中仅少数对其有一知半解,多数还会对其感到吃惊和意外。直接诊治该类疾病的医疗人员,例如社区医生、内科医生、精神科医生和泌尿男科医生等,大多数还无暇紧密跟踪学术发展动态,对于男性更年期的几个主要问题,例如疾病的定义、诊断、治疗以及监测还存在混淆和误解,需要不断学习,更新知识。虽然一些学术团体或个人认为,目前对于男性更年期综合征/PADAM/LOH 制定诊断、治疗和监测的规范或指南为时尚早,但仍需要我们就目前对男性更年期的认识,依据现有的资料,提出当前我们诊治和预防男性更年期综合征的基本规范,为以后全面深入理解该问题奠定基础,进行阶段性总结,起到推动的作用。

尽管雄激素补充治疗(TST)已经为多数的泌尿男科及其他相关专业医生所熟知,但是它也并不能解决由中年向老年过渡阶段男性要经受的全部问题。本书收集了大量诊治男性更年期综合征相关内容,简明扼要地阐述,希望帮助读者解决问题,提供更多实用方法,使受到男性更年期综合征影响的男子及其家庭受益。

本书内容具有“新、细、实用”的特点。“新”,指囊括了最新进展,个人经验总结与国内外文献资料并重,包括各种诊断、治疗和预防保健方法;“细”,是对男性更年期的每一个具体细节的病因、诊断、鉴别诊断和治疗都有详尽叙述,易于理解,并能够参照去做;“实用”,指对男性更年期的防、治并重,给出许多切实可行的治疗方法和预防保健措施。由于男性更年期知识覆盖了众多的学科和专业,故本书的编者均来自于相关学科,其中许多专家和学者是自己专业领域内的权威人士,早已著书立说,硕果累累,桃李满天下。他们能够抽出宝贵的时间和精力为本书撰稿,相信一定会让读者大开眼界,耳目一新。本书主要为泌尿男科医生、内分泌科医生、老年医学医生、全科医学医生及众多相关专业的医护、研究人员撰写,男性更年期患者也可以参阅。本书引用了一些国内外专业书籍、期刊资料的数据和图表,未能在此将他们的名字一一列出,谨在此向有关作者表示衷心感谢!

　　由于水平有限,以及编写时间仓促,书中难免存在不足和争议之处,恳请读者批评指正,以利于及时勘误、再版。

李宏军

2019 年 3 月

目 录

应加强对男性更年期综合征的基础与临床研究

更年期是由中年步入老年之际的过渡时期,部分中老年男性可以出现不同程度的更年期症状和体征,并具有多器官系统的功能损害,称为男性更年期综合征。许多内在因素与环境因素均可影响男性更年期综合征的发生、发展和转归,是多病因、多因素性疾病,是由于老龄化以及同时伴发的多种疾病等因素共同作用的结果,并导致了体内雄激素及其他多种内分泌激素水平的改变,主要是获得性的性腺功能低下,是一种严重威胁着中老年男性身心健康的常见疾病,值得引起广泛关注。

虽然国际和国内的学术团体踊跃地制定相应指南和共识,陆续也有一些相关研究报道,现代医学可以为男性更年期综合征患者提供综合的诊断、治疗和预防方案,来有效地防止其发生、改善临床症状、提高生活质量,但是近5年来该领域的研究相对停滞,几乎没有任何实质性的突破,对该疾病的认识仍然存在广泛的争议和误区,急待深入研究。

一、临床流行病学研究相对缺乏

由于目前的流行病学研究资料较少,流行病学筛查标准难以统一,尤其是国内针对公众和社区居民的大范围普查工作更少见,难以准确地估计其实际发病率和危险因素。初步证据表明,年龄老化是男性更年期综合征发生与发展的直接和必然因素。除了年龄因素外,还有许多内在因素与环境因素均可影响到男性更年期综合征的发生,例如疾病和药物、遗传因素、过度肥胖、不良生活方式、环境因素、教育程度、文化背景、精神心理状态、饮食习惯、家庭环境、社会经济情况等。在某些特殊人群中,男性更年期综合征的发生率可能存在异乎寻常的增高现象,并对生命质量产生明显的不良影响,例如糖尿病患者、人类免疫缺陷病毒(human immunodeficiency virus, HIV)感染的男性、肥胖男性、勃起功能障碍(erectile dysfunction, ED)患者等。国内外研究报道,接近40%的中老年男性可以出现不同程度的更年期症状和体征,但与雄激素缺乏相关者还相对少见。

1

二、病因与发病机制复杂

男性更年期综合征是多病因、多因素性疾病，是由于老龄化以及同时伴发的多种疾病等因素共同作用的结果，老龄化与疾病既有相互联系，又各自具有独特的作用，它们分别或共同导致了体内多种内分泌激素水平的改变，主要是迟发性性腺功能减退（late-onset hypogonadism, LOH），一种出现在生命后期的获得性的性腺功能低下的表现形式。

由于对该疾病/现象的研究比较困难，相关研究报道稀少，其主要原因包括：①男性更年期是较新的研究领域，研究范围跨越了许多专业；②男性更年期综合征，尤其是雄激素补充引起争论，难以把握和控制；③研究工作比较困难，它是一种多因素导致、具有多种临床表现的疾病，且需要花费数年的时间来完成，而一般的动物模型是难以满足实验要求的，人类的一些研究在基础定义方面也难以确定；④雄激素补充治疗是根据一般的需求标准来纠正性腺功能低下者的激素水平，这是特殊患者的直接需求，而不能肯定改善更年期的临床症状。2003 年，欧洲泌尿外科学会（European Association of Urology, EAU）就中老年男性的雄激素部分缺乏和睾酮补充治疗（testosterone supplement therapy, TST）问题进行了激烈的讨论，并提出了 5 个未能圆满解决的问题，而这些问题直到今天仍然存在广泛争议。

1. 雄激素降低与临床症状的因果关系受到质疑　在诊断 LOH 的众多临床症状中，难以确定是由于雄激素水平降低所引起或作为雄激素水平低下的结果而出现。许多归因于雄激素缺乏的症状是非特异性的，可能有其他原因，诊断 LOH 的众多临床症状在雄激素水平正常的中老年男性中也普遍存在。这一现象被近年来的欧美相关指南观点进一步强化，并认为目前比较流行的用于诊断 LOH 的问卷量表（AMS 和 ADAM）的评分结果均与雄激素的水平缺乏相关性。

2. 缺乏客观评价症状的工具　为了确定临床症状、年龄老化以及内分泌激素水平的改变之间的关系，需要建立一个全面的、可靠的、适合于多种语言的有效工具。Morley 和 Heinemann 分别设计的针对雄激素缺乏的相对症状问卷，还没有被国际认可，也难以依靠这些问卷来发现或诊断老年男性中的 LOH，问卷的有效性和合理性需要经过心理测试及激素水平测定加以检验，并需要进行广泛的验证。这些初期的尝试，试图设计出高积分与低睾酮水平相关的各项问题，为后来的更完善的设计奠定了基础，但是目前看来均不够理想，即使是目前普遍接受和广泛使用的问卷，例如老年男性症状量表（Aging Males' Symptoms Scale, AMS 量表），也有待进一步完善。

3. 正常睾酮水平的临界值还没有确定　通常选择青年男性的睾酮水平作为参照，将睾酮水平低于 300ng/dl（10.4nmol/L）作为男性正常范围的低限值,也有选择 350ng/dl(12nmol/L) 为低限值的,但始终存在着激烈的争议。尽管雄激素值的绝对水平是比较容易确定的,但由于:①睾酮分泌的脉冲和昼夜节律性;②睾酮水平个体的差异很大,尤其是不同疾病和不同生理状态对睾酮水平的影响;③往往没有进行年龄相关的必要调整;④存在着复杂的激素和靶器官上相应受体的相互作用;⑤不同个体及不同种类雄激素作用的组织器官对雄激素作用的阈值有较大的差异,使得对测定的雄激素绝对值往往难以给出科学的判断与合理的解释。

4. 雄激素感受性的重要性　进入细胞内的雄激素依靠与雄激素受体(androgen receptor, AR)相互作用来发挥其生理功能,但是 AR 基因突变已经发现许多种,并与 AR 基因外显子的 CAG 重复片段序列长度变异有关。在已经发现的 200 多种 AR 基因突变中,有些突变与雄激素完全性不敏感有关,而其他的一些 AR 基因突变与雄激素部分性不敏感有关。因此,测定血清雄激素水平只是判定雄激素发挥作用的部分内容,它还依赖于组织是如何利用雄激素的。

5. 给中老年男性补充雄激素尚缺乏充分证据　由于男性寻求健康长寿以及制药公司寻求拓宽市场的巨大需求,推动了 TST 的发展,但对于老年男性给予 TST 来说,仍然缺乏充分的证据。尽管目前用来治疗性腺功能低下的 TST 药物选择很多,但是每个国家或地区却往往不能得到全部的药物种类。药物治疗剂量的观察与调整通常是询问患者的健康感觉以及测定血清内的睾酮水平,但是临床医生应该清楚地认识到,患者要求增加处方药量或缩短给药间隔时间,往往可能存在很大的不确定性;处方雄激素的去势男性很容易根据自身的变化(疲乏和健康感觉方面)准确地通知医生应该再次接受 TST 的时间,但是当男性自身可以分泌一部分雄激素的情况下,患者的这种感觉常不可靠。此外,人们比较关心的 TST 副作用还是心脑血管和前列腺的安全性问题,虽然已经有了很大的认识改变,TST 有助于改善心脑血管疾病患者的健康状况,外源性睾酮不会诱发前列腺癌,但是广泛关注和争议仍然存在。

根据男性更年期临床症状问卷评估和雄激素水平测定结果,可以将处在更年期年龄阶段的中老年男性的健康及疾病状态划分为如下几种情况(表 0-1)。

表 0-1　更年期男性的健康及疾病状态分布与雄激素的关系

临床症状	雄激素测定结果		
	正常范围	正常但接近低值	低于正常范围
1. 无	健康	健康	亚临床型性腺功能低下
2. 有,但不能达到疾病诊断标准	亚健康态	亚健康态	亚健康态
			亚临床型性腺功能低下
3. 有,且达到诊断标准	更年期综合征	更年期综合征相对性腺功能低下	更年期综合征、LOH

总之,目前对 LOH 病因的认识,还在于雄激素方面,认为雄激素水平下降与雄激素受体异常是产生中老年男性雄激素作用相对缺乏的基础因素,也是最重要的且研究较为充分的因素,其他的许多疾病或因素(主要包括慢性疾病和滥用药物、肥胖、不良生活方式等)可能通过直接或间接作用来影响雄激素水平,或者通过其他机制产生更年期综合征的临床症状,许多学者正在试图通过这种方式来认识男性更年期综合征。

三、临床症状与体征的多样化

男性更年期一般发生于 40~55 岁年龄段,也可以早至 35 岁或延迟到 70 岁。中老年男性中具有更年期综合征症状者并不少见,其主要特征是:①性欲和勃起功能减退,尤其是夜间勃起减少;②情绪改变并伴有脑力和空间定向能力下降,容易疲乏、易怒和抑郁;③瘦体重(lean body mass, LBM)减少,伴有肌容量和肌力下降;④体毛减少和皮肤改变;⑤骨矿物质密度(bone mineral density, BMD)下降,可引起骨量减少和骨质疏松;⑥内脏脂肪沉积。上述症状不一定全部出现,其中可能以某一种或某几种症状或体征更为明显,可伴有或无血清睾酮水平减低。多样化的症状和体征,尤其是这些临床表现与雄激素的关系又似乎扑朔迷离,加剧了对该疾病的管理难度。今后的研究应该聚焦于寻找与雄激素缺乏直接相关的特异性症状和体征。

四、延迟诊断或误诊普遍存在

准确全面地诊断中老年男性 LOH 是获得满意治疗效果的基础和前提,但是目前还没有广为接受的"金标准",主要根据临床表现及睾酮水平来综合判断,诊断的基本步骤包括临床症状评估、查体、辅助检查和诊断性治疗,并应该做好鉴别诊断。由于本病的诊断方法复杂,诊断标准不确定,并缺乏广泛共识,导致延迟诊断或误诊普遍存在。

诊断方法主要包括详细询问既往疾病史、心理和社会因素、生活方式;评估临床症状[老年男性雄激素缺乏(androgen deficiency in aging males, ADAM)问卷,共 10 个问题和 AMS 量表,共 17 个问题],并进行全面的体格检查;重点为血清雄激素水平测定和其他实验室检查;同时排除器质性疾病;补充雄激素的诊断性治疗也有助于最终确定诊断。

在诊断男性更年期综合征时,要特别注意依靠病史和体格检查发现性腺功能低下的蛛丝马迹。由于存在许多潜在的影响因素,例如肥胖、年龄、血清白蛋白和性激素结合球蛋白(sex hormone-binding globulin, SHBG)水平的差异等,实验室检查有时可能造成错误判断;目前还没有实验室激素检查的"金标准",但是对于老年男性来说,生物可利用睾酮水平可能是最准确的;一些疾病,例如临床型抑郁、人格障碍、轻度的认知功能损害、甲状腺功能低下等,均可以使诊断混淆,需要加以鉴别。

五、绝大多数患者未能得到及时有效治疗

由于对疾病的认识相对滞后,加之男性更年期综合征对人体的影响具有明显的个体差异,因此误诊误治普遍存在,未能接受治疗的人群更加广泛,使得绝大多数患者未能得到有效治疗,所带来的后果也因人而异,其中对部分人的身心健康影响可以是巨大的。事实上,这种情况多数未予任何治疗,绝大多数男性未对此做好准备。而直接从事治疗男性更年期综合征的医疗专业人员,例如社区医生、内科医生、精神科医生和泌尿男科医生等,对该病的认识程度存在较大的差异,对许多问题存在混淆和误解,治疗极其不规范。临床工作中比较明智的做法是,在启动任何治疗手段之前都必须首先明确疾病的诊断,包括疾病种类、严重程度和并发症,对患者相关临床症状的评估、性激素水平的测定以及其他激素及多种因素的检查和分析。

对于 LOH 患者,无论其病情如何,也不管其是否存在多种病因,恢复雄激素的生理水平是治疗的基础和基本原则之一,尤其是在所有病因治疗后仍然不能恢复雄激素水平者,均适合进行 TST,并可以获得显著疗效。在进行 TST 之前、过程中及之后,都需要进行安全性及有效性的全面分析,接受效益与风险的全面咨询,以评价 TST 是否有必要以及是否需要长期进行。雄激素在维持健康男性的生理和心理功能状况中具有重要作用,并与男性的生活质量和心理健康密切相关,主要体现在生殖功能、合成代谢、皮肤黏膜和内分泌系统,还涉及男性的认知和情绪方面;而 TST 对于雄激素水平低下患者的生活质量和精神心理状态具有显著的改善作用,还可以增加伴随的其他疾病的治疗效果,改善患者对治疗的依从性。

由于男性更年期综合征病因的复杂性,多种病因可能同时起到不同的作用,更容易伴发其他慢性疾病,如果不对更年期患者进行比较严格的筛选,单纯使用雄激素补充治疗,或几种主要的激素,或者单纯使用任何一种治疗药物,都不可能完全奏效。即使对于明显是由于 LOH 所引发的男性更年期综合征,患者也可能存在难以检测到的或未检测的其他相互作用的某些激素水平改变。因此,需要针对具体情况仔细分析病因和病情,并采取个体化的综合治疗措施。泌尿男科医生可以为男性更年期综合征患者提供一个综合的治疗方案,同时通过生活方式和心态的调整和对自己身体的珍爱来避免衰老过程的人为加快,防止或减少男性更年期综合征的产生,并且可以使已患该病者,尤其是具有明显更年期症状男子以及各种疾病状态下合并更年期症状者的治疗效果得到改善。此外,祖国医学对男性更年期综合征的病因病机及诊治有独

到的认识,尤其在中药防治、保健和饮食治疗方面具有一定的优势。

更年期男性的内心深处并不容易接受存在更年期综合征的现实,许多男性只有在症状已经严重地影响了日常生活,或者在其生活中具有重要影响者的强烈督促下才寻求医疗帮助。事实上,男性可以通过多种方式和途径获得有益的帮助,这不仅包括到医院里接受药物治疗,还包括运动、饮食、精神沟通、个人和集体的心理治疗与调整、学习如何获得已经丧失或从未得到的社会援助、热爱生活和热爱人,并努力接受自我的健康现状。此外,更年期男性的女性伴侣也绝大多数处在更年期的年龄段,尤其是在同时遭遇更年期综合征的时候,新名词"更年期伴侣"(couplepause)充分展示了该问题的严峻和尴尬,应该将夫妻作为一个整体,统一纳入健康管理,治疗方案选择可能会更合理,效果会更好。

男性更年期毕竟是一种多维的生命过渡时期,只有通过调动生命中的全部功能、信心,包括内分泌、生理、心理、人际关系和社会关系、精神状态以及性欲变化等,才能有效地战胜更年期阶段所遭遇的各种不适和病症,治疗男性更年期综合征要掌握个体化的原则且没有捷径,这也是我们能够提供给男性更年期综合征患者及其诊治医生的忠告。

对于正在经历明显或严重的更年期综合征症状的中老年男子,在经过雄激素、多种其他激素的补充治疗以及大量的草药、自然激素、心理调整、众多的综合疗法治疗后,他们将会发现原本十分艰难的生活逐渐变得可以接受。事实上,绝大多数男性更年期综合征患者的疗效比较满意。

六、缺乏科学的和广为接受的预防手段

联合国老龄委强调指出,衰老不一定非要伴随疾病不可,而老龄化所伴发的一些重大疾病可以被压缩在死亡之前的一个短暂的时期内。男性更年期综合征就属于这种可以有效预防(不一定非要伴随不可),(一旦出现)且可以被压缩在一个相对短暂时期内的疾病或现象。男性更年期综合征可治、可防,全面展开以睾酮补充治疗为基础的综合治疗方法和健康普查为基础的有效预防,有助于提高更年期男性的生活质量,应该引起广泛关注。老年男性不健康的许多因素与复杂的方式与社会、经济、文化以及心理过程紧密相关,而在绝大多数的情况下,预防和解决这些健康问题的基本方法也要在社会的多个层次上去寻找,而不仅仅在个体的层面上进行。

预防可能是有效解决现代社会健康问题的核心方法。教育公众和健康护理人员相关知识和早期检测的重要性,早期发现和治疗男性更年期综合征,将会降低其发病率和疾病严重程度,从而有效地降低疾病诊治及保健的费用,但国内外相关领域的知识普及和教育工作都还十分薄弱。健康普查是早期发现

和有效预防疾病的首要步骤。男性更年期综合征在症状出现之前通常有一个相当长的潜伏期,也有人将其描述为亚健康态,在此时开始一级预防策略是最为有效的。在男性更年期综合征变得越来越明显和普遍的时候,做好健康普查,早期发现和有效治疗疾病,在二级预防和自我保健策略中均可以起到重要作用。

近年来的研究也发现,有许多可调节因素可以有效预防人体睾酮水平的下降,但国内外相关领域的知识普及和教育工作都还十分薄弱,有待加强。只要让男性了解到预防性保健在延长生命、抗拒男性更年期综合征、改善生命质量方面的重要价值,他们都会愿意踊跃地配合健康普查。

七、展望

从某种意义上讲,男性更年期综合征与其他老龄化相关的疾病一样,都属于某种自然选择过程中的非自然结果,并对人体的结构和功能造成了一定的影响。中老年男子在其生命的旅途中存在着这样一个特定的生命阶段是无可争议的事实,尽管在学术界对男性更年期综合征的认识还存在一定分歧,但回避与漠视的态度是有害的,如果不能科学认识和正确处理,将使以后的情况很难处理或情况更糟糕。关注中老年男性的身心健康应该成为男科学研究和发展的新领域,并可以有效地预防、延缓或减轻男性更年期的出现及其对中老年男子生命质量的影响,从而改善其生存质量(quality of well-being, QWB)。人口老龄化程度的不断加剧,强化了对其研究的意义。虽然对男性更年期综合征的认识尚在粗浅阶段,有许多悬而未决的问题,尤其是近年来的关注度不够,但是作为泌尿男科医生必须回应临床患者的相关诉求,我们不可能期待到一切都水落石出的时候才来救治患者。

目前主流观点认为,男性更年期综合征属于一种身心疾病,即生理(雄激素缺乏)和心理功能障碍,泌尿男科医生可以为患者提供综合治疗方案,同时通过生活方式和心态的调整、对自己身体的珍爱,来防止或减少其产生,并且可使已患该病者,尤其是具有明显更年期症状者以及各种疾病状态下合并更年期症状者获得有效的治疗。

希望通过整理出大量有价值的事实和经验,使我们对男性更年期及更年期综合征的认识逐渐变得清晰和明确,可望通过发现一种或几种激素的长期补充治疗来改善老年男性的生命质量,推迟、减轻或消除许多老化过程中出现的症状,并能够规划和设计出认识男性老龄化奥秘的方法学和科学工具,更好地去帮助中老年男性改善生命质量,尽量预防那些可以预防的更年期综合征,尽量推迟和减少更年期给男性带来的痛苦。

（张建中　蔡忠林　李宏军）

参考文献

1. Ahmed K, Hatzimouratidis K, Muneer A.Male sexual dysfunction and hypogonadism guidelines for the aging male.Eur Urol Focus, 2017, 3(4-5): 514-516.

2. Almehmadi Y, Yassin AA, Nettleship JE, et al.Testosterone replacement therapy improves the health-related quality of life of men diagnosed with late-onset hypogonadism. Arab J Urol, 2016, 14(1): 31-36.

3. Bhasin S, Brito JP, Cunningham GR, et al.testosterone therapy in men with hypogonadism: an endocrine society clinical practice guideline. J Clin Endocrinol Metab, 2018, 103(5): 1715-1744.

4. Castelló-Porcar AM, Martínez-Jabaloyas JM.Testosterone/estradiol ratio, is it useful in the diagnosis of erectile dysfunction and low sexual desire?Aging Male, 2016, 19(4): 254-258.

5. Corona G, Rastrelli G, Di Pasquale G, et al.Testosterone and cardiovascular risk: Meta-analysis of interventional studies.J Sex Med, 2018, 15(6): 820-838.

6. Corona G, Rastrelli G, Reisman Y, et al.The safety of available treatments of male hypogonadism in organic and functional hypogonadism.Expert Opin Drug Saf, 2018, 17(3): 277-292.

7. DeLay KJ, Kohler TS.Testosterone and the Prostate: Artifacts and Truths.Urol Clin North Am, 2016, 43(3): 405-412.

8. Gettler LT, Oka RC.Are testosterone levels and depression risk linked based on partnering and parenting?Evidence from a large population-representative study of U.S.men and women.Soc Sci Med, 2016, 163: 157-167.

9. Harman SM, Metter EJ, Tobin JD, et al.Longitudinal effects of aging on serum total and free testosterone levels in healthy men.Baltimore Longitudinal Study of Aging.J Clin Endocrinol Metab, 2001, 86(2): 724-731.

10. Hassan J, Barkin J.Testosterone deficiency syndrome: benefits, risks, and realities associated with testosterone replacement therapy. Can J Urol, 2016, 23(Suppl 1): 20-30.

11. Hisasue S.Contemporary perspective and management of testosterone deficiency: Modifiable factors and variable management.Int J Urol, 2015, 22(12): 1084-1095.

12. Huo DS, Sun JF, Zhang B, et al.Protective effects of testosterone on cognitive dysfunction in Alzheimer's disease model rats induced by oligomeric beta amyloid peptide 1-42.J Toxicol Environ Health A, 2016, 79(19): 856-863.

13. Jannini EA, Nappi RE.Couplepause: a new paradigm in treating sexual dysfunction during menopause and andropause.Sex Med Rev, 2018, 6(3): 384-395.

14. Khosravi S, Ardebili HE, Larijani B, et al.Are andropause symptoms related to depression?. Aging Clin Exp Res, 2015, 27(6): 813-820.

15. Morales A, Lunenfeld B, International Society for the Study of the Aging Male.Investigation, treatment and monitoring of late-onset hypogonadism in males.Official recommendations of ISSAM.International Society for the Study of the Aging Male.Aging Male, 2002, 5(2): 74-86.

16. Mulhall JP, Trost LW, Brannigan RE, et al.Evaluation and Management of Testosterone

Deficiency：AUA Guideline.J Urol, 2018, 200（2）: 423-432.

17. Ng Tang Fui M, Hoermann R, Prendergast LA, et al.Symptomatic response to testosterone treatment in dieting obese men with low testosterone levels in a randomized, placebo-controlled clinical trial.Int J Obes（Lond）, 2017, 41（3）: 420-426.

18. Nieschlag E, Swerdloff R, Behre HM, et al.Investigation, treatment and monitoring of late-onset hypogonadism in males: ISA, ISSAM, and EAU recommendations.Int J Androl, 2005, 28（3）: 125-127.

19. Stolberg M.From the "climacteric disease" to the "male climacteric" The historical origins of a modern concept.Maturitas, 2007, 58（2）: 111-116.

20. Tajar A, Forti G, O'Neill TW, et al.Characteristics of secondary, primary, and compensated hypogonadism in aging men: evidence from the European Male Ageing Study.J Clin Endocrinol Metab, 2010, 95（4）: 1810-1818.

21. Tirabassi G, Gioia A, Giovannini L, et al.Testosterone and cardiovascular risk. Intern Emerg Med, 2013, 8（Suppl 1）: S65-S69.

22. Traish AM.Testosterone therapy in men with testosterone deficiency: are the benefits and cardiovascular risks real or imagined?.Am J Physiol Regul Integr Comp Physiol, 2016, 311（3）: R566-573.

23. Wang C, Nieschlag E, Swerdloff R, et al.Investigation, treatment and monitoring of late-onset hypogonadism in males: ISA, ISSAM, EAU, EAA and ASA recommendations.Eur J Endocrinol, 2008, 159（5）: 507-514.

24. Wheeler KM, Smith RP, Kumar RA, et al.A comparison of secondary polycythemia in hypogonadal men treated with clomiphene citrate versus testosterone replacement: A Multi-Institutional Study.J Urol, 2017, 197（4）: 1127-1131.

25. 白刚,李宏军.睾酮补充治疗的多器官系统效应及时效性.中华男科学杂志, 2013, 19（8）: 748-752.

26. 李宏军,谷翊群.男性迟发性性腺功能减退症的发病机制与流行病学.国际生殖健康/计划生育杂志, 2011, 30（1）: 10-13.

27. 李宏军,李汉忠,郭应禄.对男性更年期综合征的再认识.中华医学杂志, 2005, 85（26）: 1801-1802.

28. 李宏军,李汉忠,郭应禄.应加强我国男性更年期综合征的研究.中华医学杂志, 2005, 85（13）: 870-872.

29. 李宏军.进一步关注男性更年期综合征的诊治与研究.中华全科医师杂志, 2017, 16（6）: 417-420.

30. 李宏军.李汉忠,张学斌,等.男性更年期综合征的临床特点: 112 例临床病例报告.中国男科学杂志, 2006, 21（12）: 39-42.

31. 申素琪,徐晓燕,蔡瑞芬,等.江苏省 3551 例中老年男性健康调查.中华男科学杂志, 2005, 11（6）: 438-441.

32. 孙颖浩.男性迟发性性腺功能减退专家共识.上海:第二军医大学出版社, 2014: 41-91.

33. 周善杰,卢文红,袁冬,等.迟发性性腺功能减退症筛查量表的临床验证研究.中华男科学杂志, 2010, 16（2）: 106-111.

第一章

概　述

第一节　男性更年期综合征及其相关概念

衰老是自然界一切生命现象的共同特征,表现为形态结构和生理功能的退行性变化。更年期是由中年步入老年之际的过渡时期和前奏曲,是人体由成熟走向衰老的过渡阶段,这是生命活动的客观规律,是不以人的意志为转移的自然现象。

一、男性更年期综合征概念的出现及争议

尽管根据 Ayurvedic 医学的记载,男性更年期(male climacteric)的概念可以追溯公元前 1000 年,但直到 1939 年,才由 Werner 首次提出这个概念。他是根据 50 岁以上的部分男性可以出现与女性更年期综合征相似的临床症状,例如神经功能紊乱、抑郁、记忆力减退、注意力不集中、容易疲劳、失眠、潮热、出汗和性功能减退等,但在当时并没有能力提供内分泌激素(雄激素)水平改变及其他确凿的证据。随后的许多研究试图来确定男性更年期的相关症状。直到近 30 年来,内分泌学家通过一系列设计良好、资料完整的研究来强化地探讨男性更年期的机制,才使得男性更年期的奥秘逐渐得以显露。历史上,用来描述男性更年期的名词众多。在欧洲多用"Andropause"表示,因为"Andro"是希腊语男人的意思,pause 同样来自于希腊,指"停止";在英国多用"Viropause"表示,因为"Viro"是拉丁语男人的前缀;在美国则直呼"male menopause","meno"来自于希腊语,menses 指女子的月经周期,故可直译为男性绝经。

自从男性更年期的概念问世以来,对于这个名词及其含义的争论就从来没有停止过,争论的关键问题是:男性是否如同女性那样存在更年期,随着年龄老化所引发的雄激素缺乏是否对男子有不良影响。引起争论的原因是男性的生殖功能不像女性那样有一个相对明确的终止界限;雄激素水平是随着年龄的增长而逐渐下降的,但有较大的个体差异,而且并不是所有的老年男性都会演变成具有临床意义的睾丸功能减退。争论了半个多世纪以后,

学者们普遍接受了这个现实，认为男性也有更年期，只不过划分标准不如女性那样明确，并为1998年2月召开的第一届国际老年男性学的会议进一步确认。

二、男性更年期综合征相关概念的含义

（一）男性更年期

更年期是由中年步入老年之际的过渡时期和前奏曲，是人体由成熟走向衰老的过渡阶段。在此生命阶段，多数男子没有任何临床症状而在不知不觉中度过，部分中老年男子则出现与女性围绝经期综合征相似的临床症状和体征，并有多器官系统的功能受到不良影响，生命质量降低，是一组与老龄化相关的临床和生化、生理综合征。

男性更年期（male climacteric）这一生命现象，曾经被不同的学者分别称为男性更年期综合征（male climacteric syndrome）、男性绝经期（male menopause）、雄激素缺乏（andropause）、男性活力终止（viropause）、迟发性性腺功能减退（late-onset hypogonadism，LOH）和老年男性雄激素水平低下（androgen decline in the aging male，ADAM）等，是一组与老龄化相关的临床和生化、生理综合征。前面提到的这些名词概念仍然在广播、电视、报纸、杂志、专业书籍等多种媒介中使用，但是其含义具有一定的差异，不能完全等同或混用，而且直到目前为止仍然没有一个定义这种临床现象的"金标准"，年龄相关的激素水平降低和中老年男性临床症状之间的相互关系也没有完全清楚，相关领域的研究资料还比较少见。

（二）中老年男子雄激素部分缺乏综合征

在1994年的欧洲男科学研讨会上，奥地利泌尿学会提出中老年男子雄激素部分缺乏综合征（partial androgen deficiency of the aging male，PADAM）的命名，是指中老年男子随着年龄的增加而雄激素生成进行性下降，血清睾酮水平低于健康青年男子的正常范围（可以伴有或不伴有基因组对雄激素及其活性代谢产物敏感性的降低，即靶组织器官对雄激素的敏感性降低），并出现一系列雄激素部分缺乏的相应临床症状和体征的一组综合征。由于中老年男性的雄激素水平降低通常是轻中程度的，而不是完全性缺乏，因此PADAM客观地反映了中老年男子体内睾酮水平的变化，以及由此引起的多方面功能不足，较为贴切地反映了事物的本质，为大会和众多学者所接受。

但是PADAM的概念同样存在缺陷和广泛的争议，仍然不能充分、全面地反映中老年男性生命过程中的这个特殊时期所发生的全部事件，许多学者仍然在怀疑中老年男性的这种躯体和情感方面的症状和体征是否真的与雄激素缺乏有关，近年来的西方一些学术团体制定的指南也对其进行了广泛的质疑，

中老年男性出现的许多临床症状（疲乏、抑郁、容易激怒、潮热、大脑敏感度降低、瘦体重和肌力减少、胰岛素敏感性降低、骨矿物质密度减少与骨质疏松、性欲减退和勃起功能障碍等）也经常出现在正常睾酮水平的男性中；尽管雄激素补充治疗（testosterone supplement therapy，TST）已经被国际泌尿外科疾病咨询机构（International Consultation in Urological Disease）所提倡，为许多学术机构和著名的医学专家所赞许，并出现了大量的综述性文章和专家观点，但仍然缺乏良好的实践基础，缺乏大样本的、长期的、前瞻性的、随机研究的循证医学基础。况且，该名词的本身也比较深奥，难以为大众所接受，甚至对于多数医学工作者来说也难以理解。目前在学术界上更加倾向于将其命名为 LOH，而公众中则更加直观地称其为男性更年期。

（三）迟发性性腺功能减退

迟发性性腺功能减退（LOH）也是在临床和研究中广泛使用的术语，是指中老年男子随着年龄的增加，下丘脑和垂体分泌的卵泡刺激素（FSH）、黄体生成素（LH）减少，和（或）LH/FSH 比例异常，和（或）性激素结合蛋白（SHBG）水平增加，也可由于原发性的性腺（睾丸）功能衰竭所致，从而导致雄激素生成进行性下降，血清睾酮（总睾酮/生物可利用睾酮）水平低于青年男子的正常范围（可以伴有或不伴有基因组对雄激素及其活性代谢产物敏感性的降低），游离睾酮指数低下，可以出现或不出现一系列雄激素部分缺乏的相应临床症状和体征的一组综合征。出现相应临床症状和体征的迟发性性腺功能减退者属于临床型性腺功能低下，人们已经进行了广泛深入的研究并取得了许多重大的进展。

对于无明显临床症状和体征的亚临床型迟发性性腺功能减退（尤其是睾酮水平低于 200ng/dl）者（明确提示存在性腺功能低下）的意义及其可能对人体的影响还不十分清楚，长期低睾酮水平可能对骨骼、肌肉以及其他组织器官构成潜在的威胁，而这部分老年男子将随着年龄的进一步老化而发生人数逐渐增多，需要深入研究来确定。由于普遍接受老年男性的性腺功能比较低下，60 岁男性大约有 30% 存在性腺功能（游离睾酮指数）低下，而 80 岁时则有 80% 的男性存在性腺功能低下，在激素水平缺乏但症状并不明显的情况下，往往被认为是年龄增高的自然现象。

对于老年男性来说，采用青年男子的血清总睾酮正常值低限来判断中老年男性的睾酮水平缺乏，往往没有进行年龄相关的调整和个体化对待，由于可能存在睾酮水平的正常范围具有明显的个体差异，患者可以具有偏低的睾酮水平，但是仍然在正常范围内，具有雄激素部分缺乏的临床症状和体征，并可以通过雄激素补充治疗（TST）而获得症状改善，应该属于 LOH 的特殊情况，有学者将这种现象称为相对性腺功能低下（relative hypogonadism）。相对性腺功能低下的概念提出,意味着进行 TST 主要根据患者的临床症状来进行,而不是睾酮测定结果。

（四）男性更年期综合征

对中老年男性出现的这种情况,比较全面、科学的定义来自于 Morales 和 Lunenfeld（2001 年）,并得到国际老年男子研究协会（International Society of the Study of the Aging Male，ISSAM）的认可和推荐,他们认为 ADAM、PADAM、雄激素缺乏或迟发性性腺功能减退是一种临床症候群,主要特征是：①性欲和勃起功能减退,尤其是夜间勃起；②情绪改变并伴有脑力和空间定向能力下降,容易疲乏、易怒和抑郁；③瘦体重（lean body mass，LBM）减少,伴有肌容量和肌力下降；④体毛减少和皮肤改变；⑤骨矿物质密度（bone mineral density，BMD）下降,可引起骨量减少和骨质疏松；⑥内脏脂肪沉积。上述症状不一定全部出现,其中可能以某一种或某几种症状更为明显,可伴有或无血清睾酮水平减低。

由于中老年男子这一生命现象的病因多样化,患者的临床症状和体征也繁多,因此我们体会到,它不是单一的疾病,就如同男科疾病中的慢性前列腺炎一样,是一组疾病现象的总称,因此在"男性更年期"的概念中增加"综合征"这三个字就显得比较合理了。"男性更年期综合征"（male climacteric syndrome；andropause）的概念顺理成章地出现了,成为全面理解该疾病的现代概念,是从更年期疾病（climacteric disease）演化而来的现代概念,并为许多专家和学者所认同。

三、男性更年期综合征相关概念的区别

当开展一个新的知识和研究领域时,科学术语的定义使用不精确,常常会造成许多理论和实践上的混乱。因此,清晰地给相关术语下定义是非常重要的。男性更年期综合征、PADAM 和 LOH 三者都在临床和研究中广泛使用,曾经用来笼统地代表男性生命过程中的这一种特殊现象,但是从严格意义上讲,它们彼此之间是存在明确不同的,代表不同的生理、病理现象。男性更年期综合征是中老年男子生命过程中的特定时期所出现的一种临床症候群,可伴有或无血清睾酮水平减低。T'Sjoen 等（2004 年）检测了 161 例身体健康、可行走的老年男性（74~89 岁,平均 79 岁）的总睾酮、游离睾酮、生物可利用睾酮以及硫酸盐脱氢表雄酮（DHEA-S）,并与老年男性症状积分（Aging Male's Symptoms Scale，AMS）进行比较,结果发现 AMS 的主要积分与睾酮、游离睾酮、生物可利用睾酮以及 DHEA-S 没有显著的相关性,主要原因在于产生临床症状的病因多种多样,年龄的老化所伴发的是几乎全面的生理功能降低和多种内分泌系统功能异常,甚至包括生活方式的改变,而不仅仅局限于雄性激

素,认为健康老年男性"更年期综合征"的相关临床症状不能预测雄激素水平。当然,本组研究对象的年龄偏大,结果是否可以推广到年龄稍小一些的更年期男子还存在疑问。

尽管雄激素部分缺乏是男性更年期综合征的重要原因之一,也是目前研究最多和认识最深入的原因,但它绝对不是唯一的原因,毕竟有众多的激素水平改变、许多相关的疾病、精神心理、环境及其他因素均参与了男性更年期综合征的发生与发展,而 PADAM 只是男性更年期综合征的重要组成部分之一,是病因为雄激素部分缺乏所造成的男性更年期综合征。迟发性性腺功能减退的发生率是随着年龄老化进程而逐渐增加的,但是可能出现相关临床症状和体征的中老年男子(男性更年期患者)的发生率却并不会随着年龄进一步增高而无限度地增加,相反却将逐渐减少直至消失,这些临床症状和体征只是他们生命过程中的阶段性事件,况且并不是所有性腺功能低下的中老年男子都会出现相关的临床症状和体征。因此,从严格意义上讲,PADAM 是指男性更年期综合征和迟发性性腺功能减退的相互重叠部分,只有伴有血清睾酮水平低下的男性更年期综合征患者才支持 PADAM 的临床诊断。与 PADAM 相比,男性更年期综合征和迟发性性腺功能减退均属于一个大概念范畴。

研究者出于不同的研究目的,在设计试验或总结相关资料时可能会选择某些概念,但在使用相关概念前,务必要明确自己的真实意图和研究对象的具体特点,准确地选择概念,不可混淆彼此的区别。

由于没有相关临床症状和体征的中老年男子一般是不会主动寻求医疗帮助的,只有在他们觉得身体不适或异常时才会接受医生的诊治,并经过适当的检查而确定或排除男性更年期综合征的诊断,这才是早期朴素意义上的男性更年期综合征含义,现存的研究报道也多是围绕这些临床患者来进行的,所以临床症状和体征是中老年男子这种生命现象的核心和关键性要素,是需要引起患者和医生关注的主要问题,也是本书的主要研究范畴。而性腺功能低下的中老年男子并不一定都会出现相关的临床症状和体征;出现临床症状和体征的中老年男子中的许多人并不存在雄激素部分缺乏,临床症状和体征与睾酮水平缺乏之间的相关性存在较大的差异。因此,迟发性性腺功能减退和PADAM 均不能完整地覆盖人们认识中的男性更年期综合征现象。

从生物学和临床角度讲,用"男性绝经期"和"男性更年期"来描述男性生命过程中的这个特殊阶段所出现的临床症状,是不正确的,也是不恰当的,这种命名法把男子的问题与女性绝经期的变化对等看待,是一种概念上的误解,但是它表达了一种与显著的激素水平及众多因素改变相关的身心变化。为了简明、直观和科学起见,我们推荐使用"男性更年期综合征"来表述,它完整地覆盖了中老年男性在这个特殊的生命旅程中所发生的全部事件,这也是本专著的名称和后续内容中所采用的主要专业名词,它也完整地覆盖了本专著的全部内容。作者认为男性更年期综合征更为贴切,尽管也可以通俗、笼统地称为 PADAM 或迟发性性腺功能减退,但是它们彼此的确切含义是明显不同的。在目前的科学领域中,仅对病因是雄激素缺乏所导致的男性更年期综合征研究已有一些,并将其称为迟发性性腺功能减退。

第二节　男性更年期综合征的研究现状与展望

一、正视男性更年期

人类对人生的这个特殊阶段有许多误解和担忧,如果可能的话,恐怕绝大多数男人都想回避它,但更年期就如同白天与黑夜交替一样按时出现且不可逆转。对于专门从事男性更年期临床工作的医生而言,发生在男性身体上的某些改变是显而易见的,多数医生将这种改变看作是心理上的,而另外一些医生则认为是生理的或病理性的,实际上当男性从中年进入到老年阶段时的内分泌及生理上的诸多改变,就如同心理上一样会出现非常显著的变化,男性更年期的这些变化应该属于一种身心改变或异常。这个时期的男性,许多人可能正处在事业的顶峰,对社会和家庭都肩负着重要的责任,但由于其生理功能开始了逐渐衰退过程,同样会出现许多生理上和心理上的危机,并容易诱发多种疾病。因此,全面深入地了解激素及其他生理改变,可以帮助男子更好地处理生命中的这个特殊阶段,让他们尽量避免、推迟或减轻某些更年期综合征症状的干扰,预防更年期综合征的出现,使得他们身心健康、延年益寿,为社会和家庭继续做出应有的贡献,这也是每个医务工作者义不容辞的职责。如果不能科学合理地认识这些改变,将给男人及其家庭带来极大的危害。

二、对男性更年期的基本认识

目前对于男性更年期综合征的认识还存在许多相互矛盾的态度,主要包括两种观点:中老年男子的这个过渡时期是否是对于老龄化的生理上的适应阶段,这应该属于“正常”的老化过程?还是一种病理过程,这要归属于疾病现象?尽管从内分泌角度来讲,男性更年期综合征的概念和含义还没有完全清楚,但媒体广泛使用这个术语来表达老年男性的精神神经和内分泌方面的改变;尽管成年男性和女性的性腺功能都随着年龄的增加而降低,但 Skolnick(1992 年)、Tenover(1998 年)和 Vermeulen(2000 年)等提出的许多证据并不支持与女性更年期综合征相对应的男性更年期综合征的存在。中年男性出现的许多临床症状,例如失眠、性欲降低、性功能减退、骨矿物质密度减少,以及腹型肥胖等,均与女性更年期综合征的症状相似,但是程度较轻。使发现(诊断)男性更年期综合征更加复杂且难以确定的是,患者更年期症状也不是同时出现的,可能有各种各样的表现而缺乏特征性症状,并且有些人可能从来不出现症状,表现出巨大的个体差异,病因学方面也表现出多因素性特点,与睾酮水平低下高度相关的临床症状和体征并不多见。

随着年龄的增加,中老年男子的下丘脑–垂体–性腺功能进行性下降。女性的卵巢功能衰竭是可以预见的且临床上较明显,与女性不同的是,男子的情况是有较大差异的,并不是所有处在这个年龄阶段的中老年男子都出现相关的临床症状,影响面要比女性更年期小很多,且可能有许多不明确的症状出现。但是,男子在中老年以后雄激素水平随着年龄的老化而逐渐下降是客观存在的自然现象和事实,已经被横向和纵向研究所证实。目前认为,男性更年期是指男性由中年期过渡到老年期的一个特定的必经的年龄阶段,中老年男子只有经过它才能达到人生的另一个阶段,没有哪个男性能够逃脱更年期。从许多方面来看,男性更年期阶段几乎可以影响到男性生活的各个方面,是男人走下坡路的时光,它让男人感受到痛苦、焦虑、软弱和无奈,不得不去不断挣扎以获得解脱,伴有心理、人际关系、社会和精神等诸多领域的巨大生理改变,但这也是一段获得新生的时光,可以让男人开始人生的另外一段美好时光。

男性更年期一般发生于40~55岁年龄段,也可以早至35岁或延迟到65岁,据国外研究报道大约40%的中老年男性可能会出现不同程度的更年期症状(男性更年期综合征),是以男子体内的激素水平、生化环境和心理状态由盛而衰的转变为基础的过渡时期,男人常因生理和情感方面的失调而备受煎熬(抑郁、缺乏自信、头痛、失眠、性功能障碍等),如果这个变化过程比较和缓和平坦,可以没有任何明显的临床异常;如果表现得过于激烈,并表现出一定程度的身心异常的症状和(或)体征时,则称为男性更年期综合征。当然,真正具有明显的男性更年期症状的患者也经常发生于某种疾病状态下,例如前列腺癌患者进行手术去势或化学去势后。

由于LOH是一种涉及全身多器官多系统的疾病,具有复杂多样的临床症状,主要包括体能、血管舒缩、精神心理和性功能方面的症状,症状的出现往往是比较缓慢的,渐进性发生并逐渐明显,初期表现往往是模棱两可和不确定的,许多症状和体征也是非特异性的,因此需要全面了解和综合分析。LOH患者的这些症状不一定都同时存在,而且并非所有表现都会显现,其表现显示出明显的个体间差异。临床上使用以自我报告为基础的症状量表,对可疑的患者进行筛查,应用较多的症状量表有老年男性症状量表(Aging Male

Symptoms' Scale, AMS)和 ADAM 问卷(Androgen Deficiency in the Aging Males Questionnaire, ADAM)。一些研究报道提示,它们对于诊断 LOH 的特异性不高,与雄激素的直接相关性差,不能作为疾病的诊断使用,而仅作为症状严重程度和疗效的判断指标。此外,精神心理状况评估也十分重要。

对于 LOH 患者可能存在着健康状况和体能的全面下降,因此进行详细、全面的体格检查是十分必要的,有助于诊断和鉴别诊断,重点应该观察和检查:身高、体重、计算体重指数(BMI);测量腹围和臀围、计算腰臀比率、体脂分布;注意脱毛现象,包括头发、胡须、腋毛、阴毛等体毛生长速度、生长状态及其分布情况;观察皮肤有无痤疮;是否存在脊柱弯曲(驼背);观察乳腺发育及溢乳情况;心脏功能检查;注意肝脏大小及肝区有无叩痛;重点检查生殖系统,包括阴茎、睾丸(大小、质地)、附睾、输精管、精索和前列腺,小且软的睾丸是 LOH 男性较常见的表现,而经直肠前列腺指诊检查可以明确前列腺的状况并筛查可能存在的疾病。

辅助检查以生殖内分泌激素及血清学指标为主。血清睾酮测定主要包括总睾酮(total testosterone, TT),尤其是游离睾酮(free testosterone, FT)和生物可利用睾酮(bioavailable-testosterone, Bio-T)的检查,以及在实验室指标基础上得到的公式计算的游离睾酮(calculated free testosterone, CFT)。由于年龄相关的血清睾酮水平下降是一个缓慢而逐渐变化的过程,而且个体差异很大,因此确定任何切点值(cut-offpoint)都有很大难度,但切点值是临床诊断的重要指标之一,多数实验室将 300ng/ml 设定为正常血清睾酮水平下限,这也是美国最新指南中的推荐阈值。目前国内测定生物有效性睾酮水平还很困难,所以一般都以血清总睾酮、推算的游离睾酮(CFT)和游离睾酮作为雄激素缺乏的判定指标。国际男科学会(International Society of Andrology, ISA)、国际老年男性研究学会(International Society for the Study of Aging Male, ISSAM)、欧洲泌尿学协会(European Association of Urology, EAU)、欧洲男科学会(European Academy of Andrology, EAA)和美国男科学会(American Society of Andrology, ASA)(2009)推荐当总睾酮低于 8nmol/L(230ng/dl),或总睾酮在 8~12nmol/L,同时游离睾酮低于 225pmol/L(65pg/ml)或生物可利用睾酮(Bio-T)水平 <5nmol/L 来协助诊断 LOH。

此外,全面的常规临床生化检查(血尿常规、脂代谢、肝肾功能)、骨密度检测、前列腺评估(经直肠前列腺指诊、前列腺特异抗原测定、B 超)均有助于疾病的诊断和鉴别诊断、判断病情和预后、指导治疗方案的选择。

睾酮补充的诊断性治疗试验可以最终确定诊断。患者出现症状并伴有血清睾酮水平低下或在可疑低下范围,在排除其他疾病或药物影响后,提示症状可能与血清睾酮降低有关,3~6 个月试验性睾酮治疗(testing testosterone therapy, TTT），俗称"3T"试验,可以进一步确定症状与睾酮水平的关系。一旦证明 3T 治疗有效时,可确立 LOH 的诊断,并可以避免单纯依靠实验室检测结果和临床症状进行诊断的不足。

由于 LOH 的年龄阶段也是许多年龄相关疾病的高发阶段,许多疾病的临床症状可能与其相互重叠、彼此影响,容易造成误诊。因此要做好鉴别诊断,必须除外明确疾病或异常引起的勃起功能障碍、精神心理疾病（抑郁症、老年性痴呆）、肺结核、风湿、晚期肿瘤、前列腺癌、白血病、甲状腺功能减退、糖尿病及其他内分泌系统功能紊乱。

中老年男性 LOH 的病因明确与雄激素低下直接相关,因此其治疗是以补充雄激素为核心和基础,但是由于其病因的复杂性,单纯使用雄激素补充治疗,或者单纯使用任何一种治疗药物,都不可能完全奏效。因此,需要针对具体情况仔细分析病因和病情,并采取个体化的综合治疗措施。

由于中老年男性 LOH 病因及发病机制中的许多因素是以复杂的方式与社会、经济、文化以及心理过程紧密相关,因此需要进行全面的管理和治疗,毕竟这是一种多维的生命过渡时期,只有通过调动男人生命中的全部功能现象,包括内分泌、生理、心理、人际关系和社会关系、精神状态以及性欲变化等,才能有效地战胜 LOH 的各种不适和病症,同时要掌握个体化的原则且没有捷径,这也是我们能够提供给 LOH 患者及其主治医生的合理化建议。

中老年男性 LOH 患者可以通过多种方式和途径获益,这不仅包括到医院里接受使用药物,还包括运动、饮食、精神沟通、个人和集体的心理治疗与调整、教给男人如何获得已经丧失或从未得到的社会援助、教给男人热爱生活和热爱人,并努力接受自我的健康现状。

对于正在经历明显或严重 LOH 的中老年男子,在经过雄激素补充治疗以及大量的草药、自然激素、心理调整以及众多的综合疗法治疗后,他们将会发现原本十分艰难的生活逐渐变得可以接受了。事实上,绝大多数男性更年期综合征患者的疗效比较满意。

三、男性更年期综合征的研究意义

由于生活条件的改善和医疗水平的提高,全世界范围内的人口平均寿命普遍延长和生育率的下降,人类的寿命已越来越长,中老年人的比例在上升,世界正在步入老龄化,我国的情况也是如此。因此,对于老年男性健康的关注成了泌尿男科医生的重任,老年男性构成了泌尿外科患者的主要来源,泌尿外科医生应该熟悉更年期的临床表现,尤其是更年期症状的模糊不确定性、非特异性,常常在不知不觉中出现。1998 年联合国指出,到 2050 年,60 岁以上的人口将首次超过 15 岁以下的儿童人口,13 个国家的 80 岁以上人口将超过总人口的 10%。年龄的老化使更多的男性将有机会经历更年期阶段，会给他们的身体和生活带来诸多烦恼和不适，但这是人生旅途的必经之路。因此，全社会应该给予老年男性更多的关怀，提高他们的生活质量，以便更好地发挥他们具有丰富的社会阅历和宝贵的工作经验的优势，让老年人充分发挥余热。以往，无论是从医疗、宣传媒体或男性本身对中老年男性的关注都是不够的。现代的医疗水平和对男性更年期的认识，使我们可以提供一种综合治疗方案，为男性更年期患者服务，同时通过生活方式和心态的调整和对自己身体的珍爱来避免衰老过程的人为加快，防止或减少男性更年期综合征的产生，并且可以使已经患有该病的患者，尤其是具有明显更年期症状男子以及各种疾病状态下合并更年期症状男子的治疗效果得到改善，使其晚年生活不至于遭受更多的痛苦。

当前男科学发展的一个重要动向，是从单纯以疾病为主导走向以健康为主导的男科学，其重要任务之一就是树立男性生殖健康的整体观，全面关注男性的身心健康问题。中老年男子在其生命的旅途中存在着这样一个特定的生命阶段是无可争议的事实，属于一种身心健康问题，并严重地影响了部分中老年男子的生活质量，尽管在现代学术界对男性更年期综合征的认识存在着某些分歧，但无论最终是否将其确定为一种独立的疾病，还是仅属于年龄老化相关的生理过程，关注中老年男性的身心健康都应该成为男科学研究和发展的新领域，并可以有效地预防、延缓或减轻男性更年期的出现及其对中老年男子生活质量的影响，从而改善其生存质量（quality of well-being, QWB）。人类社会的不断发展，使得人们对健康期望寿命或无残疾寿命（health expectancies, disability-free life expectancies）的要求也在不断提高，而人口的老龄化进程必然同时伴随着各种老年性疾病（非传染性疾病、残疾等）发生率的增加。世界卫生组织（WHO）预测，年龄的老化所伴发的相关疾病将明显增加，患病的人群数量也在增加，尤其是许多老年性疾病，包括早老性痴呆、糖尿病、骨质疏松症、视听能力减弱和肌肉骨骼萎缩症等。关注老年性疾病、改善老年人的生活质量已经成为专业人员和全社会的共同责任，并已经成为医学研究的重要领域。

四、目前存在的主要问题

虽然现代医学对老年性疾病的研究不断深入，但对中老年男性体内激素水平改变的研究历史并不长，男性更年期综合征的说法近年来才逐渐为医学界所接受，仍然有许多问题没有阐明。因此，要重视对男性更年期综合征的深入研究与认识，要明确男性更年期综合征是一个独立的疾病或异常，并有自己独特的基本病因、临床特征、诊断和治疗原则。

由于目前研究资料的相对缺乏,还难以准确地估计男性更年期综合征的实际发病率和危险因素。男性更年期综合征的临床症状没有特异性,容易与很多疾病相互混淆,例如肺结核、风湿、晚期肿瘤、老年抑郁、痴呆等,应该认真鉴别。此外,中老年阶段也是许多疾病高发阶段,各种疾病合并性腺功能低下的患者将会加重各种原发疾病的症状和体征,例如笔者研究发现,老年男性痴呆患者体内雄激素水平普遍偏低,并存在雄激素缺乏的相关症状,激素补充治疗可以使多数患者的生活质量得到不同程度的改善,以体能症状和精神心理症状改善最明显。近年来,对于男性更年期综合征的研究越来越受到医学、心理学、社会学和政策制定者等各个方面所重视,已经成为研究的热点领域之一。

目前,有关男性更年期的科学研究还存在许多内在的问题,例如不可避免地需要较长的临床研究周期;有多种病因和多种临床表现存在;目前的医学诊断男性更年期综合征的方法限定于临床症状和生化分析,尽管比较简单,但在结果的解释上还存在一定的困难;诊断方法的费用过高,需要将其降低到可以进行大规模普查能够负担的限度;还需要研究更加科学准确的诊断男性更年期综合征的辅助临床症状和体征问卷;目前的治疗手段也比较有限,主要集中在雄激素补充方面;在使用雄激素治疗男性更年期综合征时,不仅应该观察睾酮治疗 PADAM/ 性腺功能低下时单纯分析激素生化水平改变,还应该观察男性更年期症状对睾酮补充的多方面复杂的治疗效应;男性更年期是一种十分复杂的问题,难以明确确诊、难以合理地治疗;临床医学和药理学的联合介入将在男性更年期综合征的治疗中大有前途。Wick 等(2000 年)的引起争议的综述性文章认为,加强对老化和更年期阶段的密切关注有益于社会,并提出了一些具体研究方案和个人观点。尽管一些学者对其观点还有争议,但是他的许多观点是有价值的,为今后有意义的研究提供了方向和蓝图,与以往那些紧紧围绕雄激素所进行的各种流行病学、内分泌生物学、雄激素作用是明显不同的。

目前,我国男性的健康保健和疾病预防还仅限于特定器官疾病的治疗,并由各种不同的医疗专业和亚专业人员负责。还没有任何一个医疗亚专业能够保证制定出高质量的完整的中老年男性健康保健和疾病预防计划,以及让这个计划顺利实现,包括对老年男性疾病的诊断、治疗和预防,以及健康状态的维护和生活质量的保障。此外,老年男性初级保健工作者的培训任务也十分艰巨,有关老年男性健康的医疗、心理和社会问题的宣传和普及也还远远不够。

尽管男性更年期已经引起了医学领域的重视,尽管激素补充治疗已经显示了良好的效果和前景,但是在目前,男性更年期综合征仍然不是一个官方承认的疾病诊断名词,也不是进行 TST 的批准指征,因此在将来的一段时间里,随着中老年人口的继续不断增加,目前的这种尴尬现状必将有所改善,甚至可能发生巨变。为了迎接这种变革的到来,医学研究学者和医务人员需要加强对男性更年期的认识,并应该掌握(至少作到了解)目前男性更年期综合征的诊断和治疗的基本情况,才能做到科学合理地处理复杂的临床工作。

五、有关男性更年期的政治和经济问题

男性更年期是一个相对独立的研究领域,也是一个年轻的、极其有可能获得重大突破的新领域,它不仅需要回答和澄清许多医学科学问题,还包括许多社会问题。例如,谁应该负责解决男性更年期的问题?公众应该从何种途径获得有关男性更年期的知识?这需要花费多少代价?这些问题引起了许多学者和公众的兴趣。

近年来,作为一个多学科问题,男性更年期问题引起了极大的关注,并引发了各界的强烈反响。目前已经了解到,与其有关的特殊专业学者包括内分泌学家、泌尿外科学家、老年学家、全科医生等。1998 年,由于对老年男性的医疗关注较少的缘故,同时也为了促进男性更年期综合征的研究,尤其是探讨男性较女性寿命短的原因,国际上创建了国际老年男性协会(ISSAM),ISSAM 于同年出版了专业杂志 The Aging Male,并已经召开了多次全球性的会议(1998 年和 2000 年在瑞士日内瓦,2001 年在马来西亚,2002 年在德国柏林等)。荷兰欧加农制药有限公司及其国内的分公司提供的《更年期通讯》,在国内的专家和学者中免费散发传阅,成为该领域内的医学与非政府组织及国际商业组织之间的合作范例,也在一定程度上促进了相关知识的传播和普及,推动了中老年男性健康事业的发展。近年来的许多文章均进一步强调,需要考虑将老年男性研究作为一个医学专业来独立进行,因为它与传统的各个学科都有显著区别。

世界范围的人口迅速老龄化,使得在制定相关政策时应该特别关注性问题。同时,由于疾病的进程、对疾病的处理和社会对疾病的反应均存在性别差异,并导致不同的治疗和健康护理。因此 ISSAM 主席 Lunenfeld 教授提出,提高中老年男性的健康水平和预防、降低(男性更年期综合征等)相关疾病的发病率,应该成为 21 世纪许多国家制定健康和社会政策的中心部分。他还指出:应该强调对生命从开始到终结的全过程的重视,并关注在生命的每一个时期内的适当干预,包括从基因和分子决定扩展到环境、经济、技术和文化全球化不断增加的影响力;特定的评价应该包括适当营养的健康生活方式,适当的锻炼,避免吸烟、酗酒和吸毒,参加社交以保持良好的精神健康,以及包括控制慢性疾病在内的医疗健康护理。能够在制定政策和实际行动中有效地做到上

述几点，将明显地减少健康和社会开支，减少病痛，提高老年男性的生活质量，也是他们保持为社会继续做出贡献的基础和前提。

Tan（2000年）提出了一些药物经济学问题，认为我们应该对围绕男性更年期的众多特殊性问题有所了解，而不应该回避。驱动力是分析治疗勃起功能障碍（ED）的多种方法的花费问题。在完成雄激素治疗的花费分析中（主要是治疗ED）的结果显示，很少有人会认为睾酮是治疗ED的首选药物，结果提示以往使用睾酮治疗ED的作用是过分夸大了，其重要性遭到了质疑，也就是从这个分析结果来看睾酮治疗对于改善ED的影响不大，因此从药物经济学角度不太支持采用睾酮来治疗男性ED。但是从改善男性更年期综合征患者生活质量方面来看，睾酮治疗的经济支出是否值得，还有待探讨。

2002年，美国退伍军人事务部和国家老龄化研究所（Department of Veterans Affairs and the National Institute on Aging）宣布，他们将不再继续参与6000人的老年男性TST临床试验，这主要是考虑到临床试验的设计是否能够让确保参与研究的男性免于TST的潜在危险性，例如前列腺癌、心脏疾病和卒中。这种担心与2002年的一项女性激素替代的安全性研究有关，研究结果显示，雌激素和孕酮替代治疗也不如原先估计到的那样安全。在进行了充分的TST风险和益处论证后，Liverman等（2004年）根据国家医学科学研究所（the Institute of Medicine of the National Academies）专家组的意见认为，继续进行睾酮治疗的临床试验只应该以中小规模进行，来继续探讨睾酮是否对老年男子的健康产生了重要的临床益处。这个委员会建议，只有在这些最初试验结果证明是有益处的领域，才可以考虑进行大规模试验来确定长期TST的风险和益处。遗憾的是，这个医学研究所给出的"指南"意味着，对于老年男性长期的睾酮治疗的有效性和安全性的临床研究结果，至少要10年以后才能够获得，而这是指导临床医生的具体工作所必需的。

六、未来需要研究的领域

（一）需要大规模的临床研究

到目前为止，还缺乏足够规模的大样本、长周期、随机试验来检查睾酮补充治疗（TST）对中老年男性的作用，以及TST治疗对中老年男性的潜在危害，例如前列腺疾病、心血管疾病等。因此，国际老龄化男性研究协会（ISSAM）认为，目前对于怀疑存在男性更年期综合征的患者提供诊断、治疗和监测的规范为时尚早。由于存在着众多的不确定性和未知因素，学术团体一致认为需要进行大规模的临床研究来解释现存的疑问。

对比之下，在这个科学的领域里，新闻媒体、制药公司和公众似乎已经走在了学者们对男性更年期综合征的科学认识的前面。近年来的市场分析结果指出,自从 1993 年以来,睾酮的处方量每年增加 25%~30%;2000 年由于美国皮肤表面使用的睾酮制剂的上市,睾酮的处方量增加 67%;1993~2000 年总体睾酮的处方量达到 500% 的增长;2002 年的睾酮销售价值预期达到 4 亿美元,睾酮销售增长的趋势将会持续,甚至在不久的将来还会进一步显著增长。因此迫切需要科学团体尽快拿出睾酮治疗的效益和安全性的一致性意见。如果公众不断地增加睾酮的使用,这将为建立睾酮补充治疗(TST)的风险 / 效益比率打下良好的基础,医生和患者因此可以根据获得的信息进行有益的选择。目前的研究都还没有大样本的结果,也没有很好地进行系统评价。一个男科学家学术联合会提出了一项大胆的研究计划,内容包括大规模的、前瞻性的、随机的、安慰剂对照试验,估计需要选择 6000(5000~10 000)例研究对象(其中的 3000 例应用睾酮,另外 3000 例作为对照组)的研究,目的是希望确定 TST 的前列腺癌和冠心病事件发生率的改变。为了确定可能存在的风险性,选择这个数目的研究对象将足以确定 TST 的益处如何。研究应该集中在对性腺功能低下的中老年男性长期(5~6 年)TST 的治疗反应,并对一些结果进行测量,包括肌肉块和肌张力;体能;骨矿物质密度和骨折概率;身体成分;胰岛素敏感性、葡萄糖耐受性和患糖尿病的概率;认知功能和痴呆的发生率;健康的感觉和精神抑郁的概率;红细胞增多症;睡眠呼吸暂停;动脉硬化进展;尤其是心血管疾病的发病率,包括心肌梗死、卒中、心因性死亡等。还应该评价对勃起功能的影响、良性前列腺增生(BPH)需要侵袭性手术治疗的发生情况、临床前列腺癌的发生。有关如何进行这种试验的主要问题可以参阅 Bhasin(1998 年)及其他作者的相关文章。

需要进行大规模男性 TST 研究的重要性,近年来又被女性激素替代治疗的历史所强化。几十年的流行病学研究导致了更年期女性广泛使用激素替代治疗。但是近来的一项随机、安慰剂对照的大规模临床试验的结论是,以往根据有限的流行病学资料进行的女性更年期的解释可能造成了治疗上的误导。因此,大规模的、针对老年男性的 TST 是需要的,可以告知公众和医生采用睾酮治疗的真正风险和益处。

(二)需要跨学科的合作

处理男性老龄化问题需要医学(基础医学和临床医学)、行为和社会科学等众多方面的通力合作,而在这方面的工作长期以来都被不同程度地忽略了,导致力量分散、研究缺乏连续性和全面性,主要是由于缺乏跨学科的合作和全社会的理解与支持。

(三)需要进行翔实的临床流行病学研究

由于目前对男性更年期综合征的研究资料的相对缺乏,还难以准确地估计它的实际发病率以及许多内在因素与环境因素对男性更年期综合征的影响作用,例如教育程度、文化背景、精神心理状态、生活方式、饮食习惯、健康状况、家庭环境、社会经济情况等。缺乏对男性更年期综合征发病机制和病理生理过程的了解,以及男性更年期综合征临床症状的复杂多样化且不具有特异性等,都为临床流行病学研究制造了难以想象的障碍。现有的研究结果具有较大的差异,彼此之间难以进行准确的比较,因此该疾病对公共健康事业造成的巨大经济负担、对患者本人的经济负担都还难以准确估计,也难以合理地制定相应的研究、普查、诊断、治疗及预防的医疗相关计划。

(四)需要完善其他方面的细节研究

除了需要继续进行大规模的临床研究工作来完善我们对男性更年期综合征的科学、合理的认识外,下面的各个方面还需要进一步探讨,致力于这些方面研究的学者将会受到鼓励。

1. 睾酮的测定　需要良好的技术来分析循环内的睾酮水平,尤其是对于临床实验室。在缺乏可靠的、充分标准化的方法学来判定血清睾酮和生物可利用睾酮的水平前提下,来确定年龄相关的性腺功能低下的化学和功能方面的改变难以有任何进展。如果我们不能精确地根据血清测定结果来判定哪些男性存在睾酮的生物学作用低下,那么我们将不能选择适当的老年人群来研究睾酮补充治疗的风险和效益之比值。毫无疑问,基础睾酮水平将是确定个体在 TST 中是否获益的主要决定因素。

2. 性腺功能低下的普查试验　必须要发展某种准确的诊断性试验。尽管目前已经有多个(3个以上)普查问卷正在广泛使用,来判断男性是否存在功能性的性腺功能低下,这些问卷还缺乏独立的流行病学诊断价值,还需要建立针对性腺功能低下的量化的普查问卷。

3. 临床实验　许多有关男性更年期综合征早期研究在方法学上都有一定的缺陷,包括研究对象较少,随访时间较短;缺乏在年龄、种族、人种、药物使用以及疾病等方面影响因素的适当的对照研究,缺乏标准的报告方法等。因此,在进行新的研究时必须在上述的所有方面都加以注意。

雄激素的来源问题也需要仔细考虑,许多学者正在寻找理想的雄激素制剂。目前临床上治疗 PADAM/ 性腺功能低下推荐使用口服十一酸睾酮和睾酮凝胶贴片而不是注射制剂,这是因为前者可以避免睾酮水平的大幅度波动,从而避免了超生理剂量的睾酮水平的出现;同时在证明安全有效的前提下,十一酸睾酮口服剂及睾酮凝胶贴片是患者所愿意接受的给药形式。理想的雄激素应该是组织器官特异性的,它们应该特异性地定位于靶向性的骨、肌肉和脑,而不是前列腺和心脏。选择性雌激素受体调节剂已经用于治疗女性的骨质疏松,一些生物技术公司正在致力于研制开发选择性雄激素受体调节剂(selective androgen receptor modulators, SARMs),动物实验也已经取得了可喜的成绩。目前 7α 甲基 –19 去甲基睾酮（MENT）正在用于避孕研究,这个合成的雄激素不为 α 还原酶所影响,可能在老年男性中大有用途。DHT 也可以作为睾酮的替代品,因为它并不进行芳香化,对前列腺没有副作用。

4. 生物学研究

（1）更好地确定靶组织和器官具有生理或功能方面改变的性腺功能低下者的睾酮水平。不同组织器官局部睾酮的代谢存在一定差异,激素与靶器官之间的相互关系十分复杂,各个靶器官对接受雄激素刺激之后所产生反应的域值不同,况且组织器官域值的灵敏度有较大的个体差异,使对激素测定结果的解释更加困难。目前还没有关于不同年龄男子的多数靶组织和器官维持正常生理功能所需要的雄激素（总睾酮和生物可利用睾酮）水平的最低限度值。

（2）充分了解在介导生物可利用睾酮对那些靶组织和器官的作用中,睾酮、双氢睾酮（DHT）和雌二醇（E_2）的相关作用。

（3）确定雄激素受体（AR）在靶组织和器官中分布的位置和数量,并了解这些情况在老年男子中是否发生了改变。

（4）同时在分子和临床水平上提高我们对年龄相关组织特异的敏感性改变和对睾酮治疗的剂量反应方面的认识。

需要进行睾酮作用的许多方面的分子机制研究,包括骨矿物质密度、局部脂肪分布和代谢、肌肉块和肌张力、体能表现和功能、认知功能和情绪、性欲和性活动、心血管情况以及免疫功能等。对于处在虚弱状态的老年群体的睾酮作用机制研究是迫切需要进行的。

5. 功能解剖学研究　年龄相关的下丘脑 – 垂体 – 睾丸轴的改变以及精子生成的改变、更年期的机体成分改变、肢体骨骼生长模式的改变、激素受体、细胞凋亡、矿物质需求、钙平衡。

6. 建立实验动物模型　包括细胞模型、大鼠模型、非哺乳类的动物模型、非人类的灵长类模型、多中心多学科的联合研究模型。

七、展望

希望在今后的临床和科学研究中,能够出现大量有价值的事实和经验,使我们目前对男性更年期及更年期综合征的认识能够逐渐变得清晰和明确,可望通过一种或几种激素的长期补充治疗来改善老年男性的生活质量,推迟、减轻或消除许多老化过程中出现的症状,并允许我们能够识别一些被我们现在所忽略的某些重要方面,给我们提供规划和设计理解男性老龄化奥秘的方法学和科学工具,让我们更好地去帮助那些迫切需要帮助的中老年男性,改善他们的生活质量,尽量预防那些可以预防的更年期综合征,尽量推迟和减少更年期综合征给男人带来的痛苦。

第三节　明确地将男性更年期确定为
疾病或异常的重要性

男性更年期是男性由中年迈向老年的一个过渡阶段,是向男人发出的预示信号,表明男人生命的前半部分已经结束,准备过渡到后半部分的生命(是一个开始的结束,而不是人们所害怕的结束的开始),也是男性由生理上的全盛期开始转入衰老的关键时期,这是自然界生命现象的必然过程,任何男人都要经历这个过程。

所有的老年男性都正在经历或已经经历过更年期阶段,尽管可以不一定出现临床症状,但具有男性更年期症状的中老年男子并不在少数。据国外研究报道,大约40%的中老年男性可能会出现不同程度的更年期症状。男性更年期的确是让男人跌入生命低谷的一段特殊时期,尤其是在没有向导和帮助的情况下,它确实非常可怕。如何战胜衰老带来的身心改变,顺利地度过这个转折点,使男人能够有一个愉快的,或至少不太痛苦的阶段来进入老年阶段的新生活,是每一个中年男人都无法回避的问题,而且这个旅程没有捷径可寻。

一、年龄老化是现代社会的普遍现象

20世纪的统计结果表明,世界人口的发展特点是从高死亡率、高出生率向低死亡率、低出生率的转变,这种转变导致了一个快速老龄化的世界人口格局。西方国家的男性平均寿命在过去的一个世纪里,已经几乎倍增了。根据美国人口数据局(Population Reference Bureau)私立研究机构2004年8月17日公布的预测结果,到2050年,全球人口将增加到93亿,45年内全球人口将增加30亿。不仅人类的数量将大幅度增加,人类的老化问题也越来越变得明显和尖锐。

从人口统计学的角度出发,联合国规定60岁以上人口占总人口比例7%以上为老年化社会。由于生活条件的改善和医疗水平的提高,人类的寿命已经越来越长,人口中老年人的比例在上升,世界正在步入老龄化,年龄的老化所伴发的相关疾病将明显增加。因此,对于老年男性健康的关注成了泌尿男科医生,尤其是广大基层卫生保健医生的重任。

随着生活水平和医疗保健水平的不断提高,使得世界范围内的人口平均寿命普遍延长,全球人口将持续老化,加之生育率的下降,人类的平均寿命明显延长了,老年人口的迅速增长是 20 世纪最重要的社会变化现象之一,在 21 世纪已经变得越发明显,世界上 60 岁以上的人口将由 1999 年的 5.93 亿(约占总人口的 10%)增加到 2050 年的 19.7 亿(约占总人口的 22%);65 岁及以上的人口占全球人口的百分数将由 2002 年的 7%,上升到 2050 年的接近 17%;欧洲人口中将有 25% 左右超过 65 岁。根据 WHO 估计,65 岁以上的老年人口将在未来的 25 年里增加 82%,而新出生的人群仅增加 3%;65 岁以上的老年人口将由 1950 年的 1.2 亿(占人口比例的 5.1%),增加到 2050 年的 14.4 亿(占人口比例的 14.7%)。1998 年联合国指出,到 2050 年,60 岁以上的人口将首次超过 15 岁以下的儿童人口,而且 13 个国家的 80 岁以上人口将超过总人口的 10%,其中意大利将以 14% 的 80 岁高龄人口而居于前列。我国的情况更加不乐观,我们国家已经进入老龄化社会,估计到 2025 年时的老年人口所占比例将超过 10%。

所有的这些变化来势汹涌、史无前例,急剧增加的人口(尤其是老年人口)注定要带来一系列基本问题,例如社会经济保障、健康保健、伦理道德等方面的问题,甚至可以引起世界重大格局的调整,而许多国家的政府部门和相关学者还未曾有时间、精力、远见、决心或勇气来正视这个残酷的现实。

二、老龄化所伴发的疾病或异常明显增加

如何看待年龄老化和衰老还存在争议,如果将老化和衰老看作是某种疾病的话,迟早有一天人们会攻克它。更加重要的是,年龄老化和衰老常与许多疾病的发病率增加有关,例如心血管疾病、恶性肿瘤、慢性阻塞性肺疾病、增殖和代谢性疾病(关节病、糖尿病、骨质疏松)、视觉丧失(黄斑退化、白内障)、听力丧失、精神障碍(焦虑、情绪压抑、失眠)、性功能障碍、各种类型的痴呆等,5/6 的男性在他们 60 岁时会患上述疾病中的一种或多种。疾病和死亡的主要原因通常都要持续相当长的一段时间才会起作用,包括 DNA 不断地被损伤和修复、骨骼不断地被耗损和重建、动脉管壁内不断地累积斑块并不断地被清除、神经细胞不断地死亡并被其他组织所取代等。如果衰退的速度比修复的速度快,损伤将产生症状,健康的组织将消失,最终导致疾病的发生,甚至死亡。

以往由于人均寿命比较短,相对过早死亡,与衰老相关的征兆、症状和老年病比较罕见,使得几乎不能识别或诊断衰老相关的疾病,包括男性的内分泌激素缺乏。全世界人口估计寿命的显著延长,是人类意志、耐力和技术发展的胜利,但老龄化所带来的最显著改变是全身各个组织器官的功能和结构衰退,使得许多人因此而相继患病和死亡。50 岁以后,人类死亡的主要原因是心血管疾病、衰老和肿瘤。许多老化相关的疾病特征是细胞退变,包括动脉和心

肌、中枢神经细胞、免疫细胞的退变。死亡通常发生在退化开始后的 20 年以后，退化的结果是造成相关疾病的不断出现和反复发生，其中糖、脂肪和蛋白质的代谢失调对组织器官具有明显的不良影响，而这一切均与老化有密切关系，而老化相伴的雄激素缓慢缺乏是主要原因之一。

生、老、病、死是无法抗拒的自然规律，人类社会的生命现象也必然要经过生长发育并逐渐走向衰老。衰老的感觉不是一个简单的可以想象的事情，但当生命变化到来时，回避与漠视的态度是有害的，如果不能科学认识和正确处理，将使以后的情况很难处理或情况更糟糕。生命维持系统的正常运转是由每个组织器官产生的各种生物活性因子所组成的。随着年龄的老化，必然伴随着这些生物因子水平的降低，使得人体的许多正常生理功能逐渐难以维持，老年性衰老和疾病现象基本上反映了生命维持系统功能状态的逐渐衰退和枯竭的结果。男性主要的内分泌腺体（睾丸、甲状腺、胰腺、垂体和松果体）所分泌的激素在 40 岁以后（有些可能发生得更加早一些）逐年减少，相关组织器官的功能逐渐衰退，各种功能异常和老化性疾病不断增加。

人类社会的不断发展，使得人们对健康期望寿命或无残疾寿命（health expectancies, disability-free life expectancies）的要求也在不断提高，而人口的老龄化进程必然同时伴随着各种老年性疾病（非传染性疾病、残疾等）发生率的增加。世界卫生组织（WHO）预测，年龄的老化所伴发的相关疾病将明显增加，患病的人群数量也在增加，尤其是许多老年性疾病，包括早老性痴呆、糖尿病、骨质疏松症、视听能力减弱和肌肉骨骼萎缩症等。

变老也许并不一定完全是坏事，事情也许会变得更好。有学者提出了活跃老龄化的概念，即指在整个生命中，优化身体、社交和精神健康，从而延长健康寿命的过程。近年来，关注老年性疾病、改善老年人的生活质量已经成为专业人员和全社会的共同责任，并已经成为医学的重要研究领域。联合国老龄委强调指出，衰老不一定非要伴随疾病不可，而老龄化所伴发的一些重大疾病可以被压缩在死亡之前的一个短暂的时期内。男性更年期 /PADAM 就属于这种（可以有效预防）不一定非要伴随，（一旦出现）且可以被压缩在一个相对短暂的时期内疾病或现象。

世界人口的快速老龄化，要求制定出相应有意义的政策和法规来保障中老年人的身心健康，尤其是关注性别方面的健康问题。人群患病的经历、对疾病的反应，以及对病痛的社会反应等都展现出性别的差异，并因此而常常导致不同的治疗和保健关注。在这方面，男性的健康问题显然是相对被忽视的领域，处理男性老龄化问题的医学、行为和社会科学方面的传统方法长期以来都被不同程度地忽略了，导致力量分散、缺乏连续性，主要是由于缺乏跨学科的合作和全社会的理解与支持。此外，中老年男性仍然有较高的疾病发生率和死亡率,男性的平均寿命要比女性少 7~8 年,这是否与公众及医务人员对男性更年期的认识及平稳过渡存在缺陷或误导有关还难以确定。

1982 年提出的维也纳老龄化问题国际行动计划(IPAA)是公认的老龄化问题的第一个国际性政策文件,它指导了国际社会相关政策的制定和计划,得到了联合国大会的支持,推进了老年人终身发展及其社会地位的作用,并推动了全球老龄化问题的研究和发展。IPAA 的目标是增强政府和社会处理老龄化人口与依赖性需求的能力,同时促进老年人成为社会的极其重要的资源。联合国 46/91 号决议认为:肯定老年人为争取自立、参与、受关注、自我完善以及自尊权利的需要。

在 IPAA 和联合国老年人政策的基础上,人们已经充分认识到人口老龄化问题的突出性,WHO 的老龄化健康计划与国际老龄化男性研究协会(ISSAM)密切合作,正在倡导一项有益于健康老龄的性别特异方法。近年来,由于对男性勃起功能障碍(ED)诊治的极大关注,男性生殖健康和男性更年期也已经引起了专家和学者的重视,并成为大众关心的话题。生育高峰期出生的后代现在已经不可避免地进入了更年期阶段,因此加重了男性更年期研究和诊治的社会经济价值。

三、尽早接受男性更年期的存在是非常重要的

女性并不是唯一有中年以后的情感和生理变化的。1939 年 Werner 首先提出男性更年期(male climacteric)的概念,与女性的绝经相对应。经过了 60 多年的反复争论,尽管还没有被完全认同,但多数学者还是逐渐接受,并将其看作是一种疾病病种,应该给予足够的关注。1994 年奥地利泌尿外科学会将其命名为老年男子雄激素水平部分缺乏(PADAM)来取代男性更年期的概念。也有一些学者在坚持使用性腺功能低下来描述这个特殊阶段所发生在男人身体上的改变。

尽管对于男性更年期综合征的名称以及其定义都还没有被普遍接受,但中老年男子的这种生命现象以及这个概念本身已经牢固地在许多专业领域里被建立,并为广大群众所接受。控制老化、试图战胜老化带给中老年男性的各种不良后果是全人类的共同愿望。为了更好地防治男性更年期综合征,当今社会已经进入了男性更年期这个概念应该被确立和强化的时代。

自从 2000 年以来,许多学术杂志纷纷发表男性更年期的评论性和综述性文章,在强化现有的对男性更年期综合征的研究和诊治领域方面的共识性知识的作用是显而易见的,这反映了男性更年期综合征已经成为当代研究领域的一个新热点。但有趣的是,与其相较,相关研究报道却显得比较稀少,这种现象在其他的研究领域中是极其少见的,这可能存在着多种解释。例如:

①男性更年期是一个刚刚给出明确定义且相对较新的研究领域,并且研究范围跨越了许多专业。②男性更年期综合征,尤其是围绕雄激素补充治疗问题已经引起了泌尿学界的广泛争论,存在各种各样的观点和理论,让研究者难以把握和控制。③进行男性更年期综合征的研究工作比较困难,它是一种多因素问题,有多种临床表现,且需要花费数年的时间来完成,而一般的动物模型是难以满足实验要求的,人类的一些研究在基础定义方面也难以确定(更年期的评价指标和选择的生化标准)。④使用雄激素治疗男性更年期综合征/PADAM 通常是根据一般的需求标准来纠正性腺功能低下者的激素水平,这往往是针对特殊患者的直接需求,而不是或不能肯定改善更年期的临床症状,尽管对更年期的治疗研究越来越显示出优越性,但目前还缺乏直接的巨大商业氛围,造成了目前相应地缺乏临床治疗研究和论文。由此看来,目前的男性更年期综合征还是属于新的研究领域,因此迫切需要进行的工作是大量的,科学研究应该从基础科学开始入手,进而过渡到临床工作,在研究和临床经验积累到一定的程度后,最终将结果总结成系统知识再来满足临床和科研的需要。

男性更年期所伴发的内分泌功能紊乱,必定要或轻或重地引起体内一系列功能系统的平衡失调,使得人体的神经系统功能和精神活动状况的稳定性减弱,造成人体对环境适应能力的下降,对各种精神因素和躯体疾病都比较敏感,因此容易出现情绪波动和感情多变,并容易诱发多种疾病。从某种意义上讲,男性更年期综合征与其他老龄化相关的疾病一样,都属于某种自然选择过程中的非自然结果,并对人体功能造成了一定的影响。如果预先对更年期阶段有足够的精神准备和清醒的认识,则在心理上对机体内环境的适应过程会变得很快且容易,从而可以减少或避免许多不愉快症状的发生,平安度过更年期。但是长久以来,男性更年期综合征/PADAM/性腺功能低下并没有引起公众的足够注意,其原因可能是由于男性勉强或甚至于不愿意接受中年以后所经历的活力特性的下降这个现实,而且男性更年期的临床表现不如女性更年期所经历的那样明显,往往比较微妙,是一种缓慢渐进性过程,有非常大的个体差异,而且并不是所有的老年男子都会变成具有临床意义的睾丸功能减退,仅有约 40% 的男性在 40~70 岁时可能经历某种程度的神经功能紊乱、抑郁、记忆力减退、注意力不集中、容易疲劳、失眠或嗜睡、潮热、出汗、易怒、情绪波动和难以达到及维持阴茎勃起功能等典型的男性更年期的特征,使得人们容易忽视它,认为是老龄化的必然结果。

由于男性更年期综合征对男人的影响是具有明显个体差异的,因此被延迟诊断或误诊误治所带来的后果也因人而异,其中对某些人身心健康的影响可以是巨大的。事实上,这种情况多数没有给予任何治疗,绝大多数男性根本就没有为此做好准备,对人生这一时期变化的了解太少或根本不了解,在出现多汗、心慌和阴茎勃起不坚等情况时的男人往往会选择默不作声,多数人没有勇气看医生,直到男性的配偶或其性伴侣、朋友、子女等将这方面的问题反映给医生,甚至此时也可能没有引起他人的重视。对于这些男性,这种意料外的生理和心理变化可以引起过分关注及忧虑,常常是非常具有破坏性的,甚至可以成为诱发危机的原因,如果没有一个善解人意的配偶,这些问题可以产生一个极强大的焦灼和怀疑等复杂感情,可以因此导致明显的性挫败感和完全性的勃起功能障碍,处理不当可能会导致严重的后果。

事实上,很多与男性更年期有关的健康问题,例如体质变化、脂肪分布的改变、肌肉无力、认知功能障碍、抑郁症以及性功能障碍等,如果医生和男性自身对之有普遍的认识,就能做到早期诊断、预防和治疗,这将能够有效地推迟男性更年期综合征的发病时间、减少发生率以及减轻临床症状的严重程度,降低体质衰弱的程度和老年人对他人的依赖,提高生活质量,并减少医疗开支。如果男性能够像女性那样有健康意识,并且将身体上的不适或异常明确提出,那么有效的治疗措施可能在几十年以前就开始实施了。但实际情况是,与女性相比,男性的健康状况经常受到漠视,使得男性在处于亚健康状态和疾病的早期阶段往往未能及时就诊,接受疾病诊治时许多人已经处于疾病的晚期状态,使得治疗费用更高,疾病恢复的难度更大。

唤起男性的健康意识是非常重要的,尽早为这个特殊的生命阶段做好准备,就不会受到或者尽可能减轻更年期带给男人身心的巨大冲击。男性要注意从身体健康上更好地照顾自己,时刻留意这个特殊年龄阶段发生在自己身体上的变化,坦然地将问题讲出来,客观地分析出现这些问题的原因,并接受相关专家的咨询和诊治,以推迟衰老所产生的不良影响的到来,延长壮年期,保持健康的体魄和旺盛的精力,平稳顺利地度过更年期阶段,这将为迎接下一个成年期生活奠定基础,享受一个美好的晚年,并且能够活得更久、更好,而更年期以后的超成年期生活将是男人最有情感和激情、最自信和最丰富多彩的一段美好人生,在这段人生里是愈合旧伤口的最后时机,不用为了功名利禄而艰苦拼搏,是充分享受生活的美好时光,并可以为子孙后代留下宝贵物质和精神遗产的准备时期。因此,男性更年期是人生的一个重要过渡阶段,它不是一个结束的开始,而是真正意义上的一个开始的结束,它为我们前一段生活画上了一个圆满的句号,并为下一个更有意义的生命旅程做好了准备。

四、关注老年男性身心健康和生活质量问题

随着社会老龄化进程的不断加剧,中老年男性的身心健康问题日趋明显而备受关注,如何提高他们的生活质量始终是医学领域和全社会的责任。以

往,无论是从医疗机构、宣传媒体或男性本身对中老年男性很少给予关注。年龄的老化将使更多的男性有机会经历更年期阶段,这是男人一生中的一个重要时期,也是一个充满了风险的多事之秋,它会给他们的身体和生活带来诸多烦恼和不适,例如内分泌系统的老化与继发性性腺功能低下者增加、生活质量(包括性功能等)成为重要问题,但它毕竟是人生旅途的必经之路,如何使更多的男性平稳地度过更年期阶段是值得人们关注的大问题。

第一届亚洲国际老年男性研究协会学术会议于 2001 年 3 月在马来西亚吉隆坡召开,会议涉及的老年男性健康问题的范围广泛,国际男科学会主席 Lunenfeld 作了"老龄化世界面临的挑战"和"21 世纪男性健康"的大会报告,他认为改善老年人的健康状况应该包括安全稳定的生活环境、健康的生活方式(合理的营养;适当的锻炼;不吸烟,不饮酒,不使用毒品;社会关系较好,维持恒定良好的心理状态)、完善的医疗卫生保健制度(对老龄者亚健康的防治和慢性疾病的控制)。充分实现上述的计划,将明显减轻老年人的痛苦和全社会的经济负担,改善老年人的生活质量。在社会进入到老龄化的时代里,对老年人健康的关注和深入研究必将为众多的老年男性带来极大的益处,并将推动社会的进步。为了顺利地尽早实现这个计划,应大力支持与有关的政府组织、非政府组织、慈善组织以及国际组织之间的多种形式的合作与支持,推动地方、国家及世界范围的中老年男性健康事业,提倡多学科和国际间研究的通力合作。

全社会应该给予老年男性更多的关怀,提高他们的生活质量,以便更好地发挥他们具有丰富的社会阅历、宝贵的工作经验和极强创造力的优势,让老年人充分发挥余热。现代的医疗水平和对男性更年期的认识,使我们可以提供一种综合治疗方案,为男性更年期患者服务,同时通过生活方式和心态的调整和对自己身体的珍爱来避免衰老过程的人为加快,防止或减少男性更年期综合征的产生,并且可以使已经患有该疾病的患者,尤其是具有明显更年期症状男子的治疗效果增强,使其后期生活不至于遭受更多的痛苦,并帮助老年男性将晚年这一生命乐章弹奏得更加美丽动人。

(许　蓬　郑连文　李宏军)

参考文献

1. Almehmadi Y, Yassin AA, Nettleship JE, et al.Testosterone replacement therapy improves the health-related quality of life of men diagnosed with late-onset hypogonadism.Arab J Urol, 2016, 14(1): 31-36.

2. Bhasin S, Brito JP, Cunningham GR, et al.testosterone therapy in men with hypogonadism: an endocrine society clinical practice guideline.J Clin Endocrinol Metab, 2018, 103(5): 1715-

1744.

3. Castelló-Porcar AM, Martínez-Jabaloyas JM.Testosterone/estradiol ratio, is it useful in the diagnosis of erectile dysfunction and low sexual desire?Aging Male, 2016, 19（4）: 254-258.

4. Corona G, Rastrelli G, Reisman Y, et al.The safety of available treatments of male hypogonadism in organic and functional hypogonadism.Expert Opin Drug Saf, 2018, 17（3）: 277-292.

5. DeLay KJ, Kohler TS.Testosterone and the prostate: artifacts and truths.Urol Clin North Am, 2016, 43（3）: 405-412.

6. Gettler LT, Oka RC.Are testosterone levels and depression risk linked based on partnering and parenting?Evidence from a large population-representative study of U.S.men and women.Soc Sci Med, 2016, 163: 157-167.

7. Hassan J, Barkin J.Testosterone deficiency syndrome: benefits, risks, and realities associated with testosterone replacement therapy. Can J Urol, 2016, 23（Suppl 1）: 20-30.

8. Hisasue S.Contemporary perspective and management of testosterone deficiency: Modifiable factors and variable management.Int J Urol, 2015, 22（12）: 1084-1095.

9. Huo DS, Sun JF, Zhang B, et al.Protective effects of testosterone on cognitive dysfunction in Alzheimer's disease model rats induced by oligomeric beta amyloid peptide 1-42.J Toxicol Environ Health A, 2016, 79（19）: 856-863.

10. Jannini EA, Nappi RE.Couplepause: a new paradigm in treating sexual dysfunction during menopause and andropause.Sex Med Rev, 2018, 6（3）: 384-395.

11. Khosravi S, Ardebili HE, Larijani B, et al.Are andropause symptoms related to depression?. Aging Clin Exp Res, 2015, 27（6）: 813-820.

12. Mulhall JP, Trost LW, Brannigan RE, et al.Evaluation and management of testosterone deficiency: AUA Guideline.J Urol, 2018, 200（2）: 423-432.

13. Ng Tang Fui M, Hoermann R, Prendergast LA, et al.Symptomatic response to testosterone treatment in dieting obese men with low testosterone levels in a randomized, placebo-controlled clinical trial.Int J Obes（Lond）, 2017, 41（3）: 420-426.

14. Nieschlag E, Swerdloff R, Behre HM, et al.Investigation, treatment and monitoring of late-onset hypogonadism in males: ISA, ISSAM, and EAU recommendations.Int J Androl, 2005, 28（3）: 125-127.

15. Rastrelli G, Maggi M, Corona G.Pharmacological management of late-onset hypogonadism. Expert Rev Clin Pharmacol, 2018, 11（4）: 439-458.

16. Rhoden EL, Morgentaler A.Risks of testosterone-replacement therapy and recommendations for monitoring.N Engl J Med, 2004, 350（5）: 482-492.

17. Traish AM.Testosterone therapy in men with testosterone deficiency: are the benefits and cardiovascular risks real or imagined?Am J Physiol Regul Integr Comp Physiol, 2016, 311（3）: R566-573.

18. Vartolomei MD, Kimura S, Vartolomei L, et al.Systematic Review of the Impact of Testosterone Replacement Therapy on Depression in Patients with Late-onset Testosterone Deficiency.Eur Urol Focus, 2018, pii: S2405-4569（18）30172-X.

19. Wheeler KM, Smith RP, Kumar RA, et al.A comparison of secondary polycythemia in hypogonadal men treated with clomiphene citrate versus testosterone replacement: A Multi-Institutional

Study.J Urol, 2017, 197（4）: 1127-1131.

20. 李宏军.进一步关注男性更年期综合征的诊治与研究.中华全科医师杂志, 2017, 16（6）: 417-420.

21. 李宏军.男性更年期综合征的治疗与预防.中华全科医师杂志, 2017, 16（6）: 427-430.

22. 李宏军.雄激素与男性生命质量及心理健康.中华全科医师杂志, 2017, 16（8）: 585-588.

23. 王晓峰,朱积川,邓春华.中国男科疾病诊断治疗指南.北京:人民卫生出版社, 2013: 6.

第二章

男性更年期的生殖系统解剖和内分泌基础

第一节 男性更年期的生殖系统解剖基础

一、睾丸和附属性器官的改变

（一）睾丸

1. 结构 睾丸是男性的生殖器官，产生男性生殖细胞和雄激素。睾丸是成对器官，成人每个睾丸大小约 4.5cm×2.5cm×3.0cm，平均重量 15~19g，通常右侧睾丸比左侧重 10%。睾丸与精索下端相连，被精索悬挂在阴囊内。阴囊表面被覆皮肤。通过皮肤的皱缩和舒张，对睾丸的温度起调节作用。在胚胎6~8 个月睾丸下降时，腹膜形成鞘突，包被在睾丸的外面，一同突入阴囊。这部分腹膜形成睾丸固有鞘膜的脏层和壁层，中间为鞘膜腔。睾丸在鞘膜腔内可自由滑动。睾丸表面包绕一层灰白色的致密结缔组织，称为白膜，其内有胶原纤维、成纤维细胞、肌样细胞和神经末端的触觉小体。白膜的深面是由富含小血管的疏松结缔组织构成的血管膜。血管膜、白膜和鞘膜脏层共同构成睾丸被膜，可对睾丸进行支持保护。被膜内平滑肌收缩对睾丸实质加压，可使睾丸内压上升，促进精子的排放。睾丸后缘白膜增厚形成睾丸纵隔，该处纤维血管间质伸入睾丸实质内，把睾丸分成约 250 个小叶。每个小叶里包含 1~4 条精曲小管。每条精曲小管高度迂曲盘绕，形成很长的管道，然后以精直小管进入睾丸纵隔，汇聚成睾丸网。精曲小管的直径在成人约为 180μm，精曲小管上附有支持细胞，呈长锥形突向腔内，在支持细胞之间管壁上从外向内分布着精原细胞，多层发展到不同阶段的精母细胞和精子细胞，管腔中心有脱落的成熟精子。睾丸网由互相吻合的网状管道构成，位于睾丸门部，连接输出小管。

精曲小管周围是由血管、淋巴管及疏松结缔组织形成的睾丸间质，约占睾丸总体积的 22%。在睾丸间质中可见圆形或多边形的细胞，单个或呈簇状分布，称为间质细胞，是产生雄激素的内分泌细胞。

2. 生理　性分化的过程经历遗传物质决定性别、性腺的分化、内外生殖器的分化导致性成熟，进而心理性别确定等过程。

在胚胎第 7 周时，未分化性腺开始向睾丸分化。最初形成的精曲小管内，仅有来自表面上皮的支持细胞和来自原始生殖细胞的精原细胞。精原细胞是产生精子的干细胞。自青春期开始，精原细胞在促性腺激素的作用下不断增殖、分裂，产生初级精母细胞、次级精母细胞和精子细胞，然后由精子细胞变态形成精子。在此过程中，精母细胞发生两次减数分裂，使精子细胞的染色体数目减少一半，成为携带 23 条染色体的单倍体细胞。当精子与同是单倍体的卵细胞结合时，形成具有 46 条染色体的受精卵。正常成年男性生殖细胞从精原细胞发育到精子的成熟过程是 70d 左右，这一过程在一精曲小管内并不同步，而是有规律地向前递进，因此在一精曲小管的不同断面上可见生殖细胞发育成熟的不同时期。

间质细胞也有一个成熟的过程。儿童的睾丸间质细胞体积小，外形呈梭形，胞质少。青春期后发育成熟，胞体增大，呈圆或多边形，胞质较丰富，嗜酸性，常含小脂滴，是间质细胞合成类固醇激素的原料。

间质细胞在垂体的黄体生成素（LH）的作用下，合成雄激素。通过旁分泌方式作用于精曲小管，并随血液到达生殖管道等附属性器官，作用于该处的靶细胞。雄激素调控睾丸精曲小管和男性附属性器官的发育和功能，促进精子发生，维持性功能，同时有激发男性第二性征的作用。雄激素还有促进蛋白质合成、促进骨骺融合和刺激骨髓造血的作用。血液中雄激素水平高低变化可作用于脑垂体和下丘脑，反馈性地对自身分泌水平进行调节。

成年人的睾丸支持细胞已不再分裂。其数量占精曲小管内细胞成分的10%~15%。支持细胞主要作用是分泌管腔内液体，维持精曲小管内环境，并有利于精子的活动和输送，精母细胞和精子细胞嵌入支持细胞的胞体凹陷内，对它们起支持作用并提供营养，促进精子成熟和释放。支持细胞还可吞噬清除变性的生精细胞，形成基底膜参与血睾屏障，分泌与雄激素结合的转运蛋白，将激素输送到精曲小管或血管内，还有一些抑制素和激动素的分泌，参与睾丸激素的反馈调节。

3. 增龄性改变　生殖系统的老龄化改变是整个机体生理性衰老的一部分，受个体的健康状态、心理状况和所处环境等因素影响，其发生衰老的年龄和速度会有一定的差异，但总体来说表现一个缓慢进行的功能下降、器官萎缩的过程。

人的生精功能从青春期开始，可一直持续到老年。但从中年开始，睾丸已经缓慢地出现萎缩。衰老过程中，在睾丸体积发生变化之前，睾丸重量已在缓慢下降。约 50 岁后可见睾丸缩小，到 60 岁这种变化更趋明显。70 岁老人的睾丸可萎缩至相当于少年睾丸大小。据报道,75岁以上男性睾丸的平均体积比18~40岁男性少31%。睾丸平均体积的降低与平均血清促性腺激素水平显著较高和血清游离睾酮(T)较低有关。年龄相关的促性腺激素增加主要是由于原发性睾丸衰竭引起的。睾丸代谢在11~40岁增加,40~90岁逐渐下降。在生命的不同阶段,睾丸的体积和代谢受到不同程度影响。睾丸体积和代谢水平在青春期快速增加,30~40岁时与年龄呈正相关。在40~60岁,睾丸体积和代谢保持相对恒定,只有很小的下降。60岁以后,睾丸体积显著下降,而睾丸代谢逐渐下降直至90岁。睾丸萎缩的组织学基础是精曲小管的萎缩退变,在不同年龄阶段,精曲小管内生精细胞和支持细胞的构成比例不同。随年龄增长,可见精曲小管生精上皮层变薄,精子细胞数量减少。成熟精子的畸形率逐渐升高,也有很多生精细胞发育停滞在精母细胞阶段,不能形成成熟的精子。继之,精曲小管中的生精细胞减少到无,仅残存支持细胞。进而发展到精曲小管数目减少,最后乃至消失。

随着年龄的增长,睾丸大小,所有类型的睾丸生精细胞、支持细胞和间质细胞的数量都会减少。在老化过程中,生精小管基膜固有层厚度增加,生精上皮减少,睾丸血管化,导致小管变窄。精曲小管占据的体积减少,而睾丸间质占据的体积保持不变。睾丸衰老最常见的组织学模式是不同生精小管处于不同的病变阶段。根据在50~89岁男性睾丸中观察到的组织学改变,发现睾丸退化伴随年龄导致完全性生精小管硬化的渐进过程(图2-1、图2-2)。生精

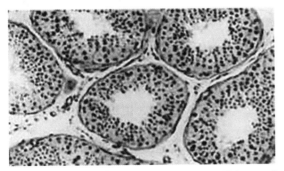

图2-1　89岁男性生精发育完全的生精小管(×200)

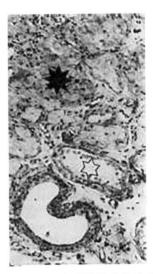

图2-2　74岁男性精索静脉曲张(空心星形)和硬化小管(实心星号)成熟停滞(×125)

小管除了减少的生殖细胞数量外,同时许多细胞类型均显示出超微结构异常包括多核生殖细胞(图2-3、图2-4),精母细胞和精子细胞的变性(图2-5)以及精子细胞脱落(图2-6)。

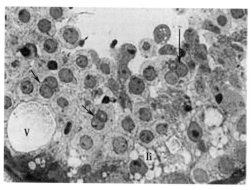

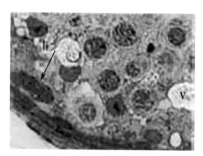

图2-3　72岁男性患有中度睾丸生精障碍症的生精小管。可以看到具有两个(小箭头)或三个(大箭头)细胞核,脂质堆积(li)和空泡(V)的精子细胞(甲苯胺蓝染色,×700)

图2-4　中度生精障碍症生精小管中的多核精原细胞(箭头)(甲苯胺蓝染色,×700)

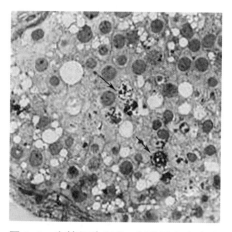

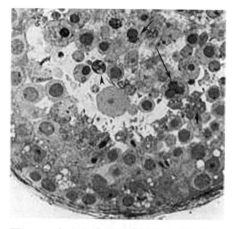

图2-5　生精细胞退化,主要是在中度生精障碍症的精曲小管中的精母细胞(箭头)(甲苯胺蓝染色,×450)

图2-6　中度生精障碍症有许多脱落的未成熟生殖细胞,主要是双核(小箭头)和三核(大箭头)精子细胞和退化生殖细胞(箭头)(甲苯胺蓝染色,×450)

老年男性最常观察到的异常精原细胞类型是多核精原细胞(图2-7)、细胞质和细胞核均增大的肥大性精原细胞(图2-8)、细胞质中具有许多膜结合的嗜铟囊泡的精原细胞(图2-8)、透明或糖原填充的细胞质空泡(图2-9)、具有核泡(图2-8)或者核条纹的精原细胞。老年男性同时存在异常的初

级精母细胞主要包括多核精母细胞（图 2-10）、具有核内含物例如环状薄片
（图 2-11）和核内线粒体（图 2-12）的精母细胞、细胞质中带有滑面内质网的
精母细胞（图 2-13）、巨型精母细胞或具有大核的初级精母细胞、细胞质肿胀
以及细胞器退化的精母细胞；而次级精母细胞在人类睾丸中很难找到，且这些
细胞中没有超微结构改变。

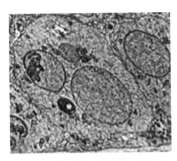

图 2-7　精原细胞具有四个核
以及其他正常超微结构模式。
其中一个核已经通过标记核仁
（星号）予以区分（×3500）

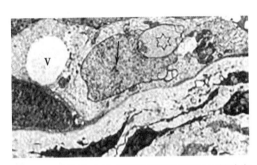

图 2-8　过度增大且细长的精原细胞显示核染色
质密度（箭头），大泡（星）和空泡（V）（×3500）

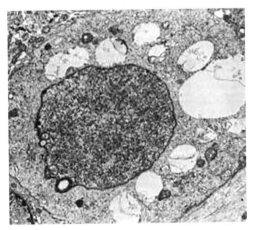

图 2-9　多空泡的精原细胞。液泡填充材料（可
能是糖原）在组织制备过程中消失（×4700）

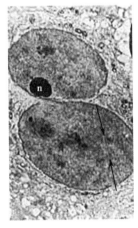

图 2-10　双核初级精母细胞显示
异常的染色质浓缩。大而圆的致密
核仁（n）和联会复合物（箭头）的
出现提示了初级精母细胞处于分裂
前期末尾，但染色质在大部分细胞
核中似乎很少凝聚（×3500）

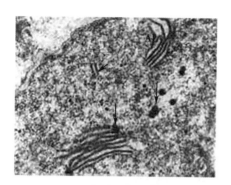

图2-11 异常初级精母细胞显示核内环状薄片（AL）和电子致密物质（大箭头）。染色质没有太多浓缩，但可以看到联会复合物（小箭头）（×9000）

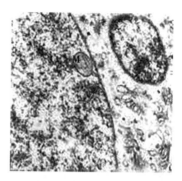

图2-12 双核初级精母细胞显示细胞核内部有清晰的线粒体（M）（×9000）

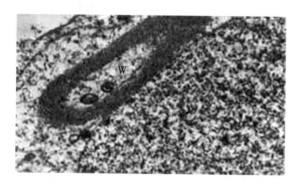

图2-13 初级精母细胞显示出在似核状的细胞质中滑面内质网的成熟螺纹（W）（×6000）

异常的生殖细胞退化可导致支持细胞空泡化。这些空泡是由生殖细胞过早剥落引起细胞外空间的扩张。由支持细胞吞噬的变性细胞引起支持细胞细胞质中的脂滴积聚。生精细胞的丢失始于精子细胞，但逐渐影响更早期的生精细胞类型，并且观察到在精母细胞或精原细胞水平发生成熟停滞的生精小管。在老化过程中，一部分睾丸支持细胞呈现多核并且具有管状嵴的大量线粒体，而另一部分显示去分化、具有稀疏细胞质和细胞器以及未成熟核。

在一组年龄在60岁以上的42例男性中观察到三种异常支持细胞类型的百分比分别为：多核细胞4%，去分化细胞7%和富含线粒体的细胞2%。这些超微结构异常的支持细胞类型包括：①具有正常或退化细胞质和细胞器（图2-14、图2-15）的多核支持细胞。②去分化的支持细胞显示出类似未成熟的青春期前支持细胞的超微结构模式。缺乏成熟支持细胞的特征，包括丰富的滑面内质网和不规则轮廓的细胞核以及位于中央的巨大三核细胞核

（图 2-16）。然而，支持细胞交界连接特征性存在（图 2-17）。③富含线粒体的 Sertoli 细胞显示管状嵴和电子致密基质的多形态线粒体，脂滴也很丰富（图 2-18）。

　　有报道睾丸间质细胞在 30 岁以后已经开始减少，但由于该细胞的储备量大，所以对其功能表现如血浆睾酮的水平尚未发生明显影响。尽管存在个人差异，睾丸间质细胞的数量也随着年龄的增长而减少。逾 40 岁的男性，间质细胞的数量逐渐减少，细胞体积变小，其功能活性也逐渐下降，表现为对垂体分泌的促黄体生成素的反应下降，雄激素合成水平降低。从 40~50 岁起，血浆总睾酮含量和游离睾酮含量都开始降低，因雄激素的减少，50 余岁男性开始

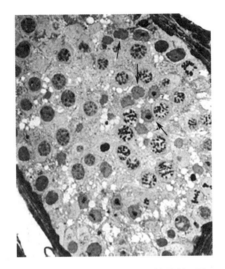

图 2-14　精母细胞水平成熟停滞的部分生精小管，显示 Sertoli 细胞核的积聚（箭头），表明多核 Sertoli 细胞（×600）

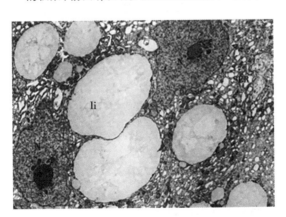

图 2-15　显示两个细胞核（N），大脂质空泡（li）和肿胀的光滑内质网（SER）的 Sertoli 细胞的一部分（×4700）

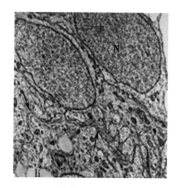

图 2-16　去分化的 Sertoli 细胞表现出一些不成熟的模式。细胞质含有比成熟 Sertoli 细胞更不平滑的内质网。核（N）的轮廓较少，特征性成熟核仁缺失。存在丰富的脂滴（li）和大量的 Sertoli 细胞间的特异性连接（箭头）（×6300）

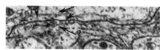

图 2-17　显示由两个相邻 Sertoli 细胞（小箭头），亚质膜滑面内质网（大箭头）和肌动蛋白丝组成的质膜所形成的特异性三联体间的 Sertoli 细胞间连接复合体（×16 500）

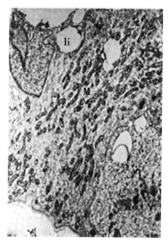

图 2-18　具有非常丰富的线粒体的 Sertoli 细胞显示管状嵴和电子致密基质（M），并且在仅具有 Sertoli 细胞和精原细胞的小管中具有较大的脂质空泡（li）（×3200）

出现前列腺增生、乳房肥大等形态改变和性欲降低、阴茎勃起减弱等功能性改变。这些改变可归为由于内分泌失调所致的男性更年期综合征的表现。到老年，睾丸间质细胞内出现大量脂褐素沉积及胞质内空泡，功能也更加退化，血浆睾酮水平也进一步降低。此外，衰老的睾丸间质细胞逐渐去分化，滑面内质网和线粒体数量减少，还可能含有不完全发育的内质网（ER）和一些脂褐素颗粒。与此同时，衰老的睾丸间质细胞具有许多细胞质或核内的晶体包裹体和残留体累积，含有大量空泡和脂滴，并形成多核细胞。这些细胞中的细胞质细胞器数量较少，并且与正常细胞相比，它们的细胞核较暗并且形状更不规则，在去分化后期，核仁完全收缩或消失。

　　尽管一些研究人员发现了老年睾丸中存在正常超微结构的间质细胞模式，但在一组年龄在 60 岁以上的男性中观察到这些异常间质细胞类型的百分比分别为：载脂细胞 16.7%，去分化细胞 22.3%，多核细胞 8.7%，6.1% 含有丰富结晶包裹体的细胞。这些超微结构异常的间质细胞最显著的变化如下：①多核间质细胞显示多达 30 个位于中心的细胞核以马蹄形方式排列；②具有几乎被脂滴填充的细胞质的多空泡间质细胞（图 2-19~ 图 2-21）；③具有丰富细胞质或核内结晶包涵体的间质细胞，这些是 Reinke 晶体（图 2-19、图 2-22、图 2-23）或非晶包裹体（图 2-24），与正常间质细胞中观察到的情况类似，但数量较多；④具有丰富残余体的脂肪细胞（脂褐素颗粒）的间质细胞（图 2-25）；⑤去分化间质细胞显示比正常间质细胞更不平滑的内质网和更少的线粒体（图 2-26、图 2-27），同一间质细胞细胞中可能出现一种以上与年龄有关的改变。虽然这些改变也出现在以完整精子发生为主的小管中的睾丸中，但是在具有许多严重受损小管的睾丸中，改变的睾丸间质细胞更为丰富。

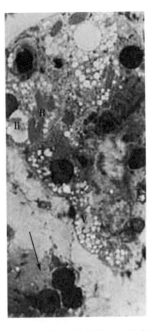

图 2-19　69 岁患者的睾丸，具有丰富脂质小滴（li）和多个 Reinke 晶体（R）的多真空 Leydig 细胞（V），旁边后三个紧密排列的细胞核（箭头），提示为三核 Leydig 细胞（甲苯胺蓝，×450）

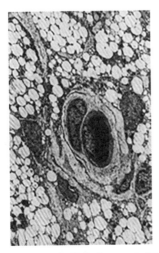

图 2-20　多种空泡 Leydig 细胞的细胞质几乎被脂滴填充（×2500）

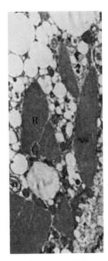

图 2-21　显示丰富的 Reinke 晶体（R）的多空泡 Leydig 细胞的一部分（×11 000）

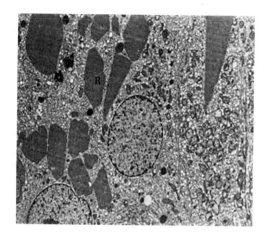

图 2-22　具有正常细胞质和多个 Reinke 晶体的 Leydig 细胞（R）（×3700）

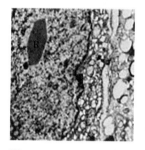

图 2-23　Leydig 细胞显示核内存在 Reinke 晶体（R）（×4700）

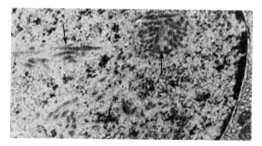

图 2-24　带有内部非结晶包裹体的 Leydig 细胞（箭头）（×24 000）

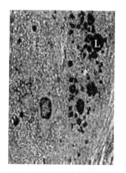

图 2-25　Leydig 细胞显示丰富的脂褐素颗粒（L）与旁边其他 Leydig 细胞具有正常脂褐质含量（星号）（×2500）

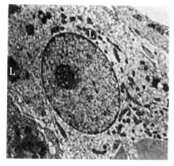

图 2-26　滑面内质网以及大量脂褐素颗粒（L）数量均减少的去分化 Leydig 细胞（×3700）

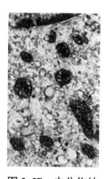

图 2-27　去分化的 Leydig 细胞放大更高倍数，显示内质网和小线粒体发育不足（×22 000）

在尸体解剖研究中,年龄超过40岁的男性精子发生率减少与年轻男性相比更明显,精子的经典参数即精液体积、精子数量、精子总数随年龄并没有显著变化。似乎随着年龄增长而下降的唯一精液参数是精子活力,这也可能是由于潜伏期增加所致,因为衰老与性交频率降低有关。功能参数,如受精能力或顶体反应和色素凝聚,在年轻人和老年人之间没有差异。尽管年龄和精子畸变没有相关性,但精子结构性染色体异常的频率与父系年龄的增加呈正相关。在24岁男性中,精子结构异常的比例为2.8%,男性超过45岁时增加4倍至13.6%。结构异常频率的增加可能是由于生殖细胞长时间暴露而产生变异。

与机体的其他器官相同,睾丸具有功能的主质细胞减少的同时,结缔组织逐渐开始增生。睾丸被膜在青春期后随年龄的增长而增厚,青壮年时为400~450μm,到65岁后可达900~950μm。睾丸间质的疏松结缔组织中,纤维组织不断增生,有时在间质细胞周围有大量纤维结缔组织包绕。血管、淋巴管的基膜胶原增多并透明变性,导致血管硬化及间质纤维化。小血管的变性和毛细血管的减少,影响睾丸的营养供应和血液与精曲小管之间的交换,是睾丸结构退变的一个重要原因。这种纤维化的改变也发生在精曲小管,可见到管周纤维增生和精曲小管的玻璃样变性,在正常成年人,也可以发生极少数精曲小管硬化的改变,但大量的局灶或弥漫性的精曲小管硬化是一个明显的老年性病变(见图2-4)。生殖细胞损失与固有膜增厚有关。当所有的生精上皮细胞消失时,仅留下一种强烈胶原化的固有肌样细胞(硬化小管)。血管改变在睾丸纤维化中起作用,随年龄增长的纤维化进展导致生发上皮与血液供应分离。随着年龄的增长管状退缩的发展与实验性缺血后观察到的类似,表明血管病变可能在年龄相关的睾丸萎缩中起重要作用。此外,有几种与年龄相关的睾丸组织形态学改变,如基底膜增厚和疝样突起导致生精小管扩张和纤维化,睾丸白膜增厚约30%,同时减少睾丸灌注。

(二)生殖附属管道

与睾丸相连接的是附睾,为男性生殖管道的一部分。附睾位于睾丸的后外侧,由头、体、尾组成。附睾头膨大,其内为从睾丸网发出的十余条输出小管,管腔内为立方细胞和纤毛柱状细胞相间排列,形成不规则的腔面。附睾体部为长而弯曲的附睾管,被覆假复层柱状上皮,含多种细胞,游离面有静纤毛。正常成年人管腔内有大量精子。

附睾管上皮细胞具有分泌和吸收功能,可以分泌一些离子和蛋白质,并吸收浓缩管内的液体,给精子提供特定的有利于其发展的微环境。附睾的功能除输送和储存精子外,还可使精子获得运动和受精的能力,达到结构和功能的进一步成熟。

附睾与输精管相延续。输精管为运送精子的管道,与睾丸动脉和蔓状静脉丛伴行,形成精索,表面为提睾肌包裹,沿腹股沟管走行,远端膨大呈壶腹状,与精囊腺汇合成射精管,在前列腺上端穿入至尿道。输精管管腔较窄,黏膜形成纵褶,被覆假复层纤毛柱状上皮。管壁有较厚的平滑肌层,内纵中环外纵,能进行自律收缩,自起始端向下逐渐增强,起促进精液输送的作用。输精管也有一定分泌功能。射精管开口处的上皮变为移行上皮,其肌层与前列腺的基质相连。

中年过后,随着雄激素水平的降低,附睾逐步退化,附睾管壁上皮细胞部分变性脱落,其分裂再生的能力减弱,管腔内畸形变性的精子数量渐增多。

随着年龄增长出现的动脉的生理性老化和动脉粥样硬化等病变也会出现在精索睾丸动脉中。

(三)生殖腺体

男性生殖系统的附属腺体包括精囊腺、前列腺和尿道球腺,三者的分泌物为精液的组成部分。

1. 前列腺 前列腺来源于胚胎尿生殖窦的上部。从胚胎第10周自内胚层开始出现上皮的分化,上皮呈芽状突起伸入基质内,第14周出现原始腺体。至胎儿出生时,前列腺已形成幼稚的小腺管结构,出生后前列腺逐渐发育成管泡状结构。前列腺结构和功能发育达到成熟在18~20岁。前列腺为男性生殖系统最大的附属腺,外观呈栗子形,由背面的前列腺中央沟分成左右两叶,外观对称,包绕在尿道的起始部,其重量在成年人达20g。前列腺由腺性部分和平滑肌等间质部分组成。前列腺的表面有含纤维结缔组织和平滑肌的薄层被膜,并伸入前列腺内形成支架。前列腺的腺性部分由30~50个复管泡状腺组合而成,包括腺泡组织,大导管及周围导管。腺泡由两层上皮构成,腺腔面为单层柱状或假复层柱状的腺上皮,外层是立方形的基底细胞,形成薄的连续层,附于基底膜上。周围导管被覆单层立方上皮,呈放射状伸进前列腺的间质内。

基于不同的划分方法,可对前列腺进行不同的分带。1954年Franks将其分为内带和外带两部分。外带占腺体的70%,由前列腺的主腺组成,其导管开口于精阜两侧至前列腺顶部的尿道后壁,内带占前列腺的30%,围绕尿道周围,为黏膜腺和黏膜下腺构成,开口集中于精阜凸面围绕射精管口处。该分带法与前列腺疾患部位相关联:内带为前列腺增生好发部位,外带为前列腺癌好发部位。另一常用方法是McNeal在对前列腺做了不同方位的切面进行组织学和病理学的研究而提出的分区方法。将前列腺分为周围带、中央带、移行带和尿道周围带。中央带为前列腺的上方中央部,占前列腺体积的25%,射精管穿行于此处。其腺体较大,腺管迂曲,上皮皱襞明显,使腺腔呈现不规则形。周围带包绕中央带等分区,与前种划分方法中的外带相当,其腺管轮廓圆,内腔平滑。移行带位于近段尿道两侧,紧邻前列腺前括约肌,尿道周围带是近段尿道周围的平滑肌内的少量腺体。移行带和尿道周围带为前列腺增生的好发部位,周围带为前列腺癌的多发区。这种与发病相关的部位区别提示前列腺的不同部位对激素刺激的反应不同。

前列腺的非腺体部分包括前列腺前括约肌、肌纤维间质和前列腺被膜。这些间质成分占前列腺总体积的25%~30%,主要分布在尿道的腹侧,神经血管走行其中。前列腺各带间质中平滑肌的数量不同:周围带间质较疏松,中央带腺泡周有较多平滑肌环绕,移行带平滑肌呈束状,形成较致密的交错排列。这些肌纤维的收缩促使前列腺分泌物的排出。

前列腺的正常发育和功能的维持有赖于雄性激素。在激素作用下,前列腺腺泡上皮呈柱状,显示功能比较旺盛状态。前列腺具有内、外分泌的功能。腺泡细胞分泌的前列腺液为精液的组成成分。在前列腺导管和腺泡中都有分泌细胞,分泌前列腺酸性磷酸酶和前列腺特异性抗原。还有散在少量神经内分泌细胞,分泌一些生长因子起局部调节作用。

前列腺的老年性改变较其他器官有不同之处。随着机体的老化,中老年人整体水平上组织和细胞再生能力下降,表现为器官组织的实质细胞减少,体积缩小。而前列腺作为一种激素敏感和依赖器官,在雄激素水平逐渐下降,内分泌出现失调时,会出现增生、萎缩后增生、体积增大等变化,是为前列腺组织的特殊性。自50岁以上,少数人的前列腺和其他器官一样,表现出萎缩,重量减轻,但大多数人发生异常前列腺增大,且随年龄增加而增重。夏同礼等通过正常尸检前列腺组织学研究表明,这是由于激素水平的改变而致前列腺组织非同步增长所致。另外,由于激素水平失调加之老年人免疫功能降低,对自身基因、细胞等突变的监控减少,使一些与增龄关系密切的肿瘤,包括前列腺癌的发病率随年龄增长而增加。已知与年龄有关的前列腺肿大是由位于尿道周围过渡区的基底细胞和基质细胞(如肌肉和成纤维细胞)的增生引起的。观察到症状性良性前列腺增生(BPH)患者的基质体积增加以及基质细胞凋亡减少。恶化前发育不良性病变(前列腺上皮内瘤样病变)的特征是核增大,基底上皮层减少,分泌细胞增殖和异常分化,前列腺上皮内瘤样病变被认为是前列腺腺癌的侵入前期。

(1)前列腺增生:从40余岁开始,随着雄激素分泌的减少及雌激素相对或绝对增多,正常前列腺组织出现退行性变化。前列腺上皮细胞萎缩,腺腔扩张,腔内淀粉样小体增多并伴有钙化,间质胶原纤维增多。在前列腺内带出现腺体、肌纤维或纤维的结节状增生。前列腺明显增生致出现临床症状多见于60岁以上的老年男性,到60岁以后约一半以上男性有不同程度的前列腺增生,增生病变范围也从前列腺内带发展到累及整个前列腺。以不同组织为主的增生可有不同表现。腺体增生为主者腺体可扩张成囊状或蜂窝状,组织学上,腺上皮细胞数目增多,可形成乳头突入腺腔内。增生旺盛处腺体密集,似腺瘤样。明显扩张的腺体上皮趋于扁平,腔内含有滞留的分泌液体和钙化小体。腺上皮下的基底细胞增生可形成多层排列或实性的小巢,胞体增大,胞质较透明。以间质增生为主者是由不同间叶成分形成弥漫或局灶的增生,腺泡因而受到不同程度的挤压。增生的组织可形成间质结节、腺肌结节、腺纤维结节等,使前列腺体积增大,质地变硬。由于前列腺增生压迫尿道并可突入膀胱掩盖尿道口,临床上可出现尿道阻塞、尿潴留等症状,进而引起膀胱肥厚、扩张,膀胱炎,输尿管及肾盂积水等病变。

(2)前列腺癌:前列腺癌区别于其他部位肿瘤的两个主要特点是:多数前列腺癌为激素依赖性肿瘤,其发生机制与雄激素的影响有很大关系,而能使雄激素水平下降的去势治疗对前列腺癌为一种有效的治疗方法。另一特点是患者无前列腺癌的临床症状,在因良性病变切除的标本中发现偶发癌,或死后解剖标本中发现肿瘤的潜在性癌发病率较高。

前列腺癌多发生于60岁以上老年人,其发病率随年龄的增长而增加。其发生与增龄性的内分泌紊乱、雄激素与雌激素比例失调有关。

肉眼观察不易区分前列腺癌和正常组织,因前者可不形成清楚的瘤块。并且很多肿瘤是多中心发生。组织学上大部分前列腺癌是来源于腺泡和近段导管的腺癌,另有少部分为大导管癌或混合癌。分化良好的肿瘤腺体较小或中等大小,形态较一致,腺体由单层上皮构成,缺乏基底细胞。腺体密集排列,腺体间缺乏间质形成"背靠背"或"共壁"。中等分化的肿瘤腺体呈多形性,形成乳头状或筛状结构,细胞异型明显。分化差的肿瘤腺体融合,形成实性细胞巢或浸润间质的单排、单个细胞,常伴坏死发生。

对前列腺癌的分化程度常用两种方法判定,分别为 Gleason 分级法和 WHO 分级法。前者是 Gleason 综合分析 4000 余例样本于 1977 年提出的,根据前列腺癌的组织构型,按照腺体结构、大小和分布等情况的不同,将肿瘤分成 1~5 级。前列腺癌常有不同分级的结构同时存在,以主要的两个级作为组织学分级成分,两个 Gleason 级数相加即为该例前列腺癌的组织学计分。若组织像为单纯某级的癌则用级数乘 2。前列腺癌恶性程度与平均 Gleason 分数有关,可作为判断预后的指标之一。Mostofi 等所制定的 WHO 分级法是综合前列腺的腺体结构和细胞形态特征分为高、中、低分化三级。临床较常用的分期 TNM 分期是根据肿瘤所占范围大小、淋巴结转移情况和远隔转移情况制定的,亦用于推断患者的预后。

2. 其他附属性腺　精囊腺与前列腺的组织来源不同,是起源于胚胎的中肾管管。其发育及功能受雄激素的影响。腺体大小平均为 6cm 长,2cm 宽,容积约 4.5ml。组织学上,精囊腺腔面为许多皱襞,上覆假复层柱状上皮,其内可见脂褐素。黏膜上皮周围环绕平滑肌和纤维组织。精囊腺的分泌物参与精液的组成,并给精子提供能量。

尿道球腺是位于尿道膜部的小腺体,呈复管泡状结构,腺泡被覆单层立方上皮。其分泌物与精液混合,具有润滑作用。

精囊腺和尿道球腺随着增龄性激素水平降低而发生退变,但很少发生癌。

二、下丘脑和垂体的改变

(一)下丘脑

下丘脑属于间脑,它与周围组织的界限不很清。其解剖位置是:位于间脑的腹面,丘脑下方,下丘脑沟以下的部分,被位于中间的第三脑室分为左右两部,两侧呈对称性分布。下丘脑前方和外侧面被大脑基底部和底丘脑包绕,内侧面为第三脑室下部的侧壁,底面是由左右视神经交汇形成的视交叉,向后方与中脑连接。下丘脑的范围约直径 2.5cm,重量是脑重的 1/300。

下丘脑的组织结构主要由神经元和神经传导纤维构成。不同功能的神经元聚集成多个神经核团,按分布位置命名主要有:视上核、视交叉上核、室旁核、下丘脑前核及乳头核等。下丘脑的神经纤维部分弥散分布,部分密集排列形成纤维束,主要的传入和传出神经纤维有前脑内侧束、穹窿、乳头主束等。

下丘脑及其边缘的结构,包括神经元突触的形态结构,神经元间的联系方式等有性别差异。此种差异是中枢神经系统受雄激素作用而形成的。在胚胎发育的 4~6 个月,睾丸产生的雄激素对下丘脑等部位的神经元起作用,使其结构向雄性方向发育,随之下丘脑的功能活动也向雄性方面发展。

下丘脑的主要功能是分泌多种激素,对机体的内分泌、摄食、摄水、昼夜调节、体温、情绪变化等进行调节。下丘脑对性腺的影响主要通过分泌促性腺激素释放激素作用到垂体,进而调节性腺的结构和功能状态。

下丘脑的老年性变化的主要形态学改变是血液供应减少和结缔组织增

生,因而造成功能减退。

(二)垂体

垂体位于颅中窝蝶鞍部的垂体窝内,外形呈椭圆形,重量 0.4~1.0g。女性垂体略大于男性。垂体上部由垂体茎与下丘脑的底部相连,表面有结缔组织形成的被膜包绕。

垂体按其形态分为前叶和后叶,按其结构特点分为腺垂体和神经垂体两部分。前叶腺垂体又分为远侧部、中间部和结节部,神经垂体分为漏斗部和神经部。与下丘脑相连的垂体茎即由腺垂体的结节部和神经垂体的漏斗部共同组成。垂体前叶血运丰富,主要血管垂体门脉系统具有两级毛细血管,下丘脑神经内分泌细胞的产物由此输送到垂体前叶,调控该部激素的分泌。

腺垂体在 HE 染色的组织标本上可见嗜酸性粒细胞、嗜碱性粒细胞和嫌色细胞。每种细胞有不同的激素分泌,如嗜酸性粒细胞分为两种,分别分泌促生长激素和催乳素,嗜碱性粒细胞可分为三种,分别分泌促甲状腺激素、促肾上腺皮质激素和促性腺激素。

垂体老龄化的主要形态学改变是垂体前叶滤泡星型细胞(FS)和黄体生成素(LH)细胞的形态和密度的变化。在 70 岁以上男性中,垂体前叶滤泡星型细胞(FS)细胞的密度和大小随着年龄增加而增加。垂体前叶黄体生成素(LH)细胞的长期肥大导致 70 岁以后的功能衰退。FS 细胞和 LH 细胞形态参数之间的高度相关性可能表明这两个细胞群体之间存在与年龄有关的相互作用(图 2-28~ 图 2-33)。

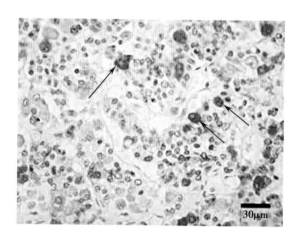

图 2-28　41 岁男性病例的组织切片,免疫阳性 LH 细胞,
具有偏心或中心的等色染色核(箭头)

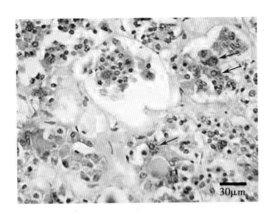

图 2-29　65 岁男性病例的组织切片，具有偏心或中心的常染色核的
较大免疫阳性 LH 细胞（箭头）

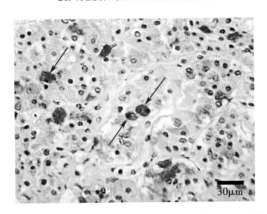

图 2-30　87 岁男性病例的组织切片，具有小的偏心定位的高染色核的
大免疫阳性 LH 细胞（箭头），抗 LH 抗体（×40）

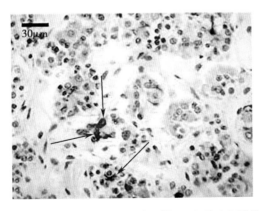

图 2-31　45 岁男性病例的组织切片，S100 免疫阳性 FS 细胞在细胞体内具有免疫阳性细
胞核，细胞突起从免疫阴性内分泌细胞之间的细胞体延伸（箭头）

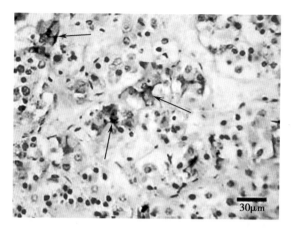

图 2-32　具有较大 S-100 免疫阳性 FS 细胞的 65 岁男性病例的组织切片（箭头）

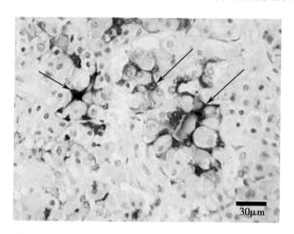

图 2-33　87 岁男性病例的组织切片，大而多的 FS 细胞（箭头），抗 S-100 抗体，
Novocastra 过氧化物酶检测系统（×40）

下丘脑和垂体的生理功能关系密切，下丘脑对垂体的神经内分泌调节是一个很复杂的过程。因为在下丘脑存在许多促垂体激素，且垂体和各种内分泌腺又可以通过多个反馈回路影响下丘脑，下丘脑 - 垂体 - 性腺轴是其中之一。在下丘脑 - 垂体水平失调，其特征在于分泌 LH 脉冲的释放频率降低和对性激素反馈的敏感性增加。表明垂体和睾丸的内分泌储备能力下降似乎是老年人的特征。

（姚　兵　靖　俊　陈启伟）

第二节　雄激素的合成及其生理作用

一、睾酮合成与分泌

胆固醇是合成类固醇激素的前体物质。睾丸和肾上腺中的胆固醇可以是将乙酰辅酶 A 作为原料在体内合成，或直接来源于从血浆低密度脂蛋白（LDL）中摄取。在大鼠，睾丸间质细胞内合成的胆固醇是合成睾酮的主要底物；在男性，上述两条胆固醇来源途径同等重要。从胆固醇合成睾酮，要经过5 步酶催化的化学反应。在大多数情况下，胆固醇转变为孕烯醇酮，是合成睾酮的限速反应步骤。LH 可调节该步反应的速率，从而控制睾酮合成总的速率。LH 急性给药时，通过促进线粒体内的胆固醇侧链裂解细胞色素 –P450 酶（CYP11A1）系活性，刺激睾酮的生物合成；LH 稳定给药时，通过促进胆固醇侧链裂解酶和睾酮其他合成酶的生成，从而增加睾酮的分泌量。

睾丸除主要分泌大量的睾酮之外，还分泌一定量的双氢睾酮（DHT）、雄酮、雄烯二酮、17α- 羟孕酮、孕酮和孕烯醇酮（表 2-1）。双氢睾酮和雄酮在睾丸内的生理作用目前不明确。血浆中的双氢睾酮主要是在睾丸外的组织中，经 5α- 还原酶作用从睾酮转化而来。男性血浆中的孕酮、孕烯醇酮和 17α- 羟孕酮的生理作用还不清楚。在睾丸组织中，淋巴液和静脉血液的睾酮浓度相似，但淋巴液的量比静脉血液的量要少许多倍。因此，睾丸所分泌的睾酮，主要通过精索静脉流入大循环。至于睾酮及其他类固醇激素是如何从睾丸的生成部位，进入到淋巴液和静脉血液的，还不十分清楚。正常男性两侧睾丸组织中所含有的睾酮总量，仅有 $25\mu g$ 左右，而每天所分泌的睾酮总量却高达 6mg 左右，两者之间相差 200 倍以上。说明在睾丸组织中，睾酮不断地被合成，同时又不断地被静脉血液运走。

表 2-1　精索和外周静脉血浆类固醇激素浓度

类固醇激素	精索静脉浓度		外周静脉浓度	
	nmol/L	ng/ml	nmol/L	ng/ml
睾酮	340~2000	100~600	8.7~35	2.5~10
双氢睾酮	2~28	0.6~8.0	0.3~1.6	0.10~0.45
雄酮	1.4~38	0.4~11	0.5~1.4	0.15~0.40
雄烯二酮	3.8~42	1.1~12	1.4~3.8	0.4~1.1
17α- 羟孕酮	3~300	1.1~100	1.2~3.3	0.4~1.1
孕酮	3.5~35	1.1~11	0.3~1.9	0.1~0.6
孕烯醇酮	3.5~35	1.1~12	0.9~3.0	0.3~1.0

肾上腺组织合成和分泌的主要雄激素有硫酸脱氢表雄酮、脱氢表雄酮和雄烯二酮。它们本身的雄激素作用很小，通过外周组织转化成睾酮和双氢睾酮发挥作用。男性的雄激素主要是由睾丸分泌的，肾上腺分泌的雄激素只占很小一部分。但对于女性而言，肾上腺分泌的雄激素和卵巢分泌的雄激素大约各占一半，发挥重要的生理作用。

二、血浆中睾酮的运输

血浆中的睾酮主要以与血浆蛋白相结合的形式存在。与睾酮相结合的蛋白，主要有白蛋白和睾酮结合蛋白（testosterone-binding globulin, TeBG）或又称性激素结合蛋白（sex hormone-binding globulin, SHBG）。TeBG 是一种 β 球蛋白，由不同的亚基组成，其分子量为 95kD。每一个 TeBG 分子，只含有一个与睾酮相结合的位点，其氨基酸序列已经确定，基因的 cDNA 已被克隆。约 13% 的正常人存在 TeBG 等位基因的变异。

正常成年男性血浆中的睾酮仅 2% 处于非结合的游离状态，约 44% 与 TeBG 特异性地牢固结合，约 54% 与白蛋白和其他蛋白非特异结合。睾酮与 TeBG 之间的亲和力，比和白蛋白之间的亲和力大 1000 倍。但由于血清白蛋白的浓度较高，TeBG 浓度较低，因此最终两者所结合的睾酮量相近。睾酮与血清 TeBG 结合的量与 TeBG 的浓度成正比。以前认为只有完全游离的睾酮，才能够进入细胞内发挥生物效应。新近的研究表明，与非特异蛋白结合的睾酮，可以在毛细血管床内轻松地解离出来。因此，目前认为有生物活性的睾酮，大约为总睾酮浓度的一半，主要包括游离睾酮和与白蛋白结合睾酮两大部分，统称为生物可利用睾酮（Bio-T）。与 TeBG 牢固结合的睾酮可不进入细胞，直接与细胞膜上的受体结合，增加细胞内的 cAMP 水平而发挥作用。

雌二醇和 TeBG 结合的方式与睾酮不同，雌二醇 -TeBG 复合物比雌二醇更容易被组织所摄取。TeBG 只有一个与甾体激素结合的位点，造成这种与不同激素结合后的差异，可能是由于睾酮和雌二醇与不同分子构象的 TeBG 结合，也就是说，TeBG 存在有同分异构体。

血浆 TeBG 受其他激素的调节。女性妊娠时，由于雌激素水平的增加，TeBG 水平增加 5~10 倍；正常女性服用雄激素，TeBG 水平下降 2 倍。正常男性的 TeBG 水平只有女性的 1/3~1/2。睾丸功能低下时，TeBG 水平升高。甲状腺功能状态可通过影响雌激素的生成，从而影响 TeBG 水平。甲状腺功能亢进时，TeBG 水平升高；甲状腺功能减退时，TeBG 水平下降。在正常男性，TeBG 水平发生变化的生理意义不大。由于下丘脑 - 垂体 - 睾丸轴的功能正常，TeBG 水平升高时，游离睾酮水平随之暂时下降，睾酮对下丘脑 - 垂体的负反馈抑制作用下降,睾酮生成增加,游离睾酮水平随之也恢复正常水平;TeBG水平下降时,经过睾酮的负反馈调节,最终游离睾酮也恢复到正常水平,并建立新的动态平衡,保持了生理功能的稳定。

在某些情况之下,当游离睾酮的水平不能被精确调节时,TeBG水平的变化将具有重要的意义。常见于如下两种情况:第一种情况,下丘脑-垂体-睾丸轴存在疾病,调节游离睾酮水平的能力有限,于是TeBG水平的变化将改变雄激素补充治疗时的药效学。第二种情况显得更为重要,甚至在下丘脑-垂体-睾丸轴功能正常情况之下,并不是所有的血浆激素都像睾酮水平一样受到十分严格的负反馈调节。正常男性血浆雌二醇水平取决于作为底物的睾酮水平和外周芳香化酶活性高低。因此,雌二醇的水平不受负反馈的调节。由于雌二醇与TeBG结合的亲和力比睾酮低,因此,当TeBG水平升高时,与睾酮结合的量相对较多,于是就会影响雄激素/雌激素比值,这在临床上可能会引起男性乳房增生。

三、雄激素的作用机制

与其他类固醇激素一样,雄激素通过与靶组织细胞内的高亲和力的特异性受体结合而发挥其生理作用。在雄激素的靶器官(如男性生殖器官和性腺器官)中雄激素受体的浓度最高,而其他组织,如横纹肌、心脏,所含的雄激素受体量较少。睾丸间质细胞和支持细胞上均分布有雄激素受体。至于这些受体的生理作用还不十分清楚。某一组织中雄激素受体的数量受雄激素、雌激素作用,年龄和单基因突变的影响。

睾酮对人类及其他脊椎动物通过两个方式来产生效用:直接或以血清双氢睾酮(DHT)形式使雄激素受体活跃化。睾酮进入细胞后可经5α-还原酶的作用,转变为双氢睾酮。睾酮和双氢睾酮与胞质内的同一种高亲和力的雄激素受体相结合,形成雄激素-受体蛋白复合物,此复合物再与细胞核内的结合位点结合而发挥生理效应。目前已经研究清楚的染色体上的结合位点只占极少数,雄激素-受体蛋白结合物与染色体上的结合位点相结合后,无非是起到增加或抑制基因的转录作用。

睾酮和双氢睾酮与结构完全相同的雄激素受体结合。雄激素受体基因由8个外显子组成,其编码的雄激素受体是一种核蛋白,由918个氨基酸组成。受体主要由3部分组成:N末端功能区,DNA结合功能区和配体结合功能区。编码雄激素受体的核苷酸序列含有8个外显子:外显子1编码N末端功能区,外显子2、3编码配体结合区,而外显子4~8编码DNA结合区。雄激素和受体形成同源二聚体复合物后,受体上的DNA结合区才能和靶细胞核内的特定基因序列结合。这个特定的序列被称作"雄激素反应元件"。这些DNA序列是经典的雄激素依赖基因,雄激素受体通过和这些元件结合而发挥作用。雄激素受体的配体结合部位,以及与 DNA 结合部位的氨基酸序列,与孕酮、糖皮质激素、盐皮质激素受体有高度的同源性,但其 N 末端氨基酸序列各个不同。既然睾酮和双氢睾酮发挥生理作用时,所结合的雄激素受体完全一样,为什么雄激素生理作用的充分发挥有赖于部分睾酮转化为双氢睾酮? 这是因为双氢睾酮与雄激素受体结合的亲和力比睾酮大,结合时间比睾酮长。双氢睾酮的生理作用比睾酮强 2 倍以上。因此,能将睾酮转化为双氢睾酮的组织内,雄激素的生理作用得到一定程度的放大。

　　雄激素除了通过以上途径发挥作用以外,还可以通过芳香化酶转化成雌激素,通过雌二醇和雌激素受体结合,产生生物学效应,如促进骨密度增加和影响大脑发育(图 2-34)。

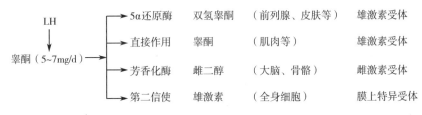

图 2-34　雄激素的主要作用途径

　　全身许多脏器都有雄激素受体的表达,那么雄激素发挥作用的组织器官特异性又是如何完成的呢? 现在认为,雄激素受体和 DNA 结合后,需要通过进一步的转录翻译而发挥作用,这些转录的过程,受到组织器官特异性的协同激活因子或协同抑制因子的调节。协同激活因子能够增强受体结合后的 DNA 转录作用,而协同抑制因子则发挥相反的作用。

　　被雄激素受体激活的基因产物之一是前列腺特异抗原。前列腺特异抗原的基因转录受到雄激素的影响,编码前列腺特异抗原的基因含有"雄激素反应元件",它能够和雄激素受体结合而产生作用。雄激素对前列腺特异抗原的转录后修饰也有作用。

　　雄激素受体的缺乏或者受体的灭活突变能够严重影响受体的功能,可能导致男性出现不同程度的女性化表现。雄激素受体的完全缺失,相当于没有任何雄激素的作用,患者表现为完全女性化。由于基因改变导致的雄激素受体的 DNA 结合区或者激素结合区的功能的改变,也会出现相似的女性化表现。研究还发现,部分无精子的男性患者,它们的雄激素受体配体结合区存在基因突变,导致和雄激素的结合能力下降。部分前列腺癌患者,其雄激素受体存在突变。

　　另外,雄激素受体的基因突变和临床表型没有直接关系,这说明雄激素受体的作用除了和受体本身相关以外,还和许多其他的因子有关,比如协同激活因子或协同抑制因子等。

除了以上所述的经典雄激素作用机制以外,雄激素还可以通过另外一条途径发挥作用,这种作用又称"非基因依赖激素作用",即雄激素和细胞膜上的特异性受体直接结合,通过受体后的第二信使,产生较快的效应作用,而不是通过与核受体相结合的途径。非基因依赖激素作用不同于基因依赖的激素作用,表现在:①信号传导速度加快,在数秒内就能够产生激素的作用;②对于抑制 RNA 和蛋白合成作用的药物不敏感;③激素的效应产物不进入细胞核,或者有些靶细胞没有细胞核;④不被一些作用到核受体的拮抗剂所阻断。雄激素和膜受体结合后,通过第二信使,包括胞质内钙离子、蛋白激酶 A、蛋白激酶 C、MAPK 等,引起平滑肌舒张,神经肌肉接触信号的传导,神经元可塑改变等效应。

四、促性腺激素对睾酮分泌的调节

大鼠的间质细胞上存在过量的 LH 受体,即 LH 受体有剩余,也就是说 LH 只需占据部分受体,就可呈现出 LH 最大的生理效应。尽管这些剩余受体也能与 cAMP 相偶联,但是 LH 和人绒毛膜促性腺激素(hCG)只需产生 cAMP 最大量的 10%,就可出现最大的睾酮合成效应。与大鼠相比,人类男性间质细胞所含的 LH 受体量要少得多,但是最大的睾酮合成效应相似,表明两者之间的受体数量差异,主要是剩余受体数量的差异,而不是与睾酮合成功能相偶联受体数量的差异。

LH 或 hCG 再次给药时,间质细胞的反应水平会比初次给药时下降。其原因如前文所述,包括 LH 受体数量的减少和受体后的作用发生障碍两个方面。给予大鼠中等剂量的 hCG,雄激素合成过程中的 17,20- 裂链酶活性受到抑制,导致孕酮和 17α- 羟孕酮、孕烯醇酮和 17α- 羟孕烯醇酮在体内的堆积。给予雌二醇时,17,20- 裂链酶活性也同样受到抑制,同时还抑制 17α- 羟化酶的活性。多次注射 hCG 后,对其敏感性下降,其机制还可能是睾丸组织内产生了较多雌激素的缘故。研究发现,注射 hCG 后 30min,睾丸组织中的雌二醇水平增加;若同时给予雌激素拮抗剂,可阻止间质细胞对 hCG 敏感性下降现象的发生。雌二醇使睾丸间质细胞对 LH 或 hCG 反应敏感性下降的作用,可能是通过雌二醇受体所介导的。用培养的小鼠间质细胞研究发现,睾酮通过控制微粒体细胞色素 P450 的活性,调节自身的生成速率。

睾丸间质细胞的功能还受到睾丸内的旁分泌系统的调节。胰岛素样生长因子 -1(IGF-1)可加强促性腺激素促睾酮分泌的作用。转移生长因子 α、β,表皮生长因子,成纤维细胞生长因子等,都对间质细胞的睾酮分泌功能起到旁分泌调节作用。白细胞介素 –1 抑制睾酮的合成。肿瘤坏死因子 –α 因情况不同，对睾酮合成起到促进或抑制的作用。促肾上腺皮质激素释放激素（CRH）、精氨酸加压素和血管紧张素 Ⅱ 等，起抑制睾酮合成的作用。

五、雄激素的生理作用

雄激素的主要生理作用包括：作用于下丘脑 – 垂体系统，反馈调节促性腺激素的分泌，启动和维持生精功能，指导胚胎期男性内、外生殖器的分化，促进青春期男性第二性征的成熟，以及产生性欲和维持男性的性功能。另外，雄激素对骨骼肌肉系统、心血管系统、神经系统、免疫系统都有不同程度的作用。下面分别叙述之：

（一）下丘脑 – 垂体 – 性腺轴

如同前文所述，男性的下丘脑 – 垂体 – 睾丸轴是调节睾丸分泌雄激素的主要系统。在胎儿期，睾丸间质细胞（Leydig 细胞）接受胎盘分泌的 hCG 的刺激，分泌较高水平的睾酮，促进胎儿的内外生殖器向男性化发展。青春期以前，因为没有垂体分泌的 LH 对睾丸的刺激，睾丸分泌的雄激素水平很低。在青春期以后，睾丸在垂体分泌 LH 的刺激下，波浪式分泌睾酮。这些睾酮作用于垂体和下丘脑系统，调节 LH 的分泌，形成调节反馈，使成人睾酮水平保持在比较稳定的水平，维持产生性欲和性功能。雄激素水平低下的患者，性欲减退，性生活次数减少。勃起功能和许多因素有关，包括心理因素、雄激素水平、肥胖、糖尿病、吸烟等。其中夜间自发的阴茎勃起和雄激素水平关系比较密切。关于下丘脑 – 垂体 – 性腺轴的具体调节方式，详见其他章节。

（二）精子生成

垂体分泌的 FSH 直接作用于睾丸的精曲小管，促进精子的发生，而 LH 通过作用于睾丸组织中的 Leydig 细胞，产生局部较高浓度的睾酮。FSH 通过结合支持细胞和生精细胞上的受体，引起腺苷酸环化酶的激活，导致细胞内 cAMP 的升高，进而引起一系列胞内反应。FSH 作用到支持细胞，使其分泌的雄激素结合蛋白、转铁蛋白、芳香化酶增加，为生殖细胞的成熟提供介质环境。其中，雄激素结合蛋白能够和 Leydig 细胞分泌的雄激素结合，创造一个局部高雄激素微环境，有利于精子生成和发育。

究竟哪种雄激素与生精有关，目前还没弄清楚。通过对啮齿类动物睾丸的研究，似乎睾酮是起生精作用的主要雄激素，但是在人类的睾丸精曲小管中却有大量的双氢睾酮生成。临床研究还发现，5α– 还原酶缺乏的患者，双氢睾酮缺乏的同时出现生精障碍，这似乎又表明双氢睾酮在人类男性的生精过程中也起一定的作用。

美国泌尿外科学会（AUA）的一项调查显示，25%的医生在治疗男性不育的过程中，给性腺功能减退患者进行睾酮补充治疗。事实上，对于睾酮水平低下的不育症患者，补充生理剂量的睾酮可能会获益，而过大剂量的外源性睾酮会抑制垂体FSH和LH的分泌，最终对生精功能和睾丸发育起到一定的负面作用，这也是男性激素避孕的基础机制。

（三）性别分化及第二性征的维持

雄激素在人生的每个阶段都发挥重要作用。性别的分化主要在胎儿期完成。睾酮－受体蛋白复合物调节促性腺激素的分泌，促进胚胎期中肾管（Wolffian duct）发育和肌肉的男性化；双氢睾酮－受体蛋白复合物促进胚胎期男性外生殖器的分化和青春期大多数男性第二性征的发育。在胎儿期，Y染色体上的性别决定基因和其他的转录因子共同表达，生成男性生殖细胞。生殖细胞在胎盘分泌的hCG作用下，分泌睾酮，促进外生殖器向男性分化。在青春期以后，睾丸分泌的雄激素促进男性第二性征的发育，如逐渐会出现喉结，声带增厚而声音低沉；阴毛、腋毛、胡须生长；男性性腺发育，阴茎、精囊、前列腺增大并启动精子发生过程；骨骼粗壮、肌肉发达，形成男性体格和毛发分布，显示男性特质。反之，如果男性在青春发育期出现雄激素不足或完全缺乏，就会失去这些特征而出现无青春发育期或类宦官症体形。此外，雄激素与雌激素的失衡还将造成男性乳房女性化。

（四）肌肉骨骼系统

睾酮抑制破骨细胞的骨吸收，还可能刺激成骨细胞形成，增加骨密度和骨强度。睾酮的代谢产物，尤其是雌激素，可能是雄激素对骨骼作用的主要调节剂。骨质疏松在男性中较为常见，性腺功能低下是男性骨质疏松的一个主要危险因素。在青春期开始阶段，骨密度的线性增加和睾酮浓度的增加有直接关系。在青春期末，出现睾酮依赖的骨骺闭合。在睾酮水平低下的患者，骨骺的闭合会相应延迟。在对中老年男性的研究中发现，血清睾酮降低与非脊柱骨的骨折（如最常见的髋部骨折）的风险增加相关。因此，曾有学者建议对于70岁以上的老年男性常规进行骨密度的筛查。睾酮治疗可以降低骨吸收方面的生化指标，而升高皮质骨和骨小梁的骨质密度。也有研究表明，经皮下雄激素补充治疗后，可轻度提高骨密度低下的老年患者脊柱的骨密度，但对髋骨没有明显影响。睾酮影响骨密度只是一个方面，同时睾酮水平降低会带来肌量减少，也可能因此降低了肌肉对骨骼的保护作用而增加骨折的风险。男性在50岁之前，瘦体重（lean body mass，肌量）比较稳定。而在50岁之后，瘦体重每年减少约0.4kg。这种与年龄相关的变化，男性比女性更加突出。这说明睾酮在维持老年男性的肌肉平衡中发挥重要的作用。睾酮是作用于肌肉的主要雄激素，因为肌肉内含有的5α还原酶活性很低,睾酮很少在肌肉内转化成双氢睾酮。睾酮通过对骨骼肌和平滑肌细胞直接合成作用,使得肌细胞体积增大、肌纤维增粗,但是肌纤维的数量没有改变。运动员服用雄激素后,可以使肌肉力量增加。睾酮的缺乏导致肌肉萎缩,肌量下降。睾酮也能够通过增加 mRNA 的合成,通过合成代谢使心肌细胞增生。

(五)心血管系统

近 200 年大量的系统报道显示,男性有更高的心血管疾病危险性。尽管世界各地不同性别的心血管疾病发生率有较大差异,但总体上男女比例为 2.2 : 1。以往认为这是雌激素对女性的保护作用造成的,但新出现的大规模女性激素替代治疗(HRT)的结果却告诉我们一个截然不同的结果:雌/孕激素能够使心血管疾病的发生率上升,这使得我们需要再次考虑雄激素在心血管发病中的作用。

雄激素致动脉粥样硬化作用的证据很少。有人对 293 例行变性手术的女性(长期服用雄激素)进行了随访观察,发现他们的心血管疾病发生率和普通人群没有差异。有不少个案报道,患者大量服用(滥用)雄激素后出现心肌梗死、心力衰竭(心衰)、心律失常、肺栓塞、脑卒中等,但是这并不能说明成年男性正常雄激素水平对心血管疾病的危害。临床观察显示:心血管疾病患者总体人群的睾酮水平较普通人群偏低,提示睾酮对心血管疾病可能有保护作用。对阉割小鼠补充雄激素和脱氢表雄酮治疗后,主动脉的粥样斑块硬化减少,提示睾酮可能有保护作用。而在人体中,一项使用促性腺释放激素(GnRH)拮抗剂来造成内源性雄激素缺乏状态的试验显示,补充睾酮治疗反而使动脉粥样硬化增加。实验显示:雄激素能够促进血管内皮细胞的凋亡,促进巨噬泡沫细胞的形成和数量的增加,抑制一氧化氮(NO)的产生,有增加动脉粥样硬化的危险性。另一方面,有 3 个临床试验观察到:在心肌缺血后的人群,增加 2~12 周雄激素治疗,能够显著改善患者心脏缺血的临床症状。这些结果提示:雄激素可能有扩张动脉粥样硬化的冠状动脉的作用。这个结果已经被其他的试验所证实。当然,症状改善也可能和服用雄激素后,患者的生理和心理状态改善有关。

心衰患者的睾酮水平低于普通人群,有的甚至降低到零,这可能和疾病状态时,下丘脑 - 垂体分泌的激素保护性下降有关。考虑到雄激素有一定的合成代谢作用,有临床试验对 20 例心衰患者进行了为期 12 周的雄激素替代治疗,发现睾酮治疗能够显著提高左心室射血分数和活动耐量。

性功能受到血管疾病的影响很大。阴茎勃起是一个在神经血管共同作用下,使特异性动脉血管系统充血的过程。目前认为,勃起功能障碍(ED)的主要原因,还是以器质性、血管源性病变为主,心理因素和雄激素缺乏造成的次之。勃起的简要机制包括:视觉或幻想刺激导致中枢神经系统兴奋,引起阴茎血管平滑肌细胞的胞质内 NO 增加和钙离子下降,导致血管扩张和海绵窦充盈。人们一直认为雄激素水平和勃起功能联系密切,较少考虑雄激素水平对血管粥样硬化的作用。动物试验证实,腹腔主动脉、下肢动脉和阴茎动脉粥样硬化的猴子存在勃起功能障碍。而在人类,勃起功能障碍的人群有较高的动脉粥样硬化的发生率。对雄激素水平正常但有勃起功能障碍的患者,经验性睾酮补充治疗不能改善勃起功能和性生活的满意程度。糖尿病患者常伴有勃起功能障碍,研究发现。他们的内皮功能损伤程度和性功能减退有密切关系。

总体上讲,雄激素对人体心血管是否有保护作用尚不明确。大量证据显示,雄激素对心血管有保护性的或者中性的作用,在动脉粥样硬化的不同阶段发挥不同的作用。早期的(婴儿期)雄激素暴露和早期的动脉粥样硬化可能会存在联系。对于雄激素缺乏的患者,生理量的补充治疗是有益的,至少目前没有发现对心血管损害的证据。将来还需要更多的临床试验来进一步明确雄激素对心血管病变的影响。

(六)肥胖、高血压、糖尿病及代谢综合征

男性低雄激素水平会造成腹型肥胖、高血压和胰岛素抵抗。动物试验证实,阉割后的小鼠胰岛素抵抗明显增加,并且可以通过补充雄激素治疗而逆转。在人类,成年男性随着年龄增加而糖尿病发生率升高,提示睾酮水平下降可能和血糖代谢有关。性腺功能低下的男性患者,糖尿病的发生率显著高于普通人群。在纵向研究中,性腺功能减退已被确定为 2 型糖尿病的预测因素。胰岛素抵抗可能和体脂百分比增加、肌肉成分相对减少导致的葡萄糖氧化减少有关。已有临床试验证实,低雄激素水平的男性在雄激素替代治疗后,胰岛素抵抗可以明显减轻。另一方面,血糖的升高也会进一步导致性功能的减退,糖尿病患者的男性性功能障碍包括性欲障碍、射精问题和勃起功能障碍,尤其是老年糖尿病更为常见。雄激素能够调节人体脂肪组织的分布和组成百分比。雄激素水平低下患者体重较普通人群偏高,形体偏胖,脂肪堆积以腹部为主。雄激素补充治疗后,体脂含量下降,腹部脂肪减少更加明显,提示雄激素调节对脂肪分解的作用可能存在器官特异性。性腺功能低下的男性在雄激素补充治疗后,总胆固醇、LDL-c、HDL-c 水平轻度升高,提示雄激素有调节脂肪代谢的作用。雄激素失调与高血压联系起来的分子机制几乎是未知的,但它们似乎与内脏脂肪增加有关,通过不同的机制促进慢性炎症状态。也有研究表明可能是由 NF-κB 通路导致内皮功能障碍参与了高血压的病理生理机制。代谢综合征是以胰岛素抵抗为核心的一组包括肥胖、高血压、高血脂、高血糖在内的代谢性疾病。近年的研究发现,代谢综合征和雄激素水平有相关性。低雄激素血症男性易同时出现腹型肥胖、糖耐量异常、高脂血症、高血压,在雄激素补充治疗后,有助于维持循环中的睾酮水平,改善糖脂代谢,从而进一步降低代谢综合征及心血管疾病的发生风险。但是中老年男性存在睾酮补充治疗禁忌证的可能性大,而且治疗后出现不良反应的风险也较多,因此是否将睾酮补充作为治疗糖尿病、肥胖、代谢综合征等的常规疗法,目前仍有待于进一步的临床研究及深入的机制探讨。

女性高雄激素水平和代谢综合征的关系更加密切,多囊卵巢综合征患者常常同时出现高雄激素血症和胰岛素抵抗,但目前不能明确是高胰岛素血症导致胰岛素抵抗还是相反的过程。有数据表明,老年女性糖尿病人群的睾酮水平高于普通人群,提示在女性中,高雄激素水平是 2 型糖尿病的一个独立危险因素。

(七)中枢神经系统

大脑不同部位有不同的雌、雄激素受体的表达并且密度差异很大。雄激素在婴儿出生之前就已经对大脑的发育和神经元的形成产生了影响。但也有人认为,不同性别的大脑发育是在出生以后才开始的,主要受到婴儿期睾酮水平的影响。睾酮水平对男性的精神状态、精神面貌、思想活动、心境状态、自信程度等都产生重要影响。性幻想、早晨勃起、手淫和性生活的程度和频率都和雄激素水平有关。相反,雄激素水平缺乏常伴有性欲减退、倦怠、抑郁情绪、性生活减少。雄激素还和男性进攻性行为、富于创新能力和较强的钻研能力有关。有人推测,男性有更好的空间方向感、数学推理能力和组织技巧可能也和雄激素有关。

(八)对其他系统的影响

雄激素的合成代谢作用不仅表现在增加肌红蛋白的含量,也表现在对血液系统发挥重要作用:一方面,通过雄激素依赖的受体介导作用,增加促红细胞生成素的生成。促红细胞生成素能够通过刺激骨髓组织而产生更多的红细胞。另一方面,雄激素能够直接作用于骨髓组织,促进血红蛋白合成增加。体外试验证实,雄激素能够促进骨髓中其他髓系和血小板巨核细胞系的生长。雄激素和雌二醇水平的升高会影响血液循环的凝血和纤溶的平衡状态,导致发生血栓的机会增加。

雄激素影响肝脏的合成功能,主要表现在睾酮和双氢睾酮能够减少性激素结合蛋白的合成,而雌激素有相反的作用。

免疫系统和性激素水平有密切关系:女性发生系统性红斑狼疮、类风湿关节炎、慢性淋巴细胞性甲状腺炎等自身免疫性疾病的危险远远高于男性,提示雄激素可能对自身免疫性疾病有保护作用。有人观察了 22 例活动期系统性红斑狼疮（SLE）女性患者的睾酮水平,发现明显低于正常女性（平均值分别为 18ng/ml 和 40ng/ml）。目前已经在多种淋巴细胞上发现了雄激素和雌激素受体,雄激素、雌激素通过受体作用,调节不同功能淋巴细胞的比例,达到免疫抑制或者免疫增强的效果。性腺功能低减伴有类风湿关节炎的男性患者,雄激素替代治疗能够明显缓解关节疼痛和肿胀,降低类风湿因子滴度。在治疗 3~6 个月后,外周血中的 $CD8^+$ 的 T 淋巴细胞数量降低,提示睾酮可能有免疫抑制作用。有临床试验显示,SLE 患者辅助较弱的雄激素治疗后,症状有所缓解,但是还需要更多的临床试验来说明雄激素和免疫疾病的关系。

雄激素对不同部位的皮肤也有不同的影响。面部、背部和上胸部皮肤因为皮脂的过度分泌导致痤疮。雄激素通过对雄激素敏感的毛囊作用而影响毛发生长,出现雄激素性脱发。较低浓度的雄激素水平就能够促进腋毛、阴毛的生长,而胡须、胸毛的生长需要较高浓度的雄激素水平。5α 还原酶活性高的男性发迹线后移,而 5α 还原酶缺乏或者性功能低下的患者,发迹线没有后移。在青春期,男性咽喉部因受到雄激素的作用而延长 1cm 左右,声带变长变粗,出现声音低沉改变。

已如前述,血浆中的雌激素来自睾丸直接分泌和睾丸外组织的转化。雌激素在何种情况下加强或对抗雄激素的作用,目前还不十分明了。在前列腺组织,雌激素通过增加雄激素受体数量加强雄激素的促前列腺组织生长作用;在乳腺组织,雌激素则又起到对抗雄激素的作用。

雄激素的许多作用,目前还没弄清楚。如在男性青春期,阴茎在雄激素的作用下长大约 10 倍。性成熟期,雄激素水平达到最高峰,阴茎随之停止生长。此时即使再人为增加雄激素的浓度,也不能使阴茎获得明显的进一步长大。研究发现,阴茎停止生长的同时,观察到有暂时性的、阴茎雄激素受体数量的明显降低,目前还不清楚,是否就是这种雄激素受体水平降低,导致了阴茎生长的停止。血清睾酮和前列腺癌之间的关系尚未明确,多数泌尿科医生认为血清高睾酮水平促进前列腺癌的进展和增殖。因此,对由于睾酮缺乏影响生活质量的前列腺癌患者给予补充睾酮治疗还存在争议。然而,最近有研究报道显示生理正常范围的血清睾酮与前列腺癌的风险无显著关系。此外,有研究表明前列腺上皮在一个适当的睾酮水平时,显示正常生理生长和增殖。与之相反,当睾酮激素水平降低时,前列腺上皮增生的周期受到影响,并表现为低分化的上皮细胞。

六、雄激素在不同年龄阶段的分泌

正常睾丸分泌睾酮随着年龄不同分 5 个时期:胎儿期、新生儿期、青春期、成年期和老年期。男性胚胎由睾丸内的 Leydig 细胞产生睾酮,睾酮水平在妊娠第 9 周就上升,保持较高水平到妊娠末期,在出生前睾酮浓度下降。出生后,男性婴儿再次出现睾丸水平上升,维持 3~6 个月,然后下降。在青春期,睾酮水平上升,一般在 17 岁以后到达成人水平,一直维持到中年以后。一般在 40~55 岁以后,男性的睾酮水平开始下降。

（一）胎儿期

此阶段是人体性别分化的时期。性别的分化主要包含 3 个阶段:第一个阶段是染色体性别的形成。这个过程在精子和卵子结合的一刻已经完成。46, XX 决定女性性别,而 46, XY 决定男性性别。第二个阶段是胎儿未分化的性腺分化成睾丸或者卵巢组织,这是由染色体性别决定的。第三个阶段是性腺性别转化成表现型性别,这个过程是由性腺性别决定的。比如,睾丸分泌的雄激素,决定了外生殖器向男性特征发展。在性别分化早期,胎儿体内存在 Mullerian 管和 Wolffian 管两套生殖器原型。男性胎儿在 7~8 周时分化出睾丸组织,睾丸组织内的 Leydig 细胞在高浓度 hCG（胎盘产生）刺激下,产生睾酮,形成男性生命周期中第一个雄激素高峰。这些雄激素能够促进 Wolffian 管向附睾、精囊等器官转化,并能够促进外生殖器生长发育。睾丸组织同时还分泌一种"Mullerian 管抑制因子",抑制 Mullerian 管向女性内生殖器转化。一般在妊娠 12~15 周,男性的内生殖器发育完成。外生殖器的发育和睾丸的下降开始于妊娠中期。妊娠后期,随着 hCG 水平下降,睾酮分泌逐渐减少。

如果女性胎儿在宫内暴露于较高的雄激素环境中（如应用含有雄激素的避孕药物）,会导致胎儿出现不同程度的内外生殖器男性化表现,如男性假两性畸形、尿道下裂、隐睾症等。

（二）婴儿期

出生后,出现人生周期中第二次雄激素分泌的高峰。在垂体分泌 LH 的刺激下,睾丸分泌雄激素。雄激素浓度可以接近于成人水平,维持 5~6 个月。这次雄激素分泌的作用尚不明确,可能会使大脑组织（主要是下丘脑组织）完成永久男性化的转变,为将来发展成男性化的心理和性格行为打下基础。另外,它可能对将来需要雄激素介导才能生长发育的靶器官起引导作用。

（三）青春期

青春期之前,雄激素一直处于很低水平。在 6~7 岁,肾上腺分泌的脱氢表雄酮、硫酸脱氢表雄酮和雄激素渐增加,称为"肾上腺皮质功能初现"。青春期之前,垂体 FSH 和 LH 的水平受到很低的睾丸分泌的雄激素的抑制。进入青春期后,垂体 LH 脉冲分泌渐增多,促进睾丸 Leydig 细胞增生,睾丸体积增大,分泌睾酮增多。这是人生第三次睾酮分泌高峰,并且会持续 20~30 年。

睾酮能够促进男性第二性征的发育：喉结突出，声音变粗，肌肉发达，胡须、阴毛和腋毛的生长。同时出现身高、体重增加，阴囊色素沉着，阴茎增大、增粗，勃起次数增加，并出现遗精。骨骺开始闭合，骨密度增加。青春期依赖雄激素的身高增长加速是雄激素和生长激素共同作用的结果。青春期男性的这些变化都是在雄激素的作用下发生的。与此同时，青春期男性的心理和行为上也出现巨大变化。男性青春期一般在 11~16 岁，个体差异很大。下丘脑垂体疾病、睾丸病变等都会影响雄激素分泌，导致青春期发育提前、延迟或者不出现。

（四）成年期

青春期以后，男性的雄激素水平维持在 10~30nmol/L（300~1000ng/L），下丘脑 – 垂体 – 睾丸轴的反馈调节基本稳定，雄激素水平达到成人水平，精子不断产生。即使在这个阶段，下丘脑 – 垂体或者睾丸的病变也会影响雄激素水平。一般情况下，睾酮的产生相对稳定，而精子生成对温度有较高的要求。在阴囊受到其他因素影响而出现局部温度升高时，精子数量产生下降。睾酮水平一般能够持续到 40 岁以后。

（五）老年期

老年男性雄激素水平会随着年龄增加而下降，但是下降速度比较缓和，不像女性雌激素下降那样明显。其实，男性性功能的下降在 17 岁就开始了。绝大多数男性在 17~20 岁时，勃起阴茎的硬度最强，不应期最短。此后，随着年龄的增加，性功能逐渐减退。在 40~55 岁以后，雄激素水平逐渐下降。睾酮水平的下降，主要是睾丸 Leydig 细胞功能减退引起的。当睾酮水平低于 300ng/L 时，男性开始出现出性欲减退、乏力、精神萎靡、勃起次数减少、性生活减少的表现。但是，男性的雄激素水平并不是决定性欲和性生活的唯一因素，男性的性欲和勃起功能不完全一致。有数据表明，尽管大多数老年男性的睾酮水平有下降趋势，但是有相当一部分老年男性睾酮水平基本保持不变。进一步研究发现，在男性 40 岁以后，游离睾酮水平以大约每年 1.2% 的速度下降，而性激素结合蛋白大约每年增加 1.2%，使得血浆中总睾酮水平基本维持不变，然而在 65 岁以上的健康男性中有 40%，其血清生物活性睾丸已降至年轻男性的正常低值以下。老年男性生物活性睾酮逐渐衰减，其意义尚不清楚。同时老年男性的精液生成量也逐渐减少。由于老年男性雄激素水平下降引起的相关心理和生理变化，将在其他章节进一步讨论。

（刘 聪 张 乐）

第三节　其他相关激素的生理作用

雄激素固然是男性最重要的内分泌激素,但是其他许多激素也均不同程度地参与了对男性生殖功能和性功能的调控,简要介绍如下。

一、雌激素

雌激素属于甾体激素,人类内源性雌激素主要包括雌酮(E_1)、雌二醇(E_2)、雌三醇(E_3)。其中 E_2 的生物活性最强,循环中 98% 的 E_2 与性激素结合球蛋白(SHBG)形成结合型雌激素,而只有游离雌激素才具有生物学效应。雌激素受体(estrogen receptor, ER)主要包括经典核受体和膜性受体。ER 广泛分布于人体各组织器官,雌激素发挥生理作用主要通过经典慢速基因转录调节和快速非基因转录调节两种方式,前者由核受体介导,后者由膜性受体介导。雌激素对生殖系统、心血管、神经系统、骨骼系统及物质代谢等发挥重要作用。

(一)对生殖系统的影响

1. 对女性生殖系统的影响

(1)在青春期,体内卵泡刺激素(FSH)增多,刺激卵巢内卵泡发育并产生大量 E_2,后者与肾上腺源性和卵巢源性雄激素共同作用,促进阴毛的生长。同时,卵巢、子宫、输卵管、阴道和乳腺也在 E_2 的作用下开始发育。随后,女性慢慢进入育龄期引起规律月经的出现。

(2)在妊娠期,雌激素对子宫黏膜免疫系统具有一定的调节作用,这种调节为囊胚植入提供了一个不受免疫攻击的环境。妊娠前 4 周母血中的 E_2 主要是由母亲卵巢合成的。受孕 7 周后,雌激素是正常排卵妇女平均每日雌激素合成的 1000 倍,孕期母体内 E_3 占主导地位,其水平也达到非孕妇女的 1000 倍。

(3)在绝经期,女性生殖系统和其他非生殖系统功能逐渐衰退。绝经最早的临床表现为雌孕激素合成障碍导致的不规则月经出血,这一时期称为绝经前期,在此时期,孕激素合成明显下降,而 E_2 的减低要相对缓和一些。随后,循环 E_2 水平显著降低,直到其浓度达 73pmol/L 以下。

2. 对男性生殖系统的影响　雌激素不仅是维持女性第二性征的重要激素,在男性生殖系统中也发挥重要作用。男性体内的 E_2 大部分是以雄激素为来源,并经过芳香化酶催化转化而来,也来自体内肾上腺和睾丸的少量分泌。E_2 在睾丸液、附睾液与精液中的浓度很高,远远超过了雄性血清中的浓度,其中在睾丸液中的浓度可达 250pg/ml,高于女性血清 E_2 水平。研究发现,男性生殖系统中,包括输精小管上皮、附睾、睾丸间质细胞（Leydig 细胞）、睾丸支持细胞（Sertoli 细胞）与精细胞中均存在雌激素受体（ER）。雌激素对男性生殖系统的影响,表现为如下方面:

（1）雌激素对下丘脑 – 垂体 – 睾丸内分泌轴的作用:下丘脑 – 垂体 – 睾丸轴的平衡是启动和维持精子生成所必需的。睾酮可以负反馈抑制黄体生成素（LH）、卵泡刺激素（FSH）的分泌,而其作用主要是通过雌激素实现的。具体机制是类固醇基质在芳香化酶的作用下转化为雌激素,然后雌激素结合下丘脑 ER 发挥抑制作用。有研究表明,E_2 的使用可以进一步增强睾酮类避孕药诱导的促性腺激素抑制作用,进一步说明雌激素作为促性腺激素分泌的负反馈调节因子的作用。

（2）雌激素与 Leydig 细胞:睾丸间质细胞又称 Leydig 细胞,是位于哺乳动物睾丸间质中的一种内分泌细胞,它主要参与雄激素的分泌,尤其是睾酮以及包括雌激素在内的其他类固醇激素。Leydig 细胞中存在 ER,雌激素对睾丸雄激素生成具有抑制作用,一方面通过雌激素与 ER 结合,可以抑制睾酮生物合成所需的酶,另一方面雌激素可以通过调节 Leydig 细胞对 LH 的反应而起作用。研究表明成熟 Leydig 细胞中芳香化酶浓度远高于未成熟 Leydig 细胞,但成熟 Leydig 细胞中 ER mRNA 远低于未成熟 Leydig 细胞,提示可能成熟 Leydig 细胞依靠分泌雌激素以调节自身增殖分化。

（3）雌激素与 Sertoli 细胞:睾丸支持细胞又称 Sertoli 细胞,1895 年由意大利组织学家 Sertoli 发现。其作用主要是形成血 – 睾屏障、参与精子的生成及营养支持作用。Sertoli 细胞的正常增殖、分化和功能成熟是启动精子发生的关键。研究表明,睾丸 Sertoli 细胞在分裂过程中可以产生大量的雌激素,同时,外源性应用雌激素及类雌激素会使 Sertoli 细胞的增殖和功能会受到影响,进而有可能导致生殖功能缺陷。

（4）雌激素对生殖细胞的影响:生殖细胞包括精原细胞、初级精母细胞、次级精母细胞、精子细胞及精子,其发育包括有丝分裂和减数分裂,从未成熟的精原细胞经过一系列形态的变化形成成熟的精子。雌激素既可以通过影响下丘脑 – 垂体 – 睾丸内分泌轴对生殖细胞起作用,也可以直接作用于生殖细胞。体外实验表明雄激素和雌激素均可抑制生殖细胞凋亡,并且雌激素的抑制作用明显高于雄激素。也有实验表明人类生殖细胞中存在 ER,但是却没发现存在雄激素受体（AR）的报道,提示雄激素可能通过芳香化转化为雌激素而对生殖细胞起作用。而且发现芳香化酶缺乏的患者精液中精子数量远远低于正常,且精子活力明显不足。

（5）雌激素对附睾、输精小管及前列腺的作用:研究表明,输精管与附睾组织中均可见到 ERα、ERβ,输精管的 ERα 水平甚至高于子宫组织,雌激素通过与输精管和附睾上的雌激素受体结合,从而调节精子转运。动物实验表明雌激素对睾丸、输精管、附睾头部液体的水、离子和蛋白质的重吸收具有重要的调节作用。综上表明雌激素在调控附睾及输精小管方面起重要作用。与男性青年相比,老年人雌激素水平较高,这种雄雌激素的平衡改变可能是前列腺增生发生的原因。研究表明,前列腺增生组织中结合状态的雌激素能够激活细胞合成和分泌细胞外基质蛋白,在细胞周围形成一层致密的纤维结缔组织,进而参与前列腺增生的发生、发展。在最初的间质增生中,雌激素的作用是主要的;在前列腺增生的过程中,雌雄激素具有协同作用。

（二）对心血管系统的影响

雌激素具有强大的心血管保护作用,不仅可直接作用于心血管,促进血管内皮细胞一氧化氮等血管活性物质的合成,促进血管内皮细胞修复,抑制平滑肌的增殖;还能抗氧化、降低血浆低密度胆固醇,减少血管细胞黏附因子的产生,维持血管张力,保持血流稳定。女性进入绝经期后,由于雌激素水平骤降,心血管疾病发生率显著升高。

（三）对中枢神经系统的影响

雌激素对中枢神经系统具有保护作用,可以直接和间接对 GnRH 神经元产生作用,主要表现为促进神经细胞的生长、分化、存活和再生、突触形成以及调节许多神经肽和递质的合成、释放和代谢。

（四）对骨代谢的影响

一方面,雌激素可以促进青春期骨的成熟和骨骺的闭合。如果雌激素作用减低或消失,就会引骨成熟延迟;另一方面,雌激素可以刺激成骨细胞活动,促进骨中钙的沉积,增加骨骼硬度,抑制破骨细胞活动,抑制骨质再吸收的速率,减少骨量丢失。对绝经后女性给予雌激素补充治疗,可以明显减少骨质疏松的发生,使骨折发生率明显降低。

（五）对代谢的影响

雌激素对代谢方面的作用相对比较广泛,对蛋白质、脂肪、糖代谢,以及水电解质代谢均具有一定作用。雌激素可以促进肝脏多种蛋白质以及胆固醇代谢酶的合成,降低血浆低密度脂蛋白胆固醇,升高高密度脂蛋白胆固醇的浓度,改善血脂水平;高浓度的雌激素还可以使体液向组织间隙转移,由于循环血量减少而引起醛固酮分泌,促进肾小管对钠和水的重吸收,导致钠水潴留。雌激素不仅能够直接促进胰岛素的合成,而且能够调节胰岛素的释放,同时还能通过保护胰岛 B 细胞及改善胰岛素敏感性来调节糖代谢。流行病学研究表明,男性患者糖尿病视网膜病变发病率高于女性,但随着女性年龄的增加,发病率亦增加,提示雌激素缺乏可能参与了糖尿病视网膜病变的发生。雌激素除对视网膜神经节细胞的直接保护外作用,还可通过对血糖、血脂、细胞因子、氧化应激系统、凝血系统、RAS 等的调节参与糖尿病视网膜病变的发生。

二、泌乳素

泌乳素（PRL）是一种由垂体前叶分泌的 23kDa 多肽激素，其基因位于人的 6 号染色体上。血清中 PRL 基础分泌一般 <25μg/L，为脉冲式分泌，哺乳时乳头的吸吮可导致 PRL 迅速释放。此外，PRL 有昼夜变化，睡眠 1h 内泌乳素分泌的脉冲幅度迅速提高，之后分泌量维持在较高水平，醒后则开始下降，清晨 3、4 点钟时血清的泌乳素分泌浓度是中午的一倍。

泌乳素分泌受 PRL 释放抑制因子（PIF）和 PRL 释放因子（PRF）的双重调控。PIF 包括：多巴胺（DA）、γ- 氨基丁酸、内皮素 1、转化生长因子 $β_1$ 等。其中，存在于下丘脑中的 DA 作为典型的 PIF，其通过下丘脑垂体门脉系统，与垂体泌乳素细胞的 2 型多巴胺受体结合，抑制 PRL 分泌。而 PRF 包括促甲状腺激素释放激素、血管活性肽、雌激素及 5- 羟色胺等。

PRL 受体（PRLR）是单通道跨膜受体，主要由 PRL 激活。PRLR 分布在下丘脑、垂体、心肌、肝、肾、肾上腺、胸腺、前列腺、睾丸、卵巢、子宫、小肠等脏器，并且存在于细胞膜、细胞质、细胞器等处。PRL 主要通过血液循环系统作用于其靶器官。泌乳素的生理作用有如下几个方面：

（一）促进乳腺发育及泌乳

出生时，乳腺主要由脂肪垫和小导管组成，此时腺泡尚未发育。青春期时，乳腺间质和脂肪细胞发育主要受雌激素、GH 和 IGF-1 介导，PRL 并不是关键因素。只有到妊娠期，垂体增大，垂体 PRL 细胞数量显著增多，血清中 PRL 浓度也显著增加，从而促进妊娠末期乳腺的腺泡发育。此时，尽管血清中 PRL 水平很高，但因受高水平雌激素和孕酮的抑制，故不泌乳。只有当胎盘娩出后，雌激素和孕酮水平下降，乳汁才开始分泌。分娩后，持续吸吮促进 PRL 分泌，增加乳汁产生，促进乳汁排空，对维持泌乳有非常重要的作用。随着继续哺乳，PRL 浓度逐渐降低，但是血清 PRL 会随着每个吸吮期间歇性升高。虽然 PRL 对乳汁产生非常关键，但是乳汁的量与血清 PRL 水平并没有密切关系。此外，PRL 促进淋巴细胞进入乳腺，使乳汁中含有免疫球蛋白，并增加免疫细胞趋化能力。

（二）免疫调节

有证据表明，免疫细胞能表达 PRL 受体，PRL 也可以由免疫细胞产生。因此，PRL 作为一种淋巴细胞生长因子，可通过内分泌、旁分泌及自分泌途径作用于免疫系统。PRL 水平可预测某些免疫疾病的严重程度，可认为是自身免疫疾病的新型标志物。例如在系统性红斑狼疮（SLE）的患者中，PRL 可降低调节性 T（Treg）细胞的作用，也可通过促进自身反应性 B 细胞的成熟和存活，加重 SLE。此外，PRL 可刺激炎性因子的产生，进而刺激 PRL 受体表达，导致炎症恶化。

（三）生殖系统

PRL 有促黄体的作用。排卵时，PRL 与 LH 的分泌高峰同时发生，共同促进黄体细胞生长，孕激素分泌。血清中 PRL 过高，导致下丘脑的 DA 释放增多，抑制 GnRH 下丘脑释放脉冲，进而抑制 LH 和 FSH 分泌，使卵巢对 LH 反应性降低。同时，高浓度的 PRL 可抑制卵巢颗粒细胞产生孕酮，导致黄体期缩短，月经稀少，最终导致闭经不育。

男性 PRL 水平比女性低，男性 PRL 正常值一般 $<20\mu g/L$。PRL 受体存在于哺乳动物睾丸中的 Leydig 和 Sertoli 细胞上，PRL 可促进睾酮在精囊腺中的作用，进而促进男性精囊腺的生长，增强 FSH、LH 对 Leydig 及 Sertoli 细胞的作用，使睾酮合成增加；而睾酮能维持 PRL 受体在精囊腺中的数量。PRL 也可直接使 Leydig 细胞上 LH 受体的浓度增加，提高睾丸对 LH 的敏感性。此外，PRL 受体还分布在前列腺等其他附属性腺器官，PRL 可促进睾酮与靶细胞的胞质受体蛋白结合，增加前列腺对雄激素的吸收能力及 $5\alpha-$ 还原酶的活性，有助于附属性腺器官生长。PRL 还能刺激精子对果糖及葡萄糖的利用，激活腺苷酸环化酶和三磷腺苷酶活性，提高精子的生殖和活动能力。

血清中 PRL 的升高对雄激素及男性性腺功能可产生一定的影响。导致高 PRL 血症常见的病因有：垂体肿瘤造成的垂体功能亢进、下丘脑疾病、甲状腺功能减退、肾功能不全以及某些药物。慢性高 PRL 血症会抑制下丘脑的 GnRH 脉冲分泌，从而抑制 FSH、LH 和睾酮的释放，这导致 Leydig 细胞的睾酮产生和分泌减少，影响精子的产生、流动性和受精能力，从而导致继发性腺功能减退，部分患者可出现乳房肿胀、增大、泌乳等表现。在高泌乳素血症状态下，即使血清睾酮水平正常，也可能导致勃起功能减退和性欲下降。研究表明，高 PRL 血症可抑制孕酮转化为睾酮，并通过抑制 $5\alpha-$ 还原酶的活性，进而抑制睾酮转化成更有效的双氢睾酮，引起阴茎勃起功能障碍。

三、甲状腺激素

甲状腺激素（TH）是由甲状腺球蛋白中含碘酪氨酸残基碘化而成，甲状腺分泌的主要激素是 T_4，在外周血中 T_4 约占 93%，T_3 约占 7%，rT_3 极少。体内甲状腺激素的 1/2~2/3 存在于甲状腺外，绝大多数的 T_4 和 T_3 在血中与血浆蛋白结合进行运输，血浆中与 TH 结合的蛋白质主要包括甲状腺结合球蛋白、甲状腺素转运蛋白和白蛋白。在血液中，以游离形式存在的 TH 极少，但只有游离的 TH 才具有生物活性,其中游离 T_3 的活性比 T_4 大 3~5 倍,rT_3 无活性。

(一)促进生长发育

TH 是促进机体生长发育必不可少的因素,TH 促进生长发育作用最明显是在婴儿时期,在出生后前 5 个月内影响最大。它主要促进骨骼、脑和生殖器官的生长发育。TH 与生长激素(GH)具有协同作用,调控幼年期生长发育,若没有 TH,垂体 GH 也不能发挥作用。而且 TH 缺乏时,垂体生成和分泌 GH 也减少。

TH 是胎儿及新生儿脑发育的关键激素,是影响神经系统发育最重要的激素。TH 可以促进神经元增殖、分化,促进胶质细胞生长,促进神经元骨架发育。先天性或幼年时缺乏甲状腺激素,会引起克汀病(呆小症)。呆小症患者不但骨生长停滞,而且因脑部生长成熟受影响而导致智力低下,其功能常呈不可逆损害,他们的性器官发育也不成熟,因此常常没有正常的生殖功能。因此新生儿甲状腺功能低下时,应尽快补充 TH,一般 1 岁以后,即使补充大量 T_3 或 T_4,也不能恢复其正常功能。TH 过多时,肌肉神经应激性增强,出现震颤,也可以由于 ATP 及磷酸肌酸生成减少使肌酸呈负平衡,以上各种原因可使肌肉发生改变。而 TH 减少时,虽然全身肌肉体积增大,但收缩缓慢。

(二)增加基础代谢率

TH 可提高大多数组织的耗氧率,增加产热效应。这种产热效应是由于 TH 能增加细胞膜上 Na-K-ATP 酶的活性,使线粒体的能量代谢活动增强,氧化磷酸化加强所致。TH 也可直接作用于心肌,促进肌质网释放 Ca^{2+},使心肌收缩力增强,心率加快。1mg 的 T_4 可增加产热 4000kJ,使基础代谢率提高 28%。甲状腺功能亢进患者的基础代谢率可增高 38% 左右,而甲状腺功能低下患者的基础代谢率可降低 15% 左右。

(三)对代谢的影响

在正常情况下,TH 主要是促进蛋白质合成,特别是使骨、骨骼肌等蛋白质合成明显增加,这对幼年时的生长、发育具有重要意义。然而 TH 分泌过多,反而使蛋白质,特别是骨骼肌的蛋白质大量分解,呈负氮平衡,因而消瘦无力。在糖代谢方面,TH 可促进小肠黏膜对葡萄糖和半乳糖的吸收,促进肝糖原分解及糖异生,因此甲状腺功能亢进患者血糖升高,同时 TH 还能促进外周组织对糖的利用,因此血糖又很快降低。TH 既可促进胆固醇降解,又可促进合成,但其促进分解的作用大于合成,因此血胆固醇常常降低。TH 还可通过增强腺苷酸环化酶系统和组织对儿茶酚胺等脂肪动员激素的作用而促进脂肪分解。总的来说,它加速了糖和脂肪代谢,特别是促进许多组织的糖、脂肪及蛋白质的分解氧化过程,从而增加机体的耗氧量和产热量。

TH 无论对正常人还是黏液性水肿的病人,均有明显利尿作用。在利尿的同时还能促进电解质的排泄。在甲减伴黏液性水肿时，毛细血管通透性增加，细胞间液增多，自微血管漏出的黏蛋白及白蛋白也增多，而补充 TH 后可纠正水肿。TH 还可兴奋破骨细胞和成骨细胞，导致骨质脱钙及尿钙、磷排泄增加，血钙浓度一般正常或稍高，血碱性磷酸酶可增高。TH 是多种维生素代谢和多种酶合成所必需的激素。TH 过多时，机体对维生素的需求量增加，组织中维生素 B_1（硫铵）、维生素 B_2（核黄素）、维生素 B_{12} 和维生素 C 的含量均减少，维生素转化为辅酶的能力减弱，脂溶性维生素 A、维生素 D 及维生素 E 在组织中的含量也下降。甲状腺功能减退时体内胡萝卜素合成维生素 A 的能力下降，在组织中聚集，形成皮肤特殊黄色。

（四）对心血管系统影响

适量的 TH 是维持心血管活动所必需的，过多的 TH 对心血管系统的活动有明显的加强作用，表现为心率增快、心搏有力、心排血量增加、收缩压偏高、外周血管扩张、脉压增大，但因心排血量增加的程度往往超过组织代谢的需要量，所以甲亢时血液循环的效率实际比正常人低。

（五）对消化系统的影响

TH 可使胃肠排空增快，小肠转化时间缩短，蠕动增加。因此甲亢患者常可见食欲旺盛，但仍感饥饿，排便次数增加呈糊状，且有明显消瘦。由于 TH 对肝脏的直接毒性作用，使肝细胞相对缺氧而变性坏死，因此甲亢患者常可见肝大及肝细胞损害，转氨酶水平升高。而甲减患者常可见食欲下降，因肠蠕动减慢可见肠胀气及便秘。

（六）对生殖系统的影响

TH 对维持正常的性腺功能是必不可少的。甲亢时女性表现为月经周期不规则，月经稀少或闭经，甲减时可出现性腺发育及功能障碍，表现为月经紊乱，一旦受孕，也易流产。男性甲状腺功能异常可导致性欲减退、勃起功能障碍、精子减少等，甲亢时可伴有性激素结合球蛋白血浆浓度升高，雄烯二酮转化为雌激素类的副产物增多，可能是近 10% 甲亢患者出现男性乳房发育和勃起功能障碍的机制。在婴儿时期甲减如果不及时治疗将会导致性腺发育不全。幼年甲减会造成无排卵周期、青春期延迟。但是在少数情况下甲减也可能导致性早熟，这大概可能是过高的 TSH 刺激了 LH 受体的原因。

近年研究发现，TH 受体（TR）不仅存在于细胞核内，还分布在某些组织的细胞膜、胞质、线粒体以及核膜上。同时 TR 随生殖器官的发育而呈现不同的变化，在胚胎期和出生时水平最高，此后逐渐减少，青春期前仅有微量，而到成年期后有生物功能的受体完全消失，只存在不能与 TH 结合的 TRα2，从而丧失了对 TH 的反应。这说明 TH 并非通过直接作用对睾丸功能产生影响，而是通过间接途径。TH 也存在于睾丸组织中,这意味着 TH 轴可调节睾丸的功能,甲状腺功能减退的男性常表现睾丸和精子功能障碍。TH 不但可以通过直接与雄激素受体转录元件的相互作用影响雄激素基因的表达,而且可以调节雄激素生物合成和信号转导中涉及的其他基因和酶,包括类固醇 5α- 还原酶,TH 可提高睾丸内类固醇 5α- 还原酶的表达和活性,增加循环中 5α 二氢睾酮浓度。

（七）对其他内分泌腺的影响

TH 能促进生长激素（GH）的分泌,两者在促进机体的生长发育方面具有协同作用;TH 对肾上腺皮质功能具有刺激作用,可使肾上腺肥大。而生理剂量的 TH 能促进肾上腺髓质的分泌,并能增强儿茶酚胺的外周作用;生理学表明,TH 对维持胰岛的正常功能也有一定的作用,TH 能刺激胰岛细胞增生,腺体肥大,胰岛素分泌增加,降解加速。

四、生长激素

GH 是腺垂体中含量最多的激素,GH 属于肽类激素,其化学结构与催乳素十分相似,因此两者有一定的重叠效应,即 GH 有较弱的泌乳始动作用,催乳素也有较弱的促生长作用。正常情况下,GH 呈脉冲式分泌,它的分泌受下丘脑产生的生长激素释放激素及生长抑素的调节,TH、雌激素及睾酮均可促进 GH 的释放。GH 还受性别、年龄、代谢因素及昼夜节律的影响,睡眠状态下 GH 分泌明显增加。生长激素的生理作用如下:

（一）促进生长

GH 可直接激活靶细胞 GH 受体和诱导产生胰岛素样生长因子（IGF-1）,间接刺激靶细胞产生生理作用,其主要生理功能是促进骨、软骨、肌肉和其他组织细胞的分裂增殖和蛋白质的合成,从而加速骨骼和肌肉的生长发育。如果幼年时缺乏 GH,会导致生长发育迟缓,身体矮小,称“侏儒症”,分泌过多患“巨人症”。成人分泌过多易患“肢端肥大症”。

GH 可直接刺激骨生长板前软骨细胞分化为软骨细胞,同时加宽骺板,并使与骨相关的细胞对 IGF-1 的反应性增加,促进骨的纵向生长。骨骺融合后 GH 可直接促进成骨细胞的骨代谢,并对维持骨矿物质含量、骨密度起重要作用。GH 还可协同性激素及促钙化激素共同干预骨的重塑。

（二）调节物质代谢

IGF-1 促进蛋白质代谢,特别是促进肝外组织的蛋白质合成,促进游离氨基酸进入细胞利用,减少尿氮,呈正氮平衡;GH 可抑制脂肪细胞的分化,减少甘油三酯积蓄。GH 还可激活激素敏感性脂肪酶,促进脂肪分解,增加脂肪酸的氧化;可降低细胞对胰岛素的敏感性,抑制外周组织摄取和利用葡萄糖,减少葡萄糖的消耗,从而使血糖升高;GH 对水和电解质代谢也具有重要作用,可使细胞内钾盐及磷酸盐潴留,还可促进肾小管钠重吸收,引起水钠潴留。

（三）抗衰老作用

GH 能促进毛发的生长,减少皱纹的形成,改善性腺功能,减少女性月经综合征和停经综合征的发生率。研究显示 GH 不但能改善老年人的身体组成、骨密度及负氮平衡,而且对生活质量和心理状态均有很好的改善作用。但是这些作用的机制尚不清楚,且相关研究大多为期较短,因此仍需进一步的研究来证明它的效果。

（四）对生殖系统的影响

促生长激素轴和促性腺轴在个体生长和性成熟过程中有密切联系。GH 和 IGF-1 在调控性成熟和性腺功能方面具有非常重要的作用。GH 可刺激 LH 和 FSH 的分泌,促进睾酮的合成,GH 还能增强男性生殖器官中雄激素的作用。研究表明,卵巢 GH-IGF-1 系统对女性生殖功能的调节也具有重要作用,生长激素通过直接与卵巢上生长激素受体结合,或者借助胰岛素样生长因子的作用影响卵巢功能,GH 能够促进颗粒细胞和卵泡膜细胞增殖,通过 IGF-1 参与原始卵泡募集,改善卵母细胞线粒体功能。同时基础研究表明生长激素还可以影响窦前卵泡及窦卵泡生长,抑制卵泡闭锁,促进卵泡成熟,增加排卵数,并且可能影响性激素产生。基于上述原因,不少学者探讨了生长激素在人类辅助促排卵治疗中的应用价值,并观察到了 GH 可改善反复试管婴儿（IVF）失败和卵巢储备减少（POR）的患者的妊娠结局。IGF-I 存在于男性 Leydig 细胞、Sertoli 细胞和原始精母细胞中,在睾丸分泌类固醇激素中起着重要作用,而促性腺激素控制着睾丸 IGF-1 的分泌,FSH 和 LH 可增加睾丸 IGF-1 的分泌量。体内 IGF-1 水平随着年龄增长而下降,其小于 350U/L 的发生率在 30 岁以内为 10%,50 岁时达 20%,60 岁时达 25%,70 岁达 42%,80 岁以上可达 55%。GH 通过 IGF-1 影响睾丸间质细胞功能,GH 下降可以导致睾丸间质细胞对 LH 的反应性和敏感性下降,从而导致睾酮的下降。有研究表明,对于腺垂体功能低下的男性患者,在补充性腺激素治疗的同时,适当补充生长激素可以取得更好的疗效。

男性衰老始于内分泌轴的变化,包括 GH-IGF-1 轴,主要表现为 GH 合成减少,出现类似成人 GH 缺乏症状。因为随着年龄的增长,下丘脑分泌的生长激素释放激素减少,同时其分泌的生长抑素增多。正常情况下 IGF-I 下降会反射性引起垂体 GH 释放。但随着年龄的增加,这种反射活动受到破坏。也有学者认为这是由于生长抑素分泌增多,抑制 GH 的能力增强所致,而且生长激素释放激素对反射信号反应迟钝,这些都是 GH 分泌减少的重要因素。最近的研究表明，IGF-1对成人大脑的神经发生至关重要，随着年龄的增长，IGF-1的减少可能会导致与年龄相关的认知能力下降，IGF-1成为一种潜在的认知生物标志物。

（五）其他

GH可增强机体的免疫力，通过刺激B细胞产生抗体，提高NK细胞和巨噬细胞活性，促进淋巴细胞增殖，因此能维持免疫功能；GH激素还可加速伤口愈合，促进烧伤创面及手术切口成纤维细胞合成胶原；GH可促进心肌蛋白合成，增加心肌收缩力，降低心肌耗氧量；GH还可参与应激行为，应激时GH分泌增多；GH还可影响中枢神经系统活动，调节情绪及行为。

五、褪黑素

褪黑素（melatonin，MT）是由松果腺分泌的一种吲哚类激素。其化学名称为N-乙酰-5-甲氧基色胺。松果体腺细胞从血液中摄取色氨酸，氧化脱羧为5-羟色胺，再由乙酰化酶和羟基吲哚-O-甲基转移酶（HIOMT）转换成褪黑素。其合成后立即释放入细胞周围的毛细血管网，经大脑大静脉进入全身血液循环。人体其他部位如视网膜、副泪腺、唾液腺、肠的嗜铬细胞及红细胞等，也可合成和分泌少量褪黑素。由于其分子量小，且具有高度脂溶性，所以很容易到达机体的各个部位（包括中枢和外周组织），产生生理作用。

褪黑素的分泌主要受外界光线的调节，具有明显的昼夜节律性及季节节律性。其昼夜节律性由下丘脑视上核（SCN）所控制，光照通过视网膜-下丘脑束将神经冲动传递给视上核后，能使SCN的活动及褪黑素的昼夜节律分泌与24h明暗周期同步化。这种变化作为光的周期信号为大脑所识别，通常在凌晨0:00~2:00时，褪黑素的生物合成达到高峰，而后合成逐渐下降，至中午12:00时最低。由于日照时间的改变，夜长的冬季褪黑素分泌时间长、分泌量多，昼长的夏季分泌时间短、分泌量少。

褪黑素的代谢主要在肝脏和脑中进行，大部分在肝脏中失活。在肝细胞内，褪黑素在微粒体作用下生成6-羟褪黑素，其绝大部分与硫酸盐或者葡萄糖醛酸结合，后随尿液或者粪便排出体外。同时还有小部分的褪黑素通过3位侧链氧化，形成甲氧基吲哚乙酸。另外也少量褪黑素可经去甲基途径代谢。褪黑素的生理作用如下：

（一）对中枢神经系统的作用

大量研究表明，褪黑素具有镇静催眠、镇痛、降温、抗惊厥、影响下丘脑神经内分泌激素的释放、参与应激反应及调节昼夜节律等多种作用。近年来发现其对脑细胞还具有保护作用，也有研究证明褪黑素对缺血性脑血管病、出血性脑血管病及卒中后机体免疫均有一定治疗作用。

（二）免疫调节作用

现已公认，褪黑素是一种免疫调节剂，可以提高机体的免疫功能，包括增加胸腺的重量，提高淋巴细胞的增殖反应，激活 Th 细胞释放 IL-2 和干扰素，进而提高自然杀伤（NK）细胞和其他免疫成分的活性。有研究表明，褪黑素可辅助 TNF 或 IL-2 等治疗癌症病人，增加 T 淋巴细胞、NK 细胞和嗜酸性粒细胞的数目，并可保护巨噬细胞介导的血小板破坏。外源性褪黑素可改善衰老导致的免疫功能低下。

（三）对生殖系统的作用

研究表明，褪黑素作为光周期信号，通过下丘脑 - 垂体 - 性腺轴（HPG 轴）作用于下丘脑促性腺激素抑制激素（GnIH）上的褪黑素受体（MR），从而影响生殖活动。褪黑素对生殖系统的作用因物种、生理状态不同而表现出抑制、促进或无作用的多重性。既往研究表明，褪黑素对长日照动物（如牛、鼠类等）和人的生殖系统起抑制作用，对绵羊、鹿等短日照动物表现出促进作用，对于光不敏感动物则无作用。研究发现，褪黑素对生殖轴具有调控作用，主要为抑制作用，褪黑素与褪黑素受体结合后能抑制 GnRH 的释放和抑制腺垂体分泌 LH 和 FSH，从而抑制性腺和性器官的发育，延缓儿童性成熟。随着年龄的增长，垂体 MR 减少，使褪黑素对垂体的抑制作用逐渐减弱乃至消失，对生殖轴的抑制作用亦逐渐消失。前列腺的结构功能也主要受 HPG 轴的影响，其生长及分泌主要受睾酮的调节，而睾酮的分泌又受 FSH 和 LH 的调节，褪黑素可通过抑制 LH 的分泌进而使睾丸间质细胞分泌睾酮减少，导致前列腺组织萎缩。研究表明，褪黑素通过 MR 对睾丸也有直接的抑制作用，并且 MR 在睾丸的分布密度和亲和力受褪黑素的作用时间和睾酮浓度的影响，二者之间存在精细的反馈调节。在月经周期，女性血褪黑素浓度呈月经节律变化，月经中期血褪黑素浓度最低。褪黑素通过 HPG 轴抑制排卵前 LH 高峰，女性每天应用 700μg 褪黑素可达到有效的避孕作用。褪黑素也可直接影响卵巢的功能，人类排卵前的卵泡液中含有比血清中浓度高的褪黑素，且 MR 出现在卵巢颗粒细胞中，提示着褪黑素在提高卵巢功能、提高卵母细胞质量上起作用。

（四）抗氧化及抗衰老作用

褪黑素具有强烈的抗氧化、抗自由基作用，而这又是影响衰老的重要因素。其抗氧化作用主要包括直接清除自由基、提高抗氧化酶的活性及减少自由基的生成。褪黑素可以通过激活促性腺激素释放激素基因、*c-fos* 基因等的表达、修复 DNA 的损伤、抑制产生自由基相关酶类基因、增强促进自由基代谢的酶类基因等多种途径延缓衰老。褪黑素作为一种内源性同步因子可调整衰老过程,维持其正常的节律性和分泌水平将有可能延长寿命。

(五)对心血管系统的作用

褪黑素有降低血压、调节心率、保护心血管细胞、抑制血小板凝集及抑制血中胆固醇的合成等作用。其可降低缺血再灌注心律失常的发生率,降低冠心病的发病率,特别是降低血管闭塞患者的突发死亡率。有研究表明,原发性高血压患者连续 4d 给予 6mg 褪黑素可使心脏血流动力学节律恢复正常,降低血压,减少心肌能量消耗。

(六)其他作用

动物实验表明,褪黑素对正常大鼠下丘脑-垂体-甲状腺(HPA)轴存在抑制作用,这种作用呈剂量和时间依赖性。褪黑素也能通过抑制 HPA 轴的过度激活来调节 HPA 轴功能,从而对脑部的发育起保护作用。此外,褪黑素对呼吸系统、消化系统、泌尿系统及骨骼发育均会产生一定的影响。有研究表明,褪黑素对气道平滑肌有直接作用,其对哮喘的治疗作用与激素大体相当;它还可以抑制胃肠的运动,抑制胃酸分泌,增加胃黏膜血流量,改善黏膜微循环;褪黑素对尿液的形成、浓缩与稀释,电解质排泄和重吸收及肾素分泌均有调节作用;有些学者提出血清褪黑素水平降低,可能通过中枢神经系统的作用,导致特发性脊柱侧凸。此外,也有研究表明褪黑素能降低常规抗肿瘤药物的毒性作用。

(刘　聪　张　乐)

参考文献

1. Gunes S, Hekim GN, Arslan MA. Effects of aging on the male reproductive system. J Assist Reprod Genet, 2016, 33(4):441-454.

2. Picut CA. Impact of age on the male reproductive system from the pathologist's perspective. Toxicol Pathol, 2017, 45(1):195-205.

3. Yang H, Chryssikos T, Houseni M, et al. The effects of aging on testicular volume and glucose metabolism: an investigation with ultrasonography and FDG-PET. Mol Imaging Biol, 2011, 13(2):391-398.

4. Zitzmann M. Effects of age on male fertility. Best Pract Res Clin Endocrinol Metab, 2013, 27(4):617-628.

5. Vermeulen A. Androgens in the aging male. Clin Endocrinol Metab, 2013, 73(2):221-224.

6. Arianayagam R, Arianayagam M, McGrath S, et al. Androgen deficiency in the agingman. Aust Fam Physician, 2010, 39(10):752-755.

7. Corradi PF, Corradi RB, Greene LW. Physiology of the Hypothalamic pituitary gonadal axis in the male. Urol Clin North Am, 2016, 43(2):151-162.

8. Haider A, Yassin A, Haider KS, et al. Men with testosterone deficiency and a history of

cardiovascular diseases benefit from long-term testosterone therapy: observational, real-life data from a registry study. Vasc Health Risk Manag, 2016, 12: 251-261.

9. Heidelbaugh JJ. Endocrinology Update: Testicular Hypogonadism. FP Essent, 2016, 451: 31-41.

10. Li HJ. More attention should be paid to the treatment of male infertility with drugs-testosterone: to use it or not ? Asian J Androl, 2014, 16(2): 270-273.

11. Moretti C, Lanzolla G, Moretti M, et al. Androgens and hypertension in men and women: a unifying view. Curr Hypertens Rep, 2017, 19(5): 44.

12. Murashima A, Kishigami S, Thomson A, et al. Androgens and mammalian male reproductive tract development. Biochim Biophys Acta, 2015, 1849(2): 163-170.

13. O'Hara L, Smith LB. Androgen receptor roles in spermatogenesis and infertility. BestPract Res Clin Endocrinol Metab, 2015, (4): 595-605.

14. Sandher RK, Aning J. Diagnosing and managing androgen deficiency in men. Practitioner, 2017, 261(1803): 19-22.

15. 白刚, 李宏军. 睾酮补充治疗的多器官系统效应及时效性. 中华男科学杂志, 2013, 19(8): 748-752.

16. 崔毓桂. 男性更年期综合征概述 // 李宏军, 黄宇烽. 实用男科学. 2 版. 北京: 科学出版社, 2015: 715-729.

17. 伍学焱, 茅江峰. 雄激素及其生理作用 // 郭应禄, 李宏军. 男性更年期综合征. 北京: 中国医药科技出版社, 2005: 29-39.

18. Birzniece V, Ho KKY. Sex steroids and the GH axis: Implications for the management of hypopituitarism. Best Pract Res Clin Endocrinol Metab, 2017, 31(1): 59-69.

19. Cauley JA. Estrogen and bone health in men and women. Steroids, 2015, 99(Pt A): 11-15.

20. Cooke PS, Nanjappa MK, Ko C, et al. Estrogens in Male Physiology. Physiol Rev, 2017, 97(3): 995-1043.

21. Crawford M, Kennedy L. Testosterone replacement therapy: role of pituitary and thyroid in diagnosis and treatment. Transl Androl Urol, 2016, 5(6): 850-858.

22. Dabbous Z, Atkin SL. Hyperprolactinaemia in male infertility: Clinical case scenarios. Arab J Urol, 2018, 16(1): 44-52.

23. Dumasia K, Kumar A, Deshpande S, et al. Differential roles of estrogen receptors, ESR1 and ESR2, in adult rat spermatogenesis. Mol Cell Endocrinol, 2016, 428: 89-100.

24. Flood DE, Fernandino JI, Langlois VS. Thyroid hormones in male reproductive development: evidence for direct crosstalk between the androgen and thyroid hormone axes. General & Comparative Endocrinology, 2013, 192(9): 2-14.

25. Frater J, Lie D, Bartlett P, et al. Insulin-like Growth Factor 1(IGF-1) as a marker of cognitive decline in normal ageing: A review. Age Res Rev, 2018, 42(1): 14-27.

26. Hernandez A. Thyroid Hormone Role and Economy in the Developing Testis. Vitamins & Hormones, 2018, 106: 473-500.

27. Li X, Li H, Jia L, et al. Oestrogen action and male fertility: experimental and clinical findings. Cell Mol Life Sci, 2015, 72(20): 3915-3930.

28. Shi L, Li N, Bo L, et al. Melatonin and hypothalamic-pituitary-gonadal axis. Curr Med Chem, 2013, 20(15): 2017-2031.

29. Singh P. Andropause: Current concepts. Indian Journal of Endocrinology and Metabolism, 2013, 17 (9): 621-629.

30. Yu K, Deng SL, Sun TC, et al. Melatonin Regulates the Synthesis of Steroid Hormones on Male Reproduction: A Review. Molecules, 2018, 23 (2). pii: E447

31. 李胜军. 血清泌乳素检测在男性不育症中的临床价值. 中国保健营养, 2016,(16): 33.

32. 罗兰, 牛敏, 高政南. 甲状腺激素与下丘脑 – 垂体 – 性腺轴. 药品评价, 2016, 13 (3): 36-38.

33. 王金波, 李海英, 白咪红, 等. 男性甲功异常者甲状腺激素与血清性激素相关性分析及临床意义. 标记免疫分析与临床, 2016, 23 (5): 529-532.

第三章

男性更年期综合征的病因与发病机制

　　男性更年期综合征是由于年龄老化以及同时伴发的多种疾病等因素共同作用的结果,老龄化是其直接和必然因素。随着年龄增长,整个机体功能呈下降和衰退的趋势,但各系统和组织器官的老化进程并非完全一致。睾丸内分泌功能随年龄增长而下降,导致雄激素水平下降。伴随老化进程的多种疾病,尤其是一些慢性疾病,在加速机体老化的同时,老化与疾病共同导致了体内多种的内分泌激素水平的改变,主要是与年龄老化相关的四种激素(睾酮、雌激素、肾上腺 DHEA/DHEA-S 和生长激素)水平的显著降低。因此,可以将男性更年期的性腺功能减退(即迟发性性腺功能减退,LOH)分为三种类型:继发性、原发性和代偿性的 LOH,在中老年男子中的发生率分别为 11.8%、2.0% 和 9.5%。原发性 LOH 主要与老龄化致睾丸功能减退有关;继发性 LOH 与其他因素有关(如肥胖、糖尿病);代偿性 LOH 是与年龄相关的独特临床状态。

　　因此,男性更年期综合征是睾丸原发性因素和继发性因素共同作用的结果。随着年龄增长进程而睾丸功能减退、雄激素作用下降,多种伴发的慢性疾病与之相互联系、相互增强,导致男性更年期综合征的发生发展。

第一节　男性更年期综合征的病因

一、雄激素作用的下降

　　一般认为,随着年龄的增长,雄激素作用下降是男性更年期综合征的核心发病机制。男性更年期的雄激素作用下降,包括雄激素水平下降和靶器官对雄激素敏感性下降,关键在于睾丸间质细胞(Leydig 细胞)的数量减少和功能减退。

(一)雄激素水平下降

　　睾酮(T)水平随年龄增长的变化,一直以来有不少相互矛盾的报道。Baker 等(1976 年)首先报道了睾酮水平随着年龄增加而下降。随后由

Morley 等（1997 年）、Feldman 等（2002 年）、Harman 等（2001 年）和 Zmuda 等（1997 年）进行的 4 个纵向研究结果均表明，随年龄增加的性腺功能减退的发生率不断增加，主要表现在血清 T 水平不断下降、性激素结合蛋白（SHBG）增加，进而导致游离睾酮（FT）和生物活性睾酮（Bio-T）水平的显著下降。最近研究发现，血清 T 水平达到最大化的年龄是 21~30 岁，在 30 岁以后开始降低，T 每年降低 1%~1.4%，50 岁以后 T 水平显著下降，75~85 岁达最低水平。SHBG 每年增加 2.7%，FT 每年降低 2.7%。临床调查发现，在 45 岁之后的男性中，约 38.7% 男性血清 T 水平低于 10.4nmol/L。近期针对我国一个社区进行的流行病学调查发现，约 9.1% 的中老年男性血清 T 水平偏低、伴有更年期综合征的临床症状。

下丘脑 – 垂体 – 性腺轴系的功能减退、睾丸间质细胞（Leydig 细胞）雄激素合成过程障碍、Leydig 细胞自身损害、SHBG 升高以及雄激素受体（AR）敏感性下降、肥胖和体重增加等因素，导致血清 T 水平下降。随着年龄增长，下丘脑 – 垂体 – 性腺轴系功能发生以下变化：①下丘脑的 GnRH 储存及脉冲式分泌受损，造成 GnRH 分泌量减少、分泌节律紊乱甚至无节律性。②垂体对 GnRH 应答减少，导致 LH 脉冲频率增加但不规律，振幅也减小。③睾丸 Leydig 细胞数量减少和功能减退、对促性腺激素的反应性降低、T 合成与分泌逐渐减少。④Leydig 细胞分泌 T 的昼夜节律消失，正常男性体内的雄激素合成与分泌也是有自然节律的，尽管不十分明显，如脉冲式分泌、晨高暮低的日节律现象、季节相关的年节律现象等，但个体差异性比较大。⑤T 对下丘脑 – 垂体的反馈抑制作用增强。⑥睾丸组织结构变化：从 25 岁到 80~90 岁，睾丸体积缩小大约 15%，质地较年轻时变得柔软，生发上皮细胞退化，结缔组织的比重提高，间质细胞总数减少了大约一半。

更年期男子血清 T 水平的个体差异很大。较大的个体差异，并非 T 测定方法的误差造成，可能的影响因素包括：①遗传和种族因素，单卵双生子和双卵双生子的对比研究发现，在用体表面积校正之后，血清 T 变异的 60% 和 SHBG 变异的 30% 与遗传有关。②个体差异（社会生活、家庭和经济、居住条件、生活习惯、烟酒嗜好、肥胖、有无使用可能影响 T 水平的药物），中等度肥胖（BMI 30~35）和重度肥胖（BMI>35）可使血清 FT 水平降低；以蔬菜为主膳食结构的男子血清 SHBG 和 TT 水平显著高于高脂肪膳食人群；吸烟男子血清 T 水平比非吸烟者高 5%~15%；无肝硬化的酗酒者血清 T 水平降低，E_2 水平升高。③SHBG 水平的差异，血清 T 受 SHBG 浓度的影响，而不少激素可以改变 SHBG 浓度，如胰岛素、类胰岛素生长因子 –1（IGF-1）和生长激素（GH）与血清 SHBG 呈负相关，甲状腺激素则使血清 SHBG 和 TT 水平显著升高。④T 分泌节律，T 释放有昼夜节律性，早晨释放最多，午夜最少，大多数更年期男子血清 TT 的昼夜脉冲式分泌节律丧失。T 分泌虽然有昼夜节律,但常规的采血时间都是早晨 6~8 时,因此对测定的影响可能不大;一年之中 T 分泌有一定节律,10~12 月是 T 水平最高的月份,但人类的年节律不明显,对测定的影响可能也不大。⑤应激,身体或精神应激以及强体力活动都使 T 水平降低,不同人群的 T 水平存在一定差异。⑥健康状况(有无慢性疾病),严重急性疾病如急性心肌梗死和手术等暂时性使 FT 水平降低,缺氧(诸如睡眠呼吸暂停症)、慢性疾病可使 TT 和 FT 水平长期降低,如糖尿病、冠状动脉粥样硬化、慢性肝病和肾衰竭等。⑦不一致的研究设计、样本量、对照组(早晨或下午留血标本、留取标本的频次)。Vermeulen 等(1995 年)发现 80 岁男性的平均 T 水平已经降低到 20~50 岁组男性 T 水平的 60%,但健康男性在衰老过程中 T 水平下降的个体差异很大,一些 80 岁以上的老年男性血清 T 水平仍然能够达到青年成年男子的水平。所以一直以来,经常有一些研究表明,随年龄增长中老年男性 TT 无明显变化。郑晓春等(2003 年)对 129 例 45 岁以上中国健康男子的研究发现,中老年男子随着年龄的增长,血清 T 水平变化并不明显,而 FT 和 DHT 却显著降低、SHBG 水平显著增加。应俊等(2000 年)对 602 例 14~92 岁男子的血清激素水平测定,发现随着年龄的增长,TT、FT 和 DHT 呈现逐渐下降趋势,但降低的程度存在明显的个体差异。近 20 年来,随着微量检测技术的发展,许多研究者纷纷从不同的角度证明,尽管存在着较大的个体差异,但普遍认为随着年龄的增长健康成年男子血清 T 水平总体上逐渐下降。有学者对已发表的 88 篇研究报道进行 meta 分析,发现 T 水平与年龄的相关性范围为 −0.68~+0.68,为中等度相关。

　　某些人群的 T 水平下降的发生率则显著增加,例如肥胖、慢性应激、间发疾病的后遗症、慢性疾病、药物、环境因素、精神因素和社会经济因素等。北京协和医院一项研究分析 112 例更年期男性,50% 血清 T 水平低于 375ng/dl(13nmol/L),长期吸烟和饮酒与 LOH 相关,而缺乏体育锻炼者可能更容易发生 LOH。更年期男性适当体力劳动和锻炼能刺激其 Leydig 细胞分泌 T;长期过度疲劳则减弱 T 分泌。维持性活动的更年期男子 TT 水平较高;丧偶或长期无性活动者 TT 明显下降。T 水平下降可影响肌肉力量;FT 在决定骨矿物质密度(BMD)方面发挥重要作用,T 水平与腰椎骨密度相关;性激素的变化还累及心血管及其他危险因素(如代谢综合征)。这些因素将影响其体力和运动锻炼,反过来又影响 T 水平,形成一种恶性循环;睾酮补充治疗(TST)则显著改善。有学者指出,如果男子在年轻时候的 T 峰值水平相对较高,将经过较长的时间才能够将 T 水平降低到正常范围以下,所以这些男子可能在其一生中始终保持正常的性腺功能;而在年轻时候的 T 峰值水平相对较低,这部分男子将较早地出现性腺功能低下。

靶组织中 T 浓度也是随年龄增长而降低。随着年龄增长,雄激素靶器官也出现老化和功能减退,其对雄激素的敏感性出现不同程度的减退。在一些雄激素敏感的靶组织(除肌肉、骨骼),T 被转化为 DHT。因为 DHT 作用强于 T,如果 T 转化为 DHT 增加,即使 T 水平下降仍然可能维持足够的雄激素作用。但是,与血清 T 一样,对血清 DHT 水平变化的研究结果也互相矛盾,尚不能证明中老年男子血清和组织 DHT 水平的变化。老年男子前列腺组织中 5α-还原酶活性升高,前列腺组织中 DHT 水平升高,与良性前列腺增生和临床型前列腺癌的发生相关,但显然未影响到循环中的 DHT 水平。

（二）生物活性睾酮水平下降

循环中 T 约 40% 与白蛋白结合(Alb-T),但是结合较松散;55%~60% 与 SHBG 结合,结合比较牢固;其余 1%~2% 为 FT。Alb-T 在组织毛细血管容易离解,释放出 T 被组织利用,因而 Alb-T 和 FT 合称为 Bio-T。随年龄增长,男性 SHBG 水平升高,T 与 SHBG 结合增加,伴有 Bio-T 水平降低。马萨诸塞老年男子的研究(Massachusetts Male Aging Study, MMAS)调查 1709 例 39~70 岁男子,发现血清 TT 每年下降 1.6%,FT 下降 1.2%,Alb-T 下降 1.0%;以此推算,Bio-T 每年下降 2%~3%。另一项研究报道,血浆 SHBG 水平每年上升 1.2%,并认为 SHBG 的增加可能与 GH 活性下降有关。有人测定 129 例 45 岁以上中国男性的 T、DHT、FT 和 SHBG 发现,血浆 TT 水平下降很少,但 SHBG 浓度不断增加且与年龄增长呈明显的正相关;SHBG 结合 T 增加,导致 Bio-T 水平降低,雄激素作用下降。因此,更年期男性 FT 水平下降比 TT 更显著,且早于 TT 水平下降。同样,Kang 等(2003 年)对 626 名健康男子调查显示,从 40~70 岁血清 TT 平均每年降低 0.2%,SHBG 平均每年升高 1.74%,推算的 Bio-T 每年降低 0.8%,FT 指数降低 1.15%。另有研究计算 FT/TT 比值,20~30 岁男子的 FT 为(357.41 ± 121.45)pmol/L,TT 为(23.42 ± 6.72)nmol/L,FT/TT 为(2.09 ± 0.45)%;50~60 岁男子的三个值分别为(298.42 ± 111.04)pmol/L、(19.43 ± 6.86)nmol/L 和(1.48 ± 0.44)%;而 70~80 岁男子的这三个值则分别为(201.26 ± 76.34)pmol/L、(15.37 ± 4.69)nmol/L 和(1.26 ± 0.36)%;>90 岁男子则分别为(138.80 ± 41.64)pmol/L、(13.62 ± 6.27)nmol/L 和(1.02 ± 0.31)%。

国外的相关研究报道较多,巴尔的摩老龄纵向研究(BLSA)890 名健康男子,经过 40 余年的研究发现,随着年龄的增长血清 TT 和 FAI 分别每年平均降低 0.124nmol/L 和 0.0049nmol/L,结论认为年龄是 TT 和 FAI 的独立影响因素,体重指数(BMI)较大的男子每年 TT 下降更大。除年龄因素外,在许多情况下 SHBG 增加,如患某种慢性疾病、肝胆疾病、代谢性疾病、接触植物雌激素等其他激素、环境中的雌激素样成分(杀虫剂、促进动物肥胖的激素等)。尚不清楚 SHBG 随年龄而升高是仅仅由于年龄的影响,还是由于与年龄相关的生活方式、年龄相关的疾病等因素造成。衰老引起的心排血量和组织灌注量减少,血清 T 与 SHBG 结合量增多,因而 T 代谢廓清率也降低;如果 T 代谢廓清率随年龄增长而降低,则不能用血清 T 水平来比较 Leydig 细胞功能。许多研究者测定了睾丸对外源性 HCG 的反应性,发现 T 绝对反应和相对反应(超过基础值的百分率)均有矛盾的结果,但大多数的研究表明,T 最大分泌容量或 Leydig 细胞数量随年龄增长而下降。

(三)雄激素受体异常

男子体内 T 的作用途径包括三个方面:①在外周靶组织中,T 本身直接与 AR 结合,发挥主导的雄激素生理作用。②在一些靶组织中,T 需要经过 5α- 还原酶的催化作用转化为作用更强的 DHT。DHT 再与 AR 结合,发挥其雄激素作用。③一些组织中的芳香化酶(如骨、脂肪、中枢神经)将 T 转化为 E_2,后者与雌激素受体(ER)结合,介导其特异的雄激素作用。如在骨骼组织中,通过这一途径刺激骨骼生长和骨量维持。中枢神经系统含丰富的芳香化酶活性,T 经芳香化酶转化生成的 E_2 具有广泛的作用,包括介导对下丘脑 - 垂体的负反馈调节。脂肪组织和乳腺组织也含芳香化酶,一些 LOH 患者 TST 治疗中反而出现男性乳房增生,即是由于乳房和局部脂肪组织将 T 芳香化转化生成 E_2(图 3-1)。

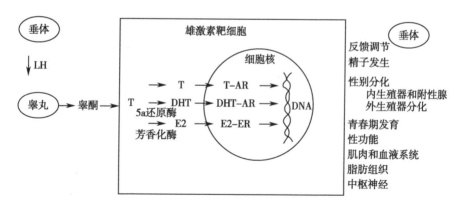

图 3-1　雄激素作用的方式

组织中 AR 水平受 T 水平和年龄的影响。血清 T 水平下降和组织 AR 浓度降低是一致的。AR 异常也是产生更年期男性雄激素作用下降的基础。用老年男性外生殖器皮肤培养所获得的成纤维细胞为材料进行 AR 活性测定,结果发现老年男性确实存在着 AR 质和量的下降,这种改变使 TT 水平下降的症状变得更加明显。某些 LOH 患者的雄激素作用部分缺乏,可能与衰老过程 AR 浓度下降及组织对 T 的敏感性下降有关。AR 对雄激素效应的降调节,使

T 水平正常的更年期男子也可能出现 LOH 症状（即相对的雄激素不足），而 T 水平下降的更年期男子的 LOH 症状则变得更加明显。

AR 基因的 CAG 重复序列的片段长度多态性与更年期男性的 T 水平下降、临床症状和疾病有关。因此，对于雄激素作用严重缺乏的患者，单纯依赖外周血清 T 水平测定来诊断更年期综合征似乎就足够了；而另外一些男性由于 AR 浓度下降和 AR 功能受损，即使存在较高水平的雄激素，却也表现出明显的雄激素缺乏症状；由于更年期综合征病因众多，只有在同时准确测定 T 水平和 AR 浓度与功能时才能进一步明确更年期综合征诊断。

二、其他因素

雄激素作用下降并非是男性更年期综合征的唯一原因。雄激素水平下降与更年期综合征临床症状之间一直以来有大量相互矛盾的结果。并非每一个 T 水平下降的中老年男子都出现更年期综合征的临床症状；男性更年期综合征多因素和疾病相互作用，而不一定非要通过雄激素水平降低的途径来导致更年期综合征的发生，而且与 T 水平低下高度相关的临床症状并不多见。所以，在如何准确认识男性更年期综合征时一定要给予充分的考虑。

单纯 TST 并不能改善男性更年期综合征患者的全部症状，也不能改善全部男性更年期综合征患者的临床症状，从另一方面说明了男性更年期综合征的发生发展有雄激素水平下降之外的其他因素参与。流行病学调查显示，众多男性更年期综合征的危险因素包括健康状况（有无急慢性疾病，如糖尿病、高血压、心脏疾病、慢性支气管肺病）、遗传因素、个体差异（环境污染、社会生活、家庭、居住条件）、环境内分泌干扰物（食品添加剂、防腐剂、农药残留、重金属）、不良习惯（生活方式、烟酒嗜好）、肥胖和代谢综合征、缺氧（如睡眠呼吸暂停综合症引起的组织缺氧）、长期使用可能影响 T 水平的药物、紧张（应激）和压力较大等精神心理因素、文化教育水平等。北京协和医院的一项研究，统计了 199 例 LOH 患者，年龄 35~70（52.8±8.2）岁，病程 3 个月至 12（2.9±1.9）年，38.4% 有长期吸烟史，35.7% 有长期饮酒史，64.3% 不喜欢运动，59.8% 合并一个或多个慢性疾病（高血压、糖尿病、前列腺疾病及其他慢性疾病），87.4% 有体能及血管舒缩症状，82.0% 有精神心理症状，70.4% 有性功能方面的症状。

（一）其他内分泌腺体功能的变化

中枢神经内分泌系统和周围组织器官的老化与功能缺陷，在促进男性更年期综合征发生发展中起重要作用。

1. 下丘脑 - 垂体的增龄性改变　血清 T 水平下降，除睾丸 Leydig 细胞自身损害的原因，还与下丘脑 - 垂体的功能减退有关。垂体对循环中 T 水平下降的正常反应是 LH 合成与分泌增加,对精子发生障碍的反应是 FSH 增加。如果年龄增长与原发性睾丸功能减退相关,则 LH 水平升高;如果 LH 升高,即使存在正常 T 水平,仍然存在 Leydig 细胞功能缺陷,即通过增加 LH 刺激 Leydig 细胞得到补偿。确实,在大多数早期研究报道,更年期男子 T 水平下降而 LH 增加,提示衰老不影响垂体分泌 LH 和 FSH。随着年龄增加,下丘脑促性腺激素释放激素(GnRH)神经元细胞团减少,GnRH 的脉冲式分泌下降,或者失去分泌脉冲,如果垂体对于 GnRH 刺激的反应性保持不变或轻微增加,仍可能使 LH 分泌基本正常或轻微升高。

有些研究表明,LH 随年龄增长而升高,另一些则没有发现 LH 升高,原因可能是更年期男子可能因患各种其他疾病而使 LH 分泌受抑制,并在疾病恢复期逆转。除此之外,如果血清 T 水平下降而 LH 水平无相应升高,说明 LH 分泌不适当,可能存在下丘脑 – 垂体功能的缺陷。Ceda 等发现,更年期男子 LHα 亚单位水平(基础值和经 GnRH 刺激后的反应)增加,这就解释了某些研究中 LH 升高可能是假象,因为测定 LH 所用抗体与其他激素 α 亚单位有交叉反应。但 Blackman 等的研究结果与 Ceda 的结果不一致,随年龄增长 α 亚单位(基础值和经 GnRH 刺激后的反应)没有增加。因此,有必要做更多的研究。Baltimore 等发现,更年期男子 LH、FSH 对外源性 GnRH 刺激反应性减低,LH 峰值在时间上延迟,约一半老年男子无脉冲出现,表明垂体存在与年龄相关的刺激反应性降低。

随年龄增长而发生的神经内分泌改变,机制未明,可能包括:①随年龄增长,垂体体积逐渐变小。老年男性的垂体容易出现纤维瘢痕、小块坏死、小的囊性肿物以及出现大量的脂肪和淀粉样物质沉积。这些变化必然会影响到垂体组织结构和功能。②老年男子 T 反馈抑制 LH 所需的剂量升高,说明下丘脑 – 垂体对 T 反馈调节的敏感性下降;FSH 随着老龄化而持续增加;LH 水平尽管也在不断增加,但在相当长的时间内仍然维持在相对正常范围(LH 的变化较 FSH 延迟出现),直到较高龄者才会有显著的增高,因为 FSH 显著增加可能是继发于睾丸支持细胞分泌抑制素的减少。③纳洛酮(阿片肽抑制剂)可使年轻男子的血清 LH 水平升高,而老年男子则无反应,提示内源性阿片能神经调节异常。④如果预先给予溴隐亭(多巴胺激动剂),则可恢复老年男子 LH 对纳洛酮的分泌反应,提示下丘脑多巴胺能调节系统亦有障碍。Winters 等发现,雄性激素对垂体的反馈抑制作用强度随年龄增长而增加。重要的是,睾丸 Leydig 细胞发育与增殖、T 合成功能还受睾丸内多种因素的调节,如性别决定基因 Y、蛋白分子(神经细胞黏附分子,神经丝蛋白 200,微管相关蛋白)、抗米勒管激素(AMH)、转化生长因子,激素类及旁分泌因子等。如 Leydig 细胞和支持细胞都可合成分泌胰岛素样生长因子 1(IGF-1),以自分泌和旁分泌的形式作用于 Leydig 细胞,增强 Leydig 细胞的增殖和功能。Leydig 细胞自身和支持细胞、巨噬细胞分泌的白细胞介素 1(IL-1),是 Leydig 细胞的抑制性因子,也通过自分泌与旁分泌的作用方式调节 Leydig 细胞增殖。更年期男性随年龄增长,睾丸微环境和睾丸内因子的改变,是 LH 之外调控 T 合成与分泌的主要因素。

更年期男性尽管有时 LH 水平也在正常范围内逐渐增高,但增高的程度与 T 水平下降的程度不相匹配,导致了相对的低促性腺性的性腺功能低下。Harkonen 等(2003 年)认为,这些男性具有 LH>6.0IU/L 且睾酮 >9.8nmol/L,可能代表了即将发展成为典型的 LOH 的特殊亚群,也可能是代表了原发性的睾丸功能代偿形式,或者称之为"亚临床型性腺功能低下(subclinical hypogonadism)",这部分男性的比例随着年龄增加将显著增多,表明在更年期男性中需要较高的 LH 水平来维持正常的 T 水平。

2. 前列腺和其他附性腺及性功能 前列腺增生是中老年男性的常见病,尸检前列腺标本发现 55~60 岁发生率为 20%~40%,61~70 岁为 50%~76%,71~80 岁为 57%~68%。前列腺的增龄性变化较为显著。随着年龄增长,前列腺上皮逐步从柱状到立方形;基质中的肌肉组织逐步减少,而代之以致密的胶原纤维,但这种变化并不均一,某些小叶萎缩性变化比较显著,而另一些小叶变化较小。在正常男子,前列腺细胞不断自我更新,细胞死亡和新生速度保持平衡,前列腺不萎缩也不过度增生。如果 T 水平急剧下降(如手术去势、药物去势)至 1.0ng/ml 以下,前列腺的腺上皮细胞大部分凋亡,前列腺体积缩小;但是,更年期男子 T 水平是渐进性下降和相对不足,以及前列腺组织高水平的 5α- 还原酶活性,致使前列腺体积变化与之相反。前列腺的分泌型上皮细胞是雄激素依赖性的,而分泌型上皮细胞的生长除雄激素作用外,还受许多因子调节,如表皮生长因子(EGF)、变形生长因子(TGF)、成纤维细胞生长因子(FGF)、神经生长因子(NGF)、胰岛素样生长因子(IGF-1、IGF-2)等,通过旁分泌、自分泌或胞内分泌方式促进前列腺细胞增生。

由于雄激素作用下降,更年期男子附睾等附性腺逐步退化,因为这些附性腺是雄激素依赖的。关于人附睾增龄性变化的资料极少,动物附睾主细胞及基底细胞的细胞分裂能力随衰老而减弱,细胞变性脱落。>60 岁男性精囊分泌能力逐步减弱,果糖含量无明显变化,但苹果酸含量逐步降低。

更年期男子性功能障碍主要表现为性欲减退和勃起功能障碍(ED),是多因素的,可能与 T 水平下降相关。雄激素缺乏可引起海绵体平滑肌数量减少、纤维组织增生、脂肪沉积和一氧化氮(NO)合成减少,这些改变是 ED 的重要原因。FT 有独立调节阴茎海绵体平滑肌松弛的作用。LOH 患者血管内皮功能下降,部分患者还伴发糖尿病、高血压、高脂血症、肥胖等影响性功能。心理学和社会学因素,以及本人和配偶的身体状况,也影响更年期男子的性表现。更年期男性的性功能和性行为因人而异,而对性反应影响更大的是各种心理和社会因素,可能不是躯体因素和 T 水平下降。从本质上说,它可能是一个男子在他的性行为形成期所处的社会环境,早年形成的性观念对老年期性活动起着重要的甚至是决定性的影响。老年男性采取什么方式的性表达显然并不重要,重要的是保持相对高水平的性活动。马晓年在《现代性医学》中论述了引起更年期男子性能力退化的主要心理和社会因素,有性关系单调、害怕失败、认为性是为生殖服务的观念、精神与肉体疲倦、对经济或事业过分追求、饮食和烟酒过度。

3. 其他内分泌腺体和激素　与男性更年期综合征相关的其他一些激素也发生显著改变,例如垂体的促性腺激素、生长激素、松果体的褪黑素、雌激素、瘦素、甲状腺素等,因此有学者提出另外一个术语:老年男性部分内分泌激素缺乏(partial endocrine deficiency of the ageing male, PEDAM)。由于与年龄增加有关的身体变化和这些激素改变所引起的症状相似,推测这些激素的改变同样可以引起男性更年期综合征的临床症状,例如身体脂肪增加、骨质疏松、睡眠与情绪障碍、性功能减退。

甲状腺激素与细胞内受体结合,调节靶基因转录和蛋白表达而产生生物学效应,如促进脂质代谢。在适量运动后,男性血清总甲状腺素和游离甲状腺素水平上升,这一变化能够增加精子活动力。甲状腺激素对于许多组织和器官的生长发育都是非常重要的,并影响男性生殖系统;甲状腺激素状态的改变(甲亢、甲减)可以导致睾丸功能异常。研究发现,T_3 增加 LH 诱导的睾丸 Leydig 细胞的雄激素合成,并调节 GH 和 PRL 对 Leydig 细胞的作用。随着年龄的增加,TSH 水平增加但甲状腺素水平降低;由于甲状腺素作用下降可能与男性更年期综合征有彼此重叠的症状,因此可能彼此掩盖而延误疾病的准确诊断。

肾上腺雄激素主要是 DHEA 和 DHEA-S,转化为雄激素或雌激素后发挥间接的、良性的作用,如增强体力、改善性生活、提高生活质量等。DHEA/DHEA-S 的生物学作用不仅限于作为甾体激素前体,在中枢神经与精神、免疫、代谢、骨质、心血管及血脂等方面也有独特作用,如 DHEA/DHEA-S 保护中枢神经系统、抑制神经退行性疾病;改善抑郁等不良情绪;调节和稳定机体免疫、改善血脂代谢、延缓骨质疏松、对心血管具有保护作用等。最新的研究提示,DHEA 对血管平滑肌细胞增殖具有不依赖于雄激素或雌激素受体的直接作用。随着年龄的增长,更年期男性 DHEA/DHEA-S 水平进行性下降,与 DHEA/DHEA-S 下降有关的疾病的发生率亦随之上升。在中老年男性和女性中适量补充 DHEA,可以改善睡眠质量、使心情更好、增加应激应变能力、降低某些疾病发生；尤其在 DHEA-S 水平偏低的老年人效果更加显著。但是，过多补充 DHEA 也带来一系列并发症，如痤疮、肝脏损害，以及某些性激素相关的肿瘤发病增加等。所以，更年期男性适量补充 DHEA 具有良性作用，但适应人群以及合适的剂量、治疗时程等还需要进一步摸索。

（二）慢性疾病和药物的影响

一些与年龄相关的慢性疾病，可引起与男性更年期综合征相互重叠的临床症状；一些慢性疾病还引起更年期男性的 T 水平下降，进而诱发或加重更年期综合征，如糖尿病、高血压、心血管系统疾病、肝衰竭或肾衰竭、慢性阻塞性肺疾病、睡眠呼吸暂停、营养不良性肌强直、慢性感染、类风湿病和炎症性关节炎、营养不良等（表 3-1）。此外，与这些疾病相关的治疗药物，如精神神经药物、糖皮质激素、抗高血压药物等（表 3-2）参与其中。更年期男性 T 水平被认为是整体健康是否良好的重要指标，在应对疾病和压力时 T 水平下降。如体重指数（BMI）对 T 水平的影响甚至超过年龄的影响，73% 的 LOH 男性过于肥胖或超重。

表 3-1　与更年期男性性功能障碍有关的慢性疾病

系统	疾病
神经系统	自主性神经疾病，脑损伤（颞叶），脊髓损伤，盆腔神经损伤，肢体系统损伤
内分泌代谢	性腺功能减低，甲状腺功能亢进或甲状腺功能减退，内源性雌激素增多（肿瘤），Addison 病，垂体腺瘤，糖尿病，血色病
生殖系统	睾丸切除，前列腺切除术，阴茎海绵体硬结，包茎
心血管系统	镰状红细胞贫血，主动脉末端梗阻
慢性疾病	肾衰竭，肝硬化，恶性肿瘤，慢性感染

表 3-2　与更年期男性性功能障碍有关的常用药

药物类别	制剂
精神药物	吩噻类，丁酰苯类，巴比妥酸盐，苯并二氮杂䓬，苯妥英钠，卡马西平，麻醉药，镇痛剂，三环抗忧郁药，碳酸锂，大麻，酒精滥用
抗高血压药	乙啶，利血压，甲基多巴，可乐定，哌唑嗪，肾上腺素能阻断剂
其他	阿托品，苯扎托品，酚苄明，氯贝丁酯，雌激素，甲氧氯普胺，螺内酯，肾上腺类固醇（高剂量），西咪替丁，5- 羟色胺拮抗剂

1. 心血管系统　更年期男性常见的心血管疾病,如动脉硬化、冠心病、心肌梗死及其后遗症等,激素环境的变化是其危险因素。研究证明,T 可以诱导家兔冠状动脉和主动脉舒张,其机制与 T 对钾通道和钾转运的作用有关;在冠心病男子的冠状动脉内注射生理剂量 T,可引起冠状动脉舒张和血流增加。研究因心绞痛进行冠状动脉造影的患者,发现冠状动脉病患者 TT 水平显著降低,而且与冠状动脉狭窄的程度呈负相关。雄激素对血脂和心血管疾病的作用,还表现在:①促进肝脏内的蛋白质合成及对低密度脂蛋白(LDL-C)的摄取。②改变 LDL-C 的成分。③抑制肝脏脂肪酶对 LDL-C 的分解。④增加载脂蛋白的合成。⑤抑制血小板在血管壁的黏附,改变动脉管壁上的胶原蛋白和弹性蛋白成分,从而减少 LDL-C 在动脉管壁上的沉积。⑥某些急重症疾病时,T 水平下降,因为下丘脑 - 垂体轴被抑制。如冠状动脉硬化致急性心肌梗死,与 T 水平下降有关。急性心梗的幸存者在急性期过后的相当长一段时间内,T 水平仍然明显低于同年龄健康对照者,表明下丘脑 - 垂体轴被持续抑制。66 例更年期男子纵向观察 13 年,分析 TT 水平与心血管疾病危险因素的关系,发现 TT 水平下降可引起三酰甘油(TG)和高密度脂蛋白(HDL-C)水平的降低。Simon 等(1997 年)发现,血清 TT 水平下降的更年期男子,血清总胆固醇(TC)、TG 和载脂蛋白 B(ApoB)显著增高,而 HDLC 和 ApoA1 显著降低;Denti 等(2000 年)观察 206 例 46~95 岁男子的 FT 水平,血清 FT 水平随年龄逐渐降低,TC、TG 和 LDL-C 显著增高,而 HDL-C 显著降低,脂蛋白 a(LPa)无显著变化。

2. 高血压　原发性高血压的发病原因较复杂,关于生殖激素和高血压之间直接关系的研究较少。T 通过多种途径影响血压,血清 T 水平下降与血压升高显著相关:①T 通过血管内皮诸多功能影响血压,如减少动脉壁内单核细胞的积聚,减少内皮黏附分子的表达,增加血管内皮细胞一氧化氮(NO)的释放,使血浆前列环素水平上升,血栓素 A_2 水平下降,促进血管舒张从而降低血压。②T 具有直接扩张血管、抑制血管平滑肌增殖的作用;雄激素 / 雌激素比值降低会影响肾素 - 血管紧张素活性,增加血管阻力,使血压升高。③T 水平下降可造成自主神经功能紊乱,引起下丘脑内源性鸦片肽活力下降,减弱对去甲肾上腺素的紧张性抑制作用,使外周血管阻力增高而导致血压上升。④LOH 患者 TST 治疗后,血压有下降的趋势,收缩压和舒张压均有降低,心率减慢。将高血压作为冠心病的危险因素,研究其与血清 T 水平的关系,发现血压升高与 T 水平下降有密切关系,高血压男性的 TT 水平低于血压正常的人群。Marin 等首次指出,TST 对腹型肥胖男性有降低血压的作用。在代谢综合征(MS)及初诊 2 型糖尿病的患者,TST 降低血压的效果优于单纯控制饮食及运动。

3. 骨骼系统的变化　睾酮对男性骨骼系统有积极作用,正常的 T 水平对维持骨密度是重要的。男子一生中,松质骨丢失约 30%,每年的丢失率为 1.2%~2%;皮质骨丢失约 20%,每年的丢失率为 0.2%~1%。骨质疏松长期以来被认为是女性骨骼的一种老年疾病,但更年期男性也同样面临骨质疏松症的危险(发生率低于女性)。更年期男性并不经历一段加速的骨丢失过程(女性更年期的特点),然而确实发生了与年龄相关的、缓慢但持续进展的骨丢失(男性更年期的特点)。缓慢但不断累加的骨丢失,也使老年男性与老年女性同样处于骨折的风险。最近的观察显示,更年期男性的骨质丢失与 T 水平下降有关,血清 T 水平与骨密度(BMD)负相关,但导致 BMD 降低的雄激素域值水平还不明确。LOH 的更年期男性,T 水平降低,同时骨量减少、骨质疏松,骨折发生率也明显增加。在一项 23~90 岁共 346 例男子的研究中发现,Bio-T 是老年男子一项独立的 BMD 预示者(predictor),Bio-T 水平下降使骨丢失速度增加 3 倍。FT 水平下降也是 BMD 降低的风险因素。Kelly 等(1990 年)调查一组 21~79 岁男子,在去除年龄因素的影响后,长骨的 BMD 随着血清 FT 水平下降而减低。Murphy 等(1993 年)随机调查 65 岁以上的男子,发现其 FT 水平与股骨近端的 BMD 密切相关。其他因素对更年期男性骨质维持也很重要,如吸烟、酗酒、Ca^{2+} 摄入不足、习惯坐着的生活方式、长期的糖皮质激素治疗等。LOH 的更年期男性 TST 后,骨吸收标志物呈中等程度减少,而整体 BMD 增加,表明外源性雄激素可能主要通过减少骨重吸收的方式对更年期男性骨骼系统起保护作用。

4. 红细胞生成　睾酮直接刺激骨髓造血干细胞,并通过肾脏合成的红细胞生成素使红细胞数量和血红蛋白水平增高。在重组人促红细胞生成素(rHuEpo)出现之前,雄激素一直被用来治疗慢性肾衰竭的贫血和辅助治疗再生障碍性贫血。更年期男性雄激素作用下降,合并轻度贫血较为常见;LOH 的更年期男性血细胞比容减低,与红细胞生成素合成减少有关,TST 治疗有利于纠正贫血,使血细胞比容恢复正常。

5. 睾丸损伤　先天性或获得性的睾丸损伤,例如睾丸下降不全、睾丸扭转、睾丸炎和精索静脉曲张、睾丸手术后,导致 T 分泌减少,在更年期 T 水平下降更为显现,是更年期综合征的因素,或使 LOH 临床症状提前出现。研究发现,精索静脉曲张造成的血液逆流,破坏睾丸支持细胞功能和精子发生,同时导致睾丸 Leydig 细胞分泌 T 水平进行性下降,导致曾患精索静脉曲张的男性出现更年期综合征临床症状的时间提前,在 40~50 岁,一些患者甚至比没有精索静脉曲张的男性提前了 20 年;精索静脉曲张手术治疗可以逆转患者的激素水平,尤其是青年男性的手术治疗。通过睾丸活检和抽吸精子进行试管婴儿,但多次多处的睾丸活检造成睾丸损伤,可导致更年期综合征或者使 LOH 提前出现。

6. 药物　药物可引起原发、继发或共同存在的性腺功能减低。更年期男性由于伴有的慢性疾病、肿瘤等长期使用一些药物,直接影响睾丸功能,或加速雄激素水平下降,机制包括:①抑制促性腺激素分泌,如使用 GnRH 类似物或雌激素治疗前列腺癌;②使用雄激素受体阻断剂如螺内酯或氟他胺;③治疗前列腺肥大和秃发时使用的非那司提,抑制 T 转化为 DHT;④抑制雄激素合成,如皮质激素;⑤精神神经药物等(表 3-3)。

表 3-3　常与男子性腺功能减低相关的药物

原发性性腺功能减低	继发性性腺功能减低
减少 Leydig 细胞睾酮生成	减低垂体促性腺激素分泌
皮质激素、酒精、酮康唑	GnRH 类型物(如 Lupron)
减少睾酮向双氢睾酮转化	雌激素、皮质激素
非那司提	升高泌乳素水平的物质
雄激素受体阻断	(精神药物、甲氧氯普胺、麻醉药)
氟他胺、螺内酯、氯地孕酮、西咪替丁	酒精

多种药物,包括抗肿瘤药物、抗雄激素类药物、某些磺胺类药物、某些中草药均通过不同机制引起睾丸功能下降甚至 Leydig 细胞功能衰竭,如赛普隆和抗霉菌药物酮康唑阻断雄激素合成,治疗高血压的常用药物螺内酯类则可通过封闭雄激素受体而干扰雄激素作用;抗癫痫药物可降低睾酮的生物有效性,升高血 LH 水平;环磷酰胺等抗肿瘤药物直接损伤 Leydig 细胞功能、抑制精子发生,引起血清 T 水平下降、不育。棉酚和雷公藤多苷首先抑制精子发生,但持久性无精子症必然导致睾丸全功能衰竭,表现为睾丸萎缩,血清 T 水平下降,血清 FSH 和 LH 水平明显升高。滥用某些药物、毒品也是影响男子激素水平的重要因素,如兴奋剂、阿片制剂、精神神经药物。

(三)肥胖和代谢因素

1. 更年期男子的形体　男性在 50 岁之前,瘦体重(lean body mass)或称非脂肪的体质量(free-fat mass)比较稳定;50 岁之后,瘦体重每年减少约 0.4kg,骨骼肌的减少比其他肌肉减少更明显,四肢远端的骨骼肌比近端减少更明显。雄激素对骨骼肌具有营养作用,可以增加肌纤维的体积,促进肌蛋白合成。因此,T 促进和维持男性的肌肉量,并控制体内的脂肪量,有益于男性的健美形体。更年期男子随年龄增长通常有进行性肌量减少、脂肪量增加,特别是腹部脂肪增加(T水平下降可以预测更年期男性发生中心性肥胖),并可因此出现肌力下降(如最大等长张力减少)、容易疲劳、日常活动和运动的能力下降,容易跌倒和发生跌倒性损伤。研究发现,男子40岁以后,每10年肌蛋白合成减少55%,肌力降低10%,重链肌球蛋白的纤维减少,肌肉中的结缔组织和脂肪增加;更年期综合征男性TST可增加其瘦体重(平均增加瘦体重1.6kg)、增加肌量(与基线比较增加了2.7%)、增强肌肉力量。

除男性形体的考量,T水平下降影响BMD是一方面,使肌量减少、肌力下降而降低了肌肉对骨骼的保护作用则是另一方面,两方面叠加起来,则显著增加了LOH的更年期男性发生骨折的风险。在瘦体重减少的同时,上半身脂肪含量增加和内脏脂肪蓄积,这是心血管疾病和2型糖尿病的危险因素。内脏脂肪增加,往往是TT水平下降的结果,TST可减轻内脏脂肪蓄积。关于TST对更年期男子身体总脂肪量的影响,研究结果并不一致,有研究认为可使总脂肪量降低5%~15%。一项荟萃分析发现,LOH患者经过9个月TST,身体总脂肪量平均减少1.6kg,比基线水平减少6.2%。TST是否选择性减少内脏脂肪、减少腹部皮下脂肪?仍有争议。研究发现,合并糖尿病的LOH患者在改变生活方式并采用TST,对缩小腰围具有协同作用。

2. 肥胖和代谢综合征　代谢综合征(MS)严重威胁公众健康。MS是一组以中心性肥胖、糖尿病或血糖调节受损、高血压、血脂异常、胰岛素抵抗(IR)为病理生理基础,以多种代谢疾病共同出现为临床特点的症候群。大量流行病学研究表明,更年期男性随年龄增长的血清T水平下降,发生MS危险性随之增加;血清T水平每升高一个标准差(每个标准差约为5.27nmol/L),发生MS的危险降低57%。更年期综合征男性除LOH的临床症状,同时存在的糖尿病和高血压症状而加重;适量运动锻炼和减重,可缓解LOH的临床症状。即使健康状态良好,肥胖的更年期男性血清T水平也较低,即更年期男子的肥胖强烈提示其存在雄激素作用下降(即使TT水平未见显著下降);同时由于脂肪细胞芳香化酶活性增强,将雄激素转化为雌激素,使肥胖男子雌激素水平升高,雌/雄激素比例升高。男性体内80%雌激素是由芳香化酶作用转化生成。但是,长期低脂肪饮食或素食主义者的T水平低下,雌激素水平也低下,同时SHBG增加可以导致Bio-T水平下降。此外,这类人群的高雌激素,增加了对下丘脑-垂体轴的负反馈作用,使垂体LH释放的频率和幅度下降,因此睾丸雄激素生成减少。

胰岛素抵抗(IR)是肝脏、脂肪和肌肉等外周组织对胰岛素生物效应反应性降低的一种状态,是MS的中心环节。近来一项关于178例非糖尿病男子的研究发现，TT 和 FT 与胰岛素浓度之间显著负相关，甚至经过年龄、肥胖、体脂分布等因素校准后仍然如此。更年期男性雄激素作用下降，诱导 IR，机制包括：①雄激素作用下降可下调内脏脂肪 β 肾上腺素能受体数量，使腹内脂肪的降解减少，导致腹型肥胖而产生 IR。②T 通过减轻慢性炎症状态改善 IR；除 Leptin 外，白色脂肪组织还分泌超过 30 种生物活性肽和蛋白质，如肿瘤坏死因子（TNF-α）和白细胞介素 -6（IL6）。TNF-α 和 IL-6 抑制胰岛素依赖的葡萄糖转运，增加游离脂肪酸（FFA）释放，导致 IR。③T 水平下降可引起纤溶酶原激活抑制物 1（PAI-1）活性增强，引起 IR。④T 水平降低常伴肌量减少，且肌肉组织和脂肪组织的过氧化物酶增殖物激活受体 α（PPAR-α）表达下调，使胰岛素敏感性降低。有研究发现，与 TT 水平不同，血清 DHT 水平与身体脂肪量和 IR 呈独立负相关；血清 TT 水平低下的更年期男性紧急停止 TST 后胰岛素敏感性显著降低，增加了患 2 型糖尿病的风险。也就是说，TST 可增加 LOH 患者的胰岛素敏感性，从而改善血糖控制能力，减少 2 型糖尿病的发生。

雄激素能增加脂代谢关键酶（脂蛋白酯酶和肝脂肪酶）的活性，促使乳糜微粒和极低密度脂蛋白胆固醇（VLDL-C）水解，释放脂肪酸；同时增加肝细胞对脂质的摄取，为 HDL-C 提供前体，从而降低 TC、升高 HDL-C。近来研究报道，在 4062 例男子中，血清 T 水平与 TC 或 HDL-C 水平之间呈正相关。在基础 T 水平偏高的男子，HDL-C 会有轻度降低。有研究发现，TST 使更年期综合征男性 TC 和 LDL 降低 10%；但也有研究认为 TST 对 LDL 没有明显影响。有研究指出，对新诊断糖尿病及 MS 的 LOH 患者，TST 在改善血糖的同时，可降低 TC、改善血脂紊乱，对身体产生有利的作用。

肥胖是 MS 的主要表现。前瞻性研究的结果表明，肥胖与血清 T 水平负相关。有人提出，血清 T 水平低下，尤其在非肥胖中年男性（BMI<25kg/m²），有可能作为 MS 的早期预警信号。肥胖是影响中老年男性健康的一个大问题，在过去的几十年里中老年肥胖的发生率稳步增加。研究发现，40~70 岁非肥胖男性人群组（BMI<25kg/m²），以及在 42~60 岁和 20~94 岁没有经过 BMI 分层的男性人群组，血清 TT、SHBG 水平均与 MS 患病率呈负相关；MS 严重程度与血清 T 水平呈负相关；长期补充 T 则显著改善 MS 的症状和体征。目前认为，肥胖相关的性腺功能减退症是由垂体 LH 驱动减少（中枢性性腺功能减退）与睾丸功能的直接损伤（周围性性腺功能减退）的联合作用所致。

瘦素（Leptin）是白色脂肪细胞分泌的一种蛋白质类激素，主要生理功能包括：①抑制摄食、增加能量消耗。②调节生长发育。③调节炎症反应、免疫功能。④促上皮细胞、血管生长。⑤调节神经内分泌。⑥保护消化系统功能。⑦维持正常的血脂代谢等。肥胖患者 Leptin 含量偏高,但是肥胖者存在内源性瘦素抵抗,Leptin 难以发挥正常的生物学效应。LOH 男性 Leptin 水平升高,与其身体脂肪分布的特点有关。为了研究 T 与 Leptin 的相互关系,Luukkaa 等(1998 年)对 269 例老年非糖尿病男性进行研究,发现老年男性的血清 Leptin 水平与 T 水平呈现负相关性;Luukkaa 等(1998 年)以及其他学者也发现,TST 降低或抑制 LOH 男性 Leptin 水平,因此减轻肥胖程度。但是,Leptin 水平同时还与 T 以外的其他因素(胰岛素、BMI 等)相关,还不能完全确定 Leptin 与 T 的负相关性。肥胖男性可能存在胰岛素抵抗,合理运动和控制饮食通过减重提高了胰岛素敏感性,有益于男性生殖内分泌。长时程的运动会引起循环中 Leptin 水平降低;在长时间中等强度及高强度运动中,儿茶酚胺类神经递质尤其是去甲肾上腺素上升、Leptin 下降,后者与总能量消耗呈正相关。

3. 糖尿病　LOH 与 MS、2 型糖尿病有许多相似的临床表现和病理生理。T 水平下降会促进 MS、高胰岛素血症,可诱发糖尿病;高胰岛素血症和肥胖又引起 T 分泌减少,因为高胰岛素抑制了 Leydig 细胞雄激素合成,也抑制肝脏 SHBG 生成,还可能影响下丘脑 – 垂体的 GnRH– 促性腺激素分泌。糖耐量异常在更年期综合征男性中非常普遍,2 型糖尿病患病率增加,TST 可以降低这种风险。

患 2 型糖尿病的中老年男性,血清 FT、Bio–T 和(或)TT 水平下降,更年期综合征的发病率显著升高。Stellato 等(2000 年)对 1156 例中老年男子随诊 7~10 年,发现 FT 水平降低 4ng/dl(1SD)时,预期发生 2 型糖尿病的 *OR* 值为 1.58(95%*CI* 为 1.08~2.29)。Oh 等(2002 年)对 294 例 >55 岁男子的研究也发现,血清 T 水平与 FBG、75g 口服葡萄糖耐量试验(OGTT)负荷后血糖(PBG)负相关,TT 水平低下的男子发生 2 型糖尿病的 *OR* 值为 2.7(95%*CI* 为 1.1~6.6)。合并糖尿病的 LOH 患者,ED 是 LOH 最主要临床表现之一。糖尿病使脂质清除减低,血管壁溶酶体脂肪酶系活性降低,而高胰岛素血症可以促使 TG 和胆固醇合成,沉积在动脉壁,使血管内膜平滑肌及结缔组织增生,从而导致阴茎动脉舒张功能受损,产生 ED。

糖尿病患者血清 T 水平下降可能既是糖尿病的诱因,又是糖尿病发展的结果。一方面,T 水平下降可以造成血糖代谢紊乱,诱发糖尿病;另一方面,糖尿病本身使机体处于一种炎症状态,后者可能减少来自下丘脑轴胰岛素受体的信号,导致 T 水平下降。研究发现,40~69 岁 2 型糖尿病男性患者的血清 FT 水平降低,LOH 发病率增高。其他研究得出类似结果,在男性 2 型糖尿病人群中,FT、Bio–T 和 TT 水平均低于同年龄对照组,且这组人群中多数存在 LOH 的症状。

　　TST 提高肌肉细胞的胰岛素敏感性,增加肌肉细胞的线粒体容积和促进氧化磷酸化基因的表达,有助于预防和改善更年期男性的 2 型糖尿病。研究发现,合并糖尿病的 LOH 患者经 TST 治疗,降低血糖及糖化血红蛋白水平的疗效更为确切,同时显著改善 MS 症状。最近一项研究,将 32 例患有 MS 及初诊 2 型糖尿病的 LOH 患者分为控制饮食组、运动组和 TST 治疗组,TST 治疗52 周后降低血糖及糖化血红蛋白水平的效果高于控制饮食组和运动组,很多人不再符合 MS 的诊断标准。

（四）不良生活方式和环境因素的影响

　　男性更年期综合征病因复杂,可能多种病因同时起作用,因此单纯 TST 也不能解决患者的全部问题。生命在于运动,运动对于中老年男子更为重要,要在繁忙的工作中挤出时间进行适量运动并持之以恒,有益于提高体质、改善精神心理状态。应当明确,运动对男性生殖的作用具有双重性,即合理运动有益于生殖内分泌,超负荷运动却会损害男性生育力。男子合理运动量的体能锻炼,GnRH 释放增加,FSH 水平相比锻炼前上升,LH 和 T 水平显著上升;改善睾丸局部微环境,促进激素合成和精子生成。另一研究发现,合理的有氧运动和阻力运动,成年男性体内生长激素释放激素（GHRH）释放增加,体内 GH 水平升高,睾丸内 GH 含量也增加,促进睾丸内生精小管及间质组织的代谢,促进 Leydig 细胞雄激素合成。因此,更年期男性应当坚持这样的运动锻炼。超负荷运动,则使睾丸微环境的温度显著上升,热应激与热应激导致的不良影响可损伤精子,导致男性生育力下降;还抑制下丘脑 – 垂体功能,干扰生殖激素分泌。成年男性在高纬度地区进行体能锻炼（如长跑运动员的训练）、高强度的运动训练（尤其是自行车运动）,FSH 和 LH 水平显著上升,但是 T 水平则无明显变化甚至下降,精子浓度下降,精子活力下降。长期高强度训练、超负荷运动,使睾丸内 GH 长期处于高水平,加速睾丸老化,使 Leydig 细胞对 LH 及 Sertoli 细胞对 T 的反应性下降,最终导致 T 水平下降和生育力降低。对于非运动员的普通中老年男性,超负荷运动对生殖内分泌系统损害之大甚至超过运动员,因此普通男性（非运动员）应当选择合适的运动方式和合理的运动量,持之以恒并循序渐进,尤其不能为了减重而急于求成,超负荷运动。

　　长期节食或饥饿可影响垂体促性腺激素的分泌,可引起中枢性的 T 分泌抑制,致 T 水平下降。研究还发现,长期进食大量纤维素的男性,其 SHBG 和TT 水平偏高;膳食含大量肉食和脂肪者,其 SHBG 和 TT 水平偏低。

　　对人类生殖健康造成巨大威胁的环境污染物,含有雌激素类似物,包括杀虫剂、除草剂、塑料器皿、包装塑料、某些植物、某些水产品养殖物等,可引起类似内源性雌激素的作用。一些农副产品可能残留农药,如有机磷、有机氯农药。化学工业在给日常生活带来益处的同时,也带来了空气、水源的污染。毒害环境中的有害化学物质,还包括汽车废气、含苯油漆、香烟烟雾、有毒的装饰材料和涂料、煤气等,都可能损伤睾丸。有资料证明,当暴露于杀虫剂、金属(如高剂量的铁、锰、汞、镉和铅)时,睾丸的精曲小管变性、坏死;间质细胞受损,雄激素合成减少。

不良生活习惯对雄激素水平影响很大。吸烟者体内 E_2 水平增高,并使 FSH 下降,GnRH 脉冲式释放减少,抑制 T 合成。每天吸烟 10 支以上者,使更年期综合征的发生年龄明显提前,因为尼古丁直接使睾丸和附睾的血流动力学发生改变,影响睾丸 T 合成能力。酗酒可加速更年期男性雄激素水平下降,促进雌激素水平升高。酒精的主要成分乙醇,直接或通过其代谢产物乙醛抑制参与 T 合成的酶,从而抑制 T 合成与分泌;通过损害肝脏功能,而使雌激素水平增加。

(五)精神心理作用

雄激素的生理作用广泛,对男性生活质量有重大影响,对情绪和认知功能有重要调节作用。随着对家庭、社会的责任感加剧,更年期男性更容易出现过重的精神、心理压力("中年危机"或"心理性更年期"),抑郁与焦虑将促进更年期综合征的发生;更年期男子雄激素作用下降时,诱发焦虑、烦躁、惊恐不安、失眠、情绪低落、易激惹、容易疲倦乏力、体能下降、情绪低落、情感淡漠、抑郁、注意力不集中、记忆力减退、思维反应和智力减退、智力和空间技巧活动降低、自主生活能力下降、性欲降低等一系列精神心理性疾病的表现。因此,LOH 与多种精神疾病(老年性痴呆、精神分裂症、神经衰弱、抑郁症等)的鉴别诊断尤其重要。在诊断和评价 LOH 的症状问卷(AMS)中涉及上述精神心理内容,但 LOH 对精神心理的影响往往被衰老过程及伴随的其他疾病掩盖而变得模糊。TST 显著改善 LOH 患者的认知功能、空间判断能力,AMS 量表较好地反映了患者的精神心理症状的改善。因此,该量表也可以作为治疗效果的独立评价指标。

对运动与焦虑的相关性研究发现,更年期男性有氧运动可以显著降低焦虑和抑郁的发生率,而抑郁和焦虑症状均会增加精子畸形率并降低受精成功率。另一方面,剥夺睡眠可能会对生殖系统产生不利影响,如引起糖皮质激素水平升高进一步抑制下丘脑 - 垂体轴,导致 T 分泌减少;合理运动可提高睡眠质量,因此延缓或减轻 T 水平下降。有研究表明,T 对一些神经系统退行性变(如老年性痴呆、轻度的认知功能障碍和抑郁症)的神经元有保护和营养作用。美国巴尔的摩地区的纵向研究发现,FTI(TT/SHBG 比值)越高的老年男子,视觉记忆、语言记忆、视觉空间判断力、视觉运动感知力的表现越好。一项对 748 例 >50 岁男性的研究表明,T 水平下降者的抑郁症状发生率高于 T 水平正常者 2.1 倍,认为 T 低水平与抑郁症的早期症状或者更高的抑郁症发生率有着密切的关系,TST 可以纠正。

一些更年期男子往往遭遇到各种各样的生理、心理困难,尤其是心理困难。典型的生活改变包括:下岗、离婚、健康危机、配偶死亡或患病、当了爷爷、出现了性功能障碍等。一些男人感觉到生活中的许多方面都发生了显著的改变,生活中突然出现的巨大改变让他们感觉到孤独、脆弱、多疑易怒、没有自信心或没有竞争力、自尊心下降等。典型反应表现为抑郁,但是这种抑郁完全不同于精神疾病分类的典型抑郁表现。有些人表现为慢性焦虑,另外一些人可能出现行为焦虑。精神心理压力或体力负担过重,通常可能导致继发性的或低促性腺性的性腺功能低下,推测是由于下丘脑促性腺激素释放激素分泌的抑制作用所致。无论是生理上的还是心理上的紧张焦虑,甚至短时间的紧张情绪,均可以导致内源性的糖皮质激素产生增加;而无论是内源性还是外源性的过多糖皮质激素,均可以抑制下丘脑 – 垂体轴,因而抑制睾丸 T 合成。因此,更年期综合征男子在 TST 同时,需要自我调整:控制工作量、控制情绪、控制饮食。达到这三个自我控制,满怀信心地顺利度过更年期。

更年期男子应注重自我保健,防止或减轻 LOH 症状。一项研究表明,更年期综合征患者中的职业特点以知识分子为主(约 58%),而工人、农民及无业、个体职业者少见,提示文化程度有一定影响,可能是由于新知识信息接收程度、对疾病的认知态度、寻求医疗帮助迫切性的差异使然。因此,加强男性更年期知识普及教育,可能会促使更多患者积极就医。亚健康状态是指健康和疾病之间的过渡状态,包括将要发病的潜伏期、前病期和疾病的康复期。经常饮酒、吸烟,大量饮用浓茶、浓咖啡,不合理膳食习惯、不良的生活方法、环境严重污染、夜班工作者、脑力劳动者、经常处于紧张繁忙工作状态的人,易出现亚健康状态,常表现头昏、头痛、食欲减退、兴奋、疲倦、失眠、焦虑、抑郁、烦躁、皮肤干燥,还可能出现神经衰弱、血压波动、血糖波动。更年期男性处于亚健康状态相当多见,应适当减少其工作量或变换工作内容、采取健康生活方式和积极的生活态度,通过自我保健防止亚健康状态向疾病状态的转化,恢复其健康状态。

(六)遗传因素

比较更年期男性 LOH 患病率发现,患病率为 2.1%~40%,不同人种间存在明显差异,血清 T 水平存在较大差异(表 3–4)。

表 3-4　不同机构诊断标准国外 LOH 的患病率 *

研究机构	人群	诊断标准	LOH 患病率
欧洲中老年男性研究	3219 例, 40~79 岁	至少 3 种性功能症状; TT<320ng/dl 和 FT<64pg/ml（MS 方法）	2.1%
巴尔的摩增龄研究	890 例, 40~69 岁	TT<325ng/dl（RIA 方法）	60 岁人群约 20%, 70 岁人群约 30%
马萨诸塞州增龄研究	1667 例, 40~70 岁	至少 3 种症状或体征和 TT<200ng/dl; 或 TT 200~400ng/dl　FT<89pg/ml（RIA 方法）	6%~12.3%
波士顿社区健康调查	1475 例, 30~79 岁（平均 37.3 岁）	至少 3 种症状; TT<300ng/dl 和 FT<50pg/ml	5.6% 24%（以 TT<300ng/dl） 11%（以 FT<50pg/ml）
美国男性性腺功能减退研究	2165 例, 46~96 岁（平均 60.5 岁）	TT<300ng/dl FT<52pg/ml	38.7%（以 TT<300ng/dl） 40%（FT<52pg/ml）

注: 引自孙颖浩. 男性迟发性性腺功能减退专家共识. 上海: 第二军医大学出版社, 2014: 3-17

遗传学因素在男性更年期综合征发病中的作用, 尚缺乏深入研究。除雄激素水平的种族差异、人群中的个体差异外, 关于雄激素受体（AR）结构及其对雄激素敏感性的差异有较多研究。AR 基因的 CAG 遗传特性具有调节 AR 功能活性的作用, 研究发现 CAG 重复序列长度分布存在差异, "亚临床型性腺功能低下" 人群 CAG 重复序列较少; CAG 重复序列较短者, 对雄激素比较敏感。正常年轻男性 AR 基因的 CAG 重复序列波动于 6~39 岁（也有学者报道为 11~35 岁）, 平均为 22 岁。老年男性的血清 TT、FT 或 Bio-T 越低, CAG 重复序列越少, 提示 T 水平可能受 AR 的调节。因此, T 水平下降和 AR 较少的 CAG 重复序列可以预测 LOH。较早有人发现, LOH 人群 AR 基因的 CAG 重复序列较少。有学者纵向调查 882 例老年男性 CAG 重复序列, 平均每减少 1 个重复序列, T 水平下降（0.71 ± 0.32）%。但 Schneider 等分析男性更年期症状（AMS）量表总分与 AR 基因的 CAG 重复序列的相关性, 发现两者没有相关性。Zitzmann 等（2001）的研究, 未能够发现 AR 基因上的 CAG 重复序列的数目与 T 水平有关, 但他们的资料显示, 较多的 CAG 重复序列可以减弱雄激素对骨的作用, 可能与年龄相关的 BMD 丧失速度加快有关; 较多的 CAG 重复序列（相对地雄激素抵抗）可以出现较高的 HDL 胆固醇, 而总胆固醇水平降低。

Harkonen 等（2003 年）的研究证明，CAG 重复序列的数目与抑郁症状呈正相关性，表现为丧失生存希望的发生率随着 CAG 重复序列的增加而增高（$r=0.45$；$P<0.0001$）、抑郁情绪（$r=0.23$；$P=0.003$）、焦虑（$r=0.15$；$P<0.05$）、一般的健康感觉恶化（$r=0.22$；$P=0.004$）、胡须生长减少（$r=0.49$；$P<0.0001$）。此时，血清 T 水平正常而 LH 增加。老年男性中只有某些类型的年龄相关的改变与 AR 基因上 CAG 重复序列长度有关，表明后者在确定男性不同人群雄激素水平低下的临界值中有一定作用。

AR 蛋白上谷氨酰胺残基的高度多态性特点也提示了个体之间存在着明显的对雄激素敏感性的差异。相对的雄激素不足如果随年龄增长而发生，也会引起不利的结果，并因此认为有必要进行雄激素治疗。更年期男子 TST 的有效性（如果不考虑是否有雄激素下降），其益处是否胜过对脂质、血液学、体液潴留和前列腺等的负面效应，研究资料很少。一项双盲试验研究 13 例 57~76 岁男子，T 水平较低或正常低限（<13.9mmol/L）伴有更年期综合征临床症状，给予庚酸睾酮（TE）100mg 肌内注射（每周 1 次），治疗 3 个月，发现 TST 后身体瘦体重显著增加，尿羟脯氨酸排泄显著减少，血细胞比容显著增加，总胆固醇（TC）下降，高密度脂蛋白胆固醇（HDL-C）下降，但前列腺特异抗原（PSA）增加（但没有超过正常男子的范围）。

第二节　男性更年期综合征的发病机制

一、更年期男性睾丸结构变化

睾丸因素仍是更年期综合征男性雄激素水平下降的主要原因。引起睾丸 Leydig 细胞 T 合成与分泌减少的原因，可能是 Leydig 细胞数目减少、功能减退、睾丸血流量减少、氧化应激等，而氧化应激机制是与体细胞老化共同的。

自 40 岁之后，由于血管硬化，睾丸开始萎缩、质地变软，重量缓慢下降较体积变化更早；60 岁以后，睾丸缩小更加明显；70 岁时相当于 11~12 岁男孩睾丸的大小。但是，睾丸重量和体积变化的个体差异很大，一些男子即使到了很高年龄睾丸体积仍然正常。成年男性睾丸生精小管占体积的 66%，间质细胞占 12%，其余为间质组织。更年期男性睾丸体积变化主要是生精小管萎缩，开始于 50 岁，生精上皮变薄、管腔扩大；70 岁时生精小管明显缩小，约有 1/3 生精小管不能产生精子；睾丸体积反映精子生产的数量，90 岁时男性睾丸体积较 25 岁男性减少约 15%。

20 岁男子双侧睾丸大约含有 700×10^7 个 Leydig 细胞，30 岁左右 Leydig 细胞数量开始减少，青壮年之后平均年递减 10×10^7 个，至 70~80 岁时则已经

下降至 200×10^7 个。更年期男子 Leydig 细胞数目减少并非是睾丸体积减小的主要因素;雄激素合成与分泌下降,更主要是由于 Leydig 细胞功能减退。由于供血量减少、缺氧,影响类固醇合成酶的活性,使 Leydig 细胞合成 T 能力下降,LH 刺激 Leydig 细胞的 T 分泌反应性也减低。Leydig 细胞退行性变,表现为细胞内脂褐素增多,线粒体和滑面内质网空泡化。

睾丸结缔组织成分增生,白膜增厚,生精小管界膜纤维化,管间组织纤维化,生精小管基膜和小血管基膜常表现严重的透明变性。睾丸组织学变化具有个体差异和种族差异,有局灶性进展的特点。一般认为,睾丸组织结构变化与血管病变特别是局部毛细血管减少有关,因为毛细血管减少、血管病变造成睾丸局部血液供应不足,影响物质交换。

二、更年期男性的生育力下降

50 岁之后,睾丸生精小管直径缩小,生精上皮变薄,精子发生能力逐渐减弱,有些人则表现为部分或完全性生精阻滞,精子发生多阻滞在精母细胞阶段。即使有精子形成,畸形精子发生率较高,精子活力差,受精率也较差。但是,男性的生育能力能维持较长时间,60~70 岁男子射出精液中有精子者占68.5%,70~80 岁占 59.5%。Macleod 和 Gold 等研究 1500 名 25~50 岁的男子,25 岁之后生育力下降,表现为射精频次降低、总精子计数下降、精子活动力下降,但精液体积增加。Notoli 等观察 45~90 岁男子,随年龄增长射出精液中正常精子数量下降而总精子计数保持不变。在 Wisconsin 的研究中,试图控制节欲时间的影响,分析 21~85 岁男子前次射精后 2~3d 后的精液,精子密度不随年龄而变化,但老年男子射精体积较小,精子总数下降;精子活力下降;畸形精子率增加。有研究报道,男性从 25 岁以后生育力已逐渐下降,但有 1 项经过科学证实的 94 岁男子仍生育孩子的报道。最近有报道,近百岁老年男子尚有生育力,成功生育了自己的孩子。

睾丸支持细胞功能亦有损害,进而影响精子发生。血清抑制素(inhibin)反映 Sertoli 细胞的功能,研究表明,65~85 岁男性抑制素水平显著低于 22~35 岁青年男子,口服氯米芬(100mg/d)7d 后,青年组血清抑制素水平升高 71%,而老年组仅上升 24%,说明中老年男子 Sertoli 细胞功能减退。

三、间质细胞功能下降

间质细胞的数量减少和功能下降被认为是 LOH 核心发病机制。综合高丰衣等(2017 年)和其他研究者及笔者的文献,Leydig 细胞的功能改变包括:①对 LH 反应降低(对 LH 部分脱敏)。LH 是调节 Leydig 细胞合成和分泌雄激素的主要激素,即便血清 LH 水平未显著降低,但老年睾丸 Leydig 细胞对 LH 的反应能力却明显下降。有研究表明,老年睾丸 Leydig 细胞的 LH 受体数目明显降低,其受体下游 cAMP 产量也明显减少。有研究发现,细胞衰老造成的氧化还原状态失衡以及氧化应激可以削弱 LH 受体与腺苷酸环化酶的偶联,激活 p38 丝裂原活化蛋白激酶以及环氧合酶 2(COX2)的表达,进而影响 T 合成。②T 合成相关酶的表达与活性下降。Leydig 细胞被 LH 信号刺激后,细胞内的游离胆固醇经类固醇合成急性调节蛋白(StAR)调节,从线粒体外膜转运至内膜,经一系列复杂的酶促反应后转化为 T,其合成酶主要包括细胞色素 P450 家族(P450scc 及 P450c17)和羟基固醇脱氢酶(3β-HSD 和 17β-HSD)。其中,StAR 和线粒体中的 P450scc 是睾酮合成的限速步骤。在 Leydig 细胞老化过程中,StAR 与 P450scc 的 mRNA 和蛋白表达均显著下降,3β-HSD 和 17β-HSD 酶活性也降低。因此,Leydig 细胞相关酶的表达与活性的下降,导致 T 合成下降,最终导致更年期男子雄激素水平下降。③Leydig 细胞更新受阻。成体 Leydig 细胞又包括 Leydig 干细胞(SLCs)、Leydig 祖细胞(PLCs)、未成熟 Leydig 细胞(ILCs)和成熟 Leydig 细胞(ALCs)四个发育阶段。只有 ALCs 才具有非常活跃的 T 分泌功能。但随着 ALCs 细胞的衰老,其功能不断下降,最终导致 Leydig 细胞整体 T 合成与分泌能力下降。④Leydig 细胞的自噬水平下降。自噬对细胞正常生理功能的稳态维持非常重要,对 Leydig 细胞 T 合成起不可或缺的作用。近期研究发现,衰老 Leydig 细胞存在自噬缺陷,自噬缺陷可能是 T 合成下降的重要因素。⑤下丘脑-垂体-睾丸轴的功能障碍。LH 分泌频率增加但峰值浓度明显下降、LH 的不规律性释放、LH 活性减低、Leydig 细胞对 LH 敏感性下降对 T 合成与分泌的影响很大。此外,下丘脑和垂体对雄激素和雌二醇的负反馈敏感性增加,造成了对下丘脑-垂体分泌功能的抑制作用增强。因此,更年期综合征主要因素之一是下丘脑-垂体-性腺轴的内稳定性丧失。⑥昼夜节律异常。许多男子在 40 岁以后常发生睡眠障碍,对生物节律性有不良影响,并可造成 T 分泌的昼夜节律性减弱或缺乏,甚至在早晨 T 分泌高峰消失。

四、睾丸血管和微循环变化

睾丸内正常的微血管血流量对睾丸功能是非常重要的。缺乏充足血流量,可导致缺血和细胞坏死。血管舒缩被定义为血管张力有节奏地振荡,它是由血管和周围组织控制,能引起微血管血流量的变化。当血流灌注受损时,即在局部缺血的条件下,血管舒缩是一种保护机制。在睾丸缺血再灌注中,血管舒缩紊乱则诱导睾丸损伤。研究表明,ROS 抑制血管舒缩,导致 T 合成下降。

适当的心血管和血流动力学调整是满足运动时机体代谢需求的必要条件,而血液循环加速的直接效应就是局部组织或器官温度的上升。自行车运动时累积的热量可以使睾丸局部温度上升,从而影响 Sertoli 细胞与生精细胞的相互作用和功能,包括 Sertoli 细胞和生精细胞胞膜的通透性、酶的活性、激素的合成与分泌。研究发现,睾丸热应激是一种对男性生殖具有潜在负面影响的因素,轻微的热应激即可损伤精子结构和功能,并最终导致生育力下降。其中具有代表性的是热应激蛋白(HSP)如 TRPV1 蛋白(transient receptor potential cation channel subfamily V member 1)的合成。

一氧化氮合酶(NOS)在还原型辅酶Ⅱ(NADPH)存在下催化 L- 精氨酸分解生成一氧化氮(NO)。NOS 有以下形式:神经型 NOS(nNOS)、诱导型 NOS(iNOS)和内皮型 NOS(eNOS)。NOS 和 NO 对男性生殖的作用已被广泛研究,如对睾丸微循环的调节、参与调节 T 合成和精子活动等。睾丸 Leydig 细胞、支持细胞及睾丸微动脉外膜内的神经元丛中均有 NOS 存在。NO 是一种血管舒缩因子,与血管紧张性有关。催化血管壁 NO 合成的 eNOS,其活性受抑制时血管壁 NO 合成下降,导致血管收缩、血流减少。睾丸在温度升高时血管扩张,温度降低时血管收缩,是受 eNOS/NO 的调节。使用 NOS 抑制剂后,睾丸小动脉舒张频率在较高温度(34~37℃)下失去了温度依赖性,而且血管平均直径明显下降,血管舒张幅度明显增加,失去了正常的热应答反应性。说明 NO 具有维持睾丸小动脉紧张性,使其适应不同温度的作用。

五、氧化应激

增龄过程几乎所有的器官都易受到氧化应激带来的损害,睾丸亦不例外。氧化应激是指机体氧化和抗氧化作用的失衡:当氧化作用过强时,产生大量氧化产物(如过氧化物、氧自由基等),对机体造成损害。抗氧化酶系统在机体抵抗氧化应激的过程中起着重要作用,包括 SOD、GPx、过氧化氢酶(CAT)等。氧化应激可以破坏精子质膜的流动性,损伤精子核内 DNA 的完整性,影响精子的质量和功能;氧化应激还能改变细胞功能,引起生精细胞凋亡增加;氧化应激亦会引起 Leydig 细胞雄激素合成相关酶的活性下降,影响 T 合成和代谢,从而引起更年期男子雄激素水平下降。

活性氧类物质(ROS)影响 T 合成,这可能是 Leydig 细胞损伤的结果。①ROS 可激活蛋白激酶 C(PKC),PKC 能抑制激素第二信使环磷酸腺苷(cAMP)的合成,从而抑制雄激素作用。②ROS 可抑制 NOS 生成 NO,导致睾丸内 NADP 氧化酶增加,进一步造成组织内 ROS 富集,由此导致恶性循环,影响睾丸功能。③ROS 可通过 P38 丝裂原活化蛋白激酶(MAPK)级联反应及上调 COX-2 表达抑制胆固醇转运,进而抑制 T 合成。④氧化损伤也调控衰老相关的信号通路激活,促进衰老相关蛋白 p16、p53 等的表达。p16 可通过调节 CDK4/6 及 pRB-E2F 途径促进磷酸化的 Rb 蛋白降解,从而抑制细胞增殖周期;p53 是一种应激蛋白,其在细胞应激时快速上调,激活 p21 基因,从而抑制 Rb 蛋白磷酸化,阻止细胞周期的进行,引发细胞衰老。有研究发现,体外原代培养睾丸 Leydig 细胞,在氧化应激的情况下 P450 酶活性降低。在催化过程中,细胞色素 P450 酶复合物产生活性氧,这些活性氧会通过启动膜脂过氧化的 P450 嵌入膜而直接或间接地损害细胞色素酶 P450 的活性。细菌脂多糖(LPS)诱导 Leydig 细胞氧化应激模型也证明,Leydig 细胞内的类固醇物质对于氧化应激特别敏感,LPS 引起的氧化应激刺激膜脂质过氧化以及减少 StAR 和 3β-HSD 的活性。使用外源性类固醇抑制睾丸内 T,引起抗氧化酶表达的抑制,并且伴随脂质过氧化损伤增加。氧化应激损伤又可以抑制 T 合成过程中关键酶的活性,引起 T 水平下降。这样就出现"氧化应激 - 损伤细胞 -T 水平降低 - 睾丸抗氧化能力减弱 - 氧化应激损伤加重"的恶性循环,从而影响 T 合成。

ROS 影响 T 合成,还与 Leydig 细胞数量减少有关。正常情况下细胞凋亡是指为维持内环境稳定,由基因控制的细胞自主的、有序的死亡。当氧化应激时,过量的 ROS 使细胞内的酶失活而导致细胞凋亡,线粒体是介导细胞凋亡最重要的细胞器,过量的 ROS 可损伤线粒体膜,释放细胞色素 C,由此激发半胱氨酸蛋白酶的级联反应,触发了细胞凋亡。生精细胞的凋亡增加,致精子生成减少;Leydig 细胞氧化应激损伤引起细胞凋亡增加,Leydig 细胞数量减少,致雄激素合成减少,与更年期男子雄激素水平下降相关。

(崔毓桂)

参考文献

1. Basaria S. Reproductive aging in men. Endocrinol Metab Clin N Am, 2013, 42(2): 255-270.
2. Cauley JA, Ewing SK, Taylor BC, et al. Sex steroid hormones in older men: longitudinal associations with 4.5-year change in hip bone mineral density-the osteoporotic fractures in men study. J Clin Endocrinol Metab, 2010, 95(9): 4314-4323.
3. Corona G, Bianchin S, Sforza A, et al. Hypogonadism as a possible link between metabolic diseases and erectile dysfunction in aging men. Hormones, 2015, 14(4): 569-578.
4. Corona G, Vignozzi L, Sforza A, et al. Obesity and late-onset hypogonadism. Mol Cell Endocrinol, 2015, 418(Pt 2): 120-133.
5. Dominguez JM, Davis RT, McCullough DJ, et al. Aging and exercise training reduce testes microvascular PO2 and alter vasoconstrictor responsiveness in testicular arterioles. Am J Physiol Regul Integr Comp Physiol, 2011, 301(3): R801-R810.
6. Dudek P, Kozakowski J, Zgliczyński W. Late-onset hypogonadism. Menopause Rev, 2017, 16(2): 66-69.
7. Golan R, Scovell JM, Ramasamy R. Age-related testosterone decline is due to waning of both

testicular and hypothalamic−pituitary function. Aging Male, 2015, 18（3）: 201−204.

8. Huhtaniemi I. Late−onset hypogonadism: current concepts and controversies of pathogenesis, diagnosis and treatment. Asian J Androl, 2014, 16（1）: 192−202.

9. Kenny AM, Kleppinger A, Annis K, et al. Effects of transdermal testosterone on bone and muscle in older men with low bioavailable testosterone levels, low bone mass and physical frailty. J Am Geriatr Soc, 2010, 58（6）: 1134−1143.

10. Mukherjee A, Haldar C. Melatonin membrane receptor（MT1R）expression and nitro−oxidative stress in testis of golden hamster, Mesocricetus auratus: An age−dependent study. Exp Gerontol, 2015, 69（2）: 211−220.

11. Saad F, Gooren LJ. Late onset hypogonadism of men is not equivalent to the menopause. Maturitas, 2014, 79（1）: 52−57.

12. Salomon TB, Hackenhaar FS, Almeida AC, et al. Oxidative stress in testis of animals during aging with and without reproductive activity. Exp Gerontoly, 2013, 48（6）: 940−946.

13. Sedha S, Kumar S, Shukla S. Role of oxidative stress in male reproductive dysfunctions with reference to phthalate compounds. Review, 2015, 12（5）: 2304−2316.

14. Sokanovic SJ, Baburski AZ, Janjic MM, et al. The opposing roles of nitric oxide and cgmp in the age−associated decline in rat testicular steroidogenesis. Endocrinol, 2013, 154（10）: 3914−3924.

15. Winter AG, Zhao F, Lee RK. Androgen deficiency and metabolic syndrome in men. Trans Androl Urol, 2014; 3（1）: 50−58.

16. 崔毓桂,贾悦,狄福松,等. 男性性腺功能低减的雄激素补充治疗. 中华男科学杂志, 2003, 9（3）: 210−213.

17. 崔毓桂,童建孙,潘芹芹,等. 雄激素对男性性腺功能低减病人红细胞生成素的影响. 中华男科学杂志, 2003, 9（4）: 248−251.

18. 崔毓桂,王兴海. 男性性功能障碍的内分泌病因. 国外医学·计划生育分册, 2002, 21（1）: 11−13.

19. 崔毓桂. 男性更年期综合征 // 李宏军,黄宇烽. 实用男科学. 2版. 北京: 科学出版社, 2015: 715−754.

20. 代晓南,徐文丹,崔毓桂. 间质细胞增殖的睾丸内局部调节因子. 国际生殖健康 / 计划生育杂志, 2014, 33（6）: 434−437.

21. 樊华,李文. 雄性生殖氧化应激损伤的研究进展. 中国临床医学, 2016, 23（2）: 242−246.

22. 高丰衣,李国平. 中老年男性迟发型性腺功能减退症的研究进展. 中华老年医学杂志, 2017, 36（11）: 1267−1270

23. 黄小惠,刘春. 迟发性性腺功能减退症的研究进展. 世界临床医学, 2016, 10（15）: 121−123.

24. 吉正国. 男性更年期综合征的发病机制与诊断. 中华全科医师杂志, 2017, 16（6）: 421−423.

25. 孔祥斌,熊承良. 中老年男性迟发性性腺功能低下的国内外研究概况. 中国计划生育和妇产科杂志, 2013, 5（1）: 69−72.

26. 李飞,毛向明,冯现刚. 男性迟发性性腺功能减退症与精神心理性疾病. 国际生殖健康 / 计划生育杂志, 2011, 30（1）: 18−20.

27. 李宏军,谷翊群.男性迟发性性腺功能减退症的发病机制与流行病学.国际生殖健康/计划生育杂志,2011,30(1):10-13.

28. 李宏军.男性更年期综合征概述.中华全科医师杂志,2017,16(6):417-420.

29. 刘嘉,聂超,曾庆琪.睾丸退行性病变的发病机制及其治疗靶标.西南国防医药,2015,25(3):332-334.

30. 刘建国,赵红乐,金保方.氧化应激与男性不育研究进展.中华中医药学刊,2016,34(9):2104-2106.

31. 刘星辰,彭程,刘伟,等.迟发性性腺功能减退症的研究进展.中国男科学杂志,2016,30(8):65-68.

32. 刘雨,商学军.迟发型性腺功能减退症诊断治疗指南//王晓峰,朱积川,邓春华.中国男科疾病诊疗指南.北京:人民卫生出版社,2013:167-206.

33. 商学军,华雪莲,黄宇烽.男性迟发性性腺功能减退症与性功能障碍.国际生殖健康/计划生育杂志,2011,30(1):14-17.

34. 孙颖浩.男性迟发性性腺功能减退专家共识.上海:第二军医大学出版社,2014.

35. 汪子铃,邱竹,陈雄斌,等.D-半乳糖诱导衰老小鼠睾丸结构与功能变化及其氧化应激相关机制.中国组织化学与细胞化学杂志,2016,25(6):476-481.

36. 徐文丹,崔毓桂.睾丸间质干细胞分化和移植.生殖医学杂志,2016,25(4):369-373.

37. 徐文丹,代晓南,崔毓桂.睾丸雄激素合成的调节机制及其研究进展.国际生殖健康/计划生育杂志,2014,33(6):428-433.

38. 杨宏伟,易发现.男性迟发性性腺功能减退症的研究进展.包头医学院学报,2017,33(8):131-132.

39. 祝辉,崔毓桂,周作民.睾丸细胞生物学研究进展.生殖医学杂志,2014,23(4):259-263.

第四章

男性更年期综合征的临床流行病学及研究方法

第一节　男性更年期综合征的流行病学

据联合国预计,全球人口会将出现暴发式增长,人口数量将从 1950 年的 25 亿增加到 2050 年的 100 亿,增长 4 倍。人口持续性增长的一大原因是人均寿命的增加、新生儿死亡率降低以及各类严重威胁人类寿命的疾病能够得到有效的预防和治疗。据统计,欧洲人均寿命已经是 100 年前的两倍多,而中国人均寿命也随着社会经济发展有了明显延长。来自国家统计局的数据显示,2016 年中国人的平均寿命为 76.34 岁,其中女性平均寿命为 79.43 岁,而男性平均寿命为 73.64 岁。因此,伴随着人口数量的增长和人们寿命的延长,老年相关健康问题也随之引起关注,这些健康问题日益影响着老年人的身心健康及生活质量。

人体衰老是一个缓慢而持续性的过程。衰老常常伴随着身体所有器官结构和功能的变化,以及器官组织细胞代谢和生理作用的降低,衰老的过程也会伴随性腺功能减退的状况出现。因此,衰老过程中通常会出现维持身体正常运转的大量激素分泌的减少。对于老年男性来说,同样面临生殖激素水平降低的情况,尤其是由血清睾酮水平降低而产生的男性更年期综合征,也称男性迟发性性腺功能减退症(late-onset hypogonadism, LOH),从而影响其生殖健康。据世界卫生组织统计,2000 年世界上 65 岁以上男性人口约 5.2 亿人,预计到 2050 年这一数字将史无前例地提升到 15 亿人。如果按照现在的 LOH 患病率(2%~6%)估计,那么 2050 年 LOH 患者人数达到惊人的 2 亿~6 亿,将会极大影响中老年男性生殖健康水平和生活质量。

目前,LOH 的患病率文献报道并不多,并且无统一标准的大规模临床研究数据。LOH 的患病率因不同国家、不同地区、不同研究对象的统计数据相差比较大,甚至来自同一研究而采用不同评判标准的 LOH 患病率也不同。主要原因是血清雄激素检测方法与血清雄激素低下的切点值不同、LOH 的诊断标准不统一。例如,有学者认为通过雄激素检测,只要血清睾酮水平低下即可诊断为 LOH；而另一些学者则认为只有血清睾酮水平低下和临床症状同时出现才能够诊断为 LOH。此外，缺乏覆盖全世界的或者一个国家的多中心大样本的流行病学研究数据。目前，引用率较高的国外文献报道，中老年男性中仅依据血清睾酮水平低下诊断 LOH（不考虑 LOH 临床症状）的患病率在 4.1%~45%。准确来讲，此种情况应该称为睾酮水平低下率，或者睾酮缺乏（androgen deficiency，AD）患病率；不难看出，不同研究之间的患病率差异较大。按照 LOH 症状结合血清睾酮水平低下作为诊断标准，LOH 患病率变化为 2.1%~12.3%。上述两种 LOH 诊断标准之间的患病率差距非常大，使用统一的、规范的、准确的诊断标准是迫切需要学者们在临床工作和科学研究中重视的问题。欧美男性 LOH 或 AD 患病率具有代表性的研究详见表 4-1。

欧洲男性老年研究（EMAS）每两年对包括英国曼彻斯特在内的 8 个中心进行了 LOH 调查研究，调查了 3369 例 40~79 岁欧洲男性居民，研究按照继发性、原发性和代偿性的性腺功能减退症分别进行数据统计，患病率分别是 11.8%、2.0% 和 9.5%；可见三者中继发性性腺功能减退症患病率最高，代偿性性腺功能减退症次之，而原发性性腺功能减退症最低，总患病率为 23.3%。与前几年相比，在原发、继发和代偿性的性腺功能减退症患病率均有上升趋势。但是来自同一个研究的数据表明，如果使用与性功能低下有关的三个症状，结合血清睾酮水平低下作为诊断标准，结果表明 40~79 岁欧洲男性 LOH 患病率为 2.1%；其远远低于单纯使用血清睾酮低下作为诊断标准的患病率。另一项研究涉及年龄 >45 岁、2162 例美国社区居民，并结合血清总睾酮（TT）<300ng/dl 进行统计，结果显示 AD 患病率在 38.7%，较欧洲人患病率高。美国马萨诸塞男性老年研究（MMAS）对 1709 例 39~70 岁男性调查发现，血清 TT 每年以 1.6% 速度下降，而生物可利用睾酮（Bio-T）每年则以 2%~3% 速度下降。

我们国内同样存在 LOH 检测方法统一、诊断标准不一致等问题。表 4-2 汇总了国内不同地区有代表性的 LOH 或 AD 患病率研究数据。

2010 年，周善杰等报道在河北阜城地区收集 1498 例中老年男性研究对象并分别填写了中老年男子雄激素缺乏问卷（ADAM）和老年男子症状量表（AMS），其中 434 例进行了生殖激素浓度测定，利用血清 TT 和计算的游离睾酮（cFT）低下切点值计算 LOH 的筛查阳性率、雄激素水平低下率、LOH 临床患病率和评估了筛查量表的敏感性和特异性等。结果表明 LOH 的筛查阳性率分别为 80.77% 和 32.34%，存在很高筛查阳性率。而以血清 TT 或 cFT 的切点值计算出的 40~69 岁人群平均雄激素水平低下率分别为 14.02% 和 43.69%。ADAM 问卷阳性或者 AMS 量表阳性同时血清 cFT 低于切点值的研究对象的平均 LOH 临床患病率分别为 37.85% 和 15.42%。该研究采取筛查量表和血清雄激素测定相结合方式进行统计，LOH 患病率较单纯问卷调查结

表4-1　欧美男性的LOH和AD患病率

作者及文献年代	研究对象来源	样本数量/年龄	诊断标准/分类	患病率
Tajar 等,2010年	欧洲男性老年研究(EMAS),包括英国曼彻斯特等欧洲8个中心	招募欧洲8个中心社区人群3369例,年龄40~79岁	依据血清T,LH水平,性腺功能低下分成继发性,原发性,代偿性3类	3类性腺功能低下患病率分别为11.8%,2.0%和9.5%
Wu 等,2010年	同上	同上	至少3个性功能症状,TT,FT切点值	血清TT切点值为8.0nmol/L,11.0nmol/L时,AD患病率分别为4.1%,17.0%;至少3个性功能症状以及血清TT<11nmol/L和FT<220pmol/L,LOH患病率为2.1%
Mulligan 等,2006年	美国社区居民	收集寻求初级保健服务的男性患者2162例,年龄45~96岁	血清TT、FT、Bio-T切点值	AD患病率:38.7%(TT<300ng/dl切点值);40%(FT<52pg/ml切点值);45%(<70岁,Bio-T<95ng/dl和≥70岁,<60ng/dl切点值)
Araujo 等,2004年	马萨诸塞州男性老年研究(MMAS)	基线组1691例,随访组1087例,年龄40~70岁	测定血清TT,cFT;LOH诊断标准选择下列之一:①至少3个AD相关表现/症状和TT<6.94nmol/L;②至少3个AD相关表现,症状以及TT6.94~13.88nmol/L和FT<309.2pmol/L	LOH患病率:基线组为6.0%和随访组为12.3%;LOH发病率为12.3/1000人年

表 4-2　我国男性的 LOH，AD 患病率及量表筛查阳性率

地区	样本数量 / 年龄	检测指标 / 诊断标准	患病率 / 阳性率
浙江	收集 488 例 40~70 岁男性	ADAM 问卷，AMS 量表	ADAM 问卷和 AMS 量表筛查阳性率分别为 84.63% 和 59.02%
北京	收集 1006 例 30~60 岁男性	AMS 量表，测定血清 TT 水平	AMS 量表筛查阳性率为 10.7%；TT<12nmol/L 者占 21.3%，TT<8nmol/L 者占 3.4%
河北	收集 1498 例 40~69 岁男性	检测血清 TT，cFT 水平，统计 ADAM 问卷阳性或者 AMS 量表阳性研究对象的 LOH 患病率	ADAM 问卷、AMS 量表筛查阳性率分别为 80.77% 和 32.34%；TT，cFT 切点，AD 患病率分别为 14.02% 和 43.69%；ADAM 问卷或者 AMS 量表阳性且血清 cFT<169pmol/L，LOH 患病率分别为 37.85% 和 15.42%
上海	收集 1138 例 40~80 岁男性	ADAM 问卷，AMS 量表，测定血清 TT 水平	ADAM 问卷及 AMS 量表筛查阳性率分别为 64.85% 和 22.67%；血清 TT 切点（≤11.5nmol/L）时，AD 患病率为 64.5%
上海	收集 977 例 40~80 岁男性	AMS 量表和 ADAM 问卷	AMS 量表和 ADAM 问卷筛查阳性率分别为 59.88% 和 84.65%
台湾	收集 734 例 43~87 岁男性	ADAM 问卷，TT<300ng/dl，FT<5ng/dl	AD 患病率为 24.1%（TT<300ng/dl）和 16.6%（TT<300ng/dl 和 FT<5ng/dl）；ADAM 问卷阳性，LOH 患病率为 12.0%

注：cFT= 计算的游离睾酮

果低,这也是为什么 LOH 的诊断需要临床症状与血清睾酮缺乏(尤其是 FT)指标相结合进行判断。2012 年贺利军等为了解北京石景山区 30~60 岁男性泌尿生殖健康状况进行问卷调查,结果显示该地区 AMS 量表筛查阳性率为 10.7%。但是,该研究并没有结合血清雄激素检测进行 LOH 患病率的确切评估。除上述地区的研究之外,徐高洁等 2014~2015 年在上海某社区采用年龄分层抽样选取 1138 例 40~80 岁中老年男性,采用 ADAM、AMS 筛查量表进行了调查,同时测定血清中 TT 水平。结果研究对象的 ADAM 及 AMS 筛查阳性率分别为 64.85% 和 22.67%,比周善杰等报道的 ADAM 和 AMS 量表筛查阳性率略低,与国内其他报道(特别是大中城市)LOH 筛查阳性率接近。而来自上海地区另一项研究采用的是 AMS 和 ADAM 筛查量表结合血清 TT、FT、SHBG、Bio-T 进行研究。共收集到 977 例有效问卷,AMS 和 ADAM 的 LOH 筛查阳性率分别为 59.88% 和 84.65%,并且随着年龄的增长,筛查阳性率逐渐增高。该统计数据的 ADAM 筛查阳性率与上述几个地区的结果接近,然而 AMS 筛查的结果较高,这可能与该地区认知度较高有关。2016 年陈振乾等对浙江温岭地区随机选取 488 例 40~70 岁中老年男性进行 ADAM、AMS 调查,同时测定血清 TT、FT 和血清性激素结合球蛋白(SHBG)水平。结果显示 ADAM 和 AMS 的筛查阳性率分别为 84.63% 和 59.02%。同时该研究证明血清 TT 浓度与增龄无关,表明单纯检测血清 TT 水平进行 LOH 的判断并没有实际意义。

LOH 患病率在国内不同地区呈现各异,但更加令人担忧的是广大中老年男性对 LOH 的认知度非常低,甚至并无任何相关概念。2009 年,纪玉党等开展了一项关于中国中老年男性对雄激素及相关问题的认知和态度,以及知识需求、雄激素治疗和应用情况的问卷研究。该研究组采用统一的结构式问卷调查中老年男性 1498 人,共获得有效问卷 1461 份。结果显示,在中老年男性调查对象对"雄激素"和"男性更年期"知晓率分别为 27.71% 和 67.39%。可见中老年男性调查对象的雄激素知晓率和认知水平均处于较低水平,而对雄激素使用和补充治疗更是闻所未闻。另一项相关研究在 2001 年 4 月至 2001 年 7 月间,长江中下游 3 个城市(包括安徽省马鞍山市、江苏省苏州市和上海市)的 2574 例 40~70 岁中老年男性进行了男性更年期情况的知识(K)、态度(A)和实践能力(P)的综合调查。发现听说过中老年男性部分睾酮缺乏症(PADAM)的占到被调查者的四成,其中文化程度越高,掌握的相关知识越多;而知道男性更年期综合征的高达 70.51%。该地区 LOH 认知度较高的原因可能与长江中下游已经开展了男性生殖保健教育有关,年龄越年轻,这方面意愿越强烈。因此,我们应该加大 LOH 宣传、教育以及相关疾病的诊治工作,普及相关专业知识,让更多男性了解自己,健康自己。

影响 LOH 患病率的风险因素众多,其中年龄因素是 LOH 的直接与独立因素。随着社会老龄化进程的不断加剧,中国这个加速发展的经济体,由于其人口基数大、传统观念的影响,中老年人身心健康问题已经成为医学关注的热点之一。因此 LOH 的患病率研究工作应该统一流行病学筛查标准、有效的临床诊断共识与指南,并结合不同地区、不同人种、不同遗传背景、不同生活环境、不同心理因素和社会经济因素,准确获得 LOH 的患病率。LOH 的患病率不仅仅与年龄、睾酮等有关,还与遗传因素、环境因素、生活习惯以及精神心理因素密切相关。美国的一项研究发现 LOH 在高血压、高脂血症、糖尿病、肥胖、前列腺疾病和慢性阻塞性肺疾患受试者中患病率更高,除此之外,LOH 还能够增加老年男性死亡风险。来自欧洲老年男性研究中心(EMAS)前瞻性研究表明,在对来自 8 个国家的 2599 例 40~79 岁中老年居民的研究发现,结合三个性功能症状与血清雄激素低下进行 LOH 诊断,其患病率为 2.1%,在调整年龄、8 个研究中心、BMI、吸烟史、健康状况后,与正常老年男性比较,老年男性罹患 LOH 的死亡风险要增加 5 倍。与性腺功能正常男性相比较后,将多因素死亡风险进行调整,发现 LOH 男性(TT<8nmol/L)与正常男性相比,死亡率增加 2 倍;使三种性功能症状风险提高 3 倍。如果有吸烟习惯,那么则显著增加心血管死亡风险。

(孙铁成　谷翊群)

第二节　男性更年期综合征的危险因素

男性更年期综合征的患病率将随着老龄潮的到来进一步推高,根据中华人民共和国国家统计局 2018 年国民经济和社会发展统计公报数据,2017 年末 60 岁及以上人口为 24 090 万人,占总人口 17.3%,预计 2050 年老年人口比重将高达 26%,保守估计,这些 60 岁以上男性中将会有 2%~9% 的人会出现男性更年期的症状。男性更年期综合征可给多器官、系统的功能带来不良影响,而我国社区人群对其认知水平还比较低,积极正确认识更年期相关危险因素对于男性更年期综合征的防治以及提高中老年男性生殖健康水平有着极其重要意义。

一、年龄

增龄是男性更年期综合征发生和发展的直接和必然因素。在衰老过程中,所有器官、组织和细胞将经历一系列形态和功能的改变,其特征是各种器官和系统的生理效率的降低,睾丸结构萎缩与功能衰退是随着增龄出现的普遍趋势。因此,随着年龄的增长,男性更年期的患病率也将逐渐增加。根据一项在新英格兰杂志发表的关于男性更年期综合征多中心大样本量的研究,以性功能低下有关的三个症状阳性并结合血清 TT<11nmol/L 同时血清

FT<220pmol/L 为切点值判定男性更年期综合征的总体患病率为 2.1%；年龄从 40~49 岁男性更年期患病率为 0.1%，50~59 岁患病率增长到 0.6%，60~69 岁为 3.2%，70 岁以上增长到 5.1%。在美国巴尔的摩开展的一项对 890 例男性进行连续 5 年的研究证明 80 岁以上男性更年期的发生率是 50 岁以下男性的 5~10 倍，如果以 TT<11.3nmol/L 为切点值，则 50 岁~、60 岁~、70 岁~ 和 80 岁~ 各组的男性更年期发生率分别为 12%、19%、28% 和 49%，如果以游离睾酮指数（free testosterone index，FTI）<0.153 为切点值，则各年龄组的发生率分别为 9%、34%、68% 和 91%。一项基于 1475 例多种族、年龄为 30~79 岁人群的临床研究表明，基于症状诊断的 70 岁以下男性更年期的患病率为 5.6%，70 岁以上可达 18.4%。一项中国 4 个城市 637 例健康男性血清雄激素水平研究结果表明，以 cFT 的切点值为标准，中国男性更年期的患病率随增龄而升高，40、50、60、70 岁组分别为 13%、30%、30%、47%。年龄越大，男性更年期临床患病率越高，年龄是男性更年期的主要危险因素之一。

二、雄激素水平低下

男性更年期是人体由成熟走向衰老的过渡阶段，其过程主要发生在外周腺体以及下丘脑和垂体。男性更年期性腺功能减退的机制可能是睾丸间质细胞数量减少、类固醇激素生成途径获得性缺陷以及细胞内调节系统的破坏。因此，在衰老过程中，下丘脑促性腺激素释放激素（GnRH）分泌功能也发生了变化，血浆促卵泡激素（follicle stimulating hormone，FSH）浓度上升，垂体分泌黄体生成素（luteinizing hormone，LH）却发生了紊乱，主要包括下面三个方面：LH 每日脉冲频率增加、LH 脉冲幅度降低、LH 释放次序紊乱。随着年龄的老化，GnRH 分泌减少，睾丸的重量降低，睾丸间质细胞的数量减少，而间质细胞空泡形成，退行性改变加速，血中睾酮对 LH 的负荷反应性降低。间质细胞不仅存在着数量减少的问题，其细胞功能也出现降低。正是这种间质细胞的质和量的减少，血清睾酮分泌的昼夜节律消失，失去了早晨的分泌高峰，导致了"低睾酮血症"。而另一方面，由于血清性激素结合球蛋白（sex hormone binding globulin，SHBG）继发性增加，导致与 SHBG 结合的睾酮增加，进一步加重功能性雄激素水平的下降。随着年龄的增长，FSH 和 LH 的升高与睾酮的下降一致，LH 和 FSH 分别以每年 1.1% 和 3.5% 的速度纵向增加。相应地，血清睾酮（主要是生物活性睾酮）随着年龄的增长含量下降。睾酮分泌随年龄增长而减少的原因在于间质细胞的最大分泌功能下降或间质细胞的数量减少，同时老年人睾丸血流量也减少。雄激素下降是男性更年期的主要危险因素。最近一项基于中国人群 40~80 岁健康男性的横断面研究表明，50 岁时 FT 开始下降，生物活性睾酮下降较快。血清 SHBG 和 LH 分别在 50 岁和 70

岁时增加较快。30 岁男性的平均血清 TT 水平约为 20.8nmol/L,40~55 岁以后的血清雄激素水平显著低于其 10 年前的水平,60 岁以上人群中约有 20% 的男性睾酮水平低于正常范围,80 岁男性的平均睾酮水平约为 13.9nmol/L,已降至 20~50 岁组男性睾酮水平的 60%,而多数 80 岁以上老年男子的血清睾酮水平已经降到青春期前的水平。美国马萨诸塞州 1709 例男性老龄化的临床纵向研究表明,男性血清 TT 与 FT 分别以每年 0.4% 和 1.2% 的速度下降。血清TT 随着年龄的增长而下降,从 30 岁以后估计每年下降约 1% 至 2%,相当于每年减少 0.110~0.121nmol/L,在男性 75 岁时,和 25 岁时相比大约丧失了血清TT 的 30%。MMAS 研究提示男性 40 岁、50 岁、60 岁和 70 岁时血清 TT 值分别为 8.7nmol/L、7.5nmol/L、6.8nmol/L 和 5.4nmol/L。国内绝大多数流行病学调查也证实了这一点,马嵘等对 136 例 21~78 岁健康男性检测了血清 TT 和 FT水平,发现血清 FT 在 50 岁以后、血清 TT 在 60 岁以后明显降低,血清 FT 发生改变早于血清 TT,认为血清 FT 能更早反映雄激素水平的变化。李江源等在北京、上海、西安和重庆四城市调查年龄 20 岁以上健康成年男性 1080 人,认为健康男性在 40 岁以后血清 FT 随年龄的增长而逐渐下降。老年人血清FT 和 Bio-T 的变化与年龄相关的原因是由于 SHBG 随年龄的增长而增加,增加幅度每年约为 2.7%。应俊等测定了 602 例 14~92 岁男性血清雄激素水平,结果发现男性随着年龄的增长,血清 TT 和 FT 水平逐渐下降,年龄与 TT、FT血清浓度呈负相关。Andersson 等研究了 5350 例 30~70 岁男性血清激素的测定结果,认为伴随增龄出现血清 TT 水平下降、SHBG 水平升高;SHBG、FT 则与增龄存在明显效应关系。但是也有少部分研究发现随着年龄的增加体内TT 水平下降并不明显,主要是血清 FT 水平明显下降。国内一项基于社区人群的 678 例中老年(40~69 岁)男性血清性激素横断面研究结果显示:血清 TT水平随增龄没有明显变化,而 LH、SHBG 水平逐渐增高,以 20~39 岁组的 10%位数为切点,以中位数计算的 cFT 下降率在 40 岁以后约为 19%,50 岁以后约为 37%,60 岁以后约为 46%,其原因可能由研究对象的生活水平、生活习惯和环境、医疗条件、体质条件和健康状况等的差别导致。

三、肥胖

肥胖是导致男性更年期的主要危险因素之一。国外一项超过 4000 例研究对象的队列研究报道表明,BMI 超过 30kg/m² 的肥胖男性更年期综合征发病率将升高 3 倍。在肥胖患者中发现男性更年期的患病率相对较高,而在调整年龄、高血压病、糖尿病等影响因素后高内脏脂肪指数(Visceral Adiposity Index,VAI)男性人群中发生性腺功能减退的风险是低 VAI 人群的 5.88 倍。近期国内一项 277 例中老年男性更年期的临床研究表明,腰围是男性更年期的重要危险因素之一。与体重及 BMI 相比,腰围是男性更年期的最佳预测因子。目前广泛认为低睾酮水平是肥胖和更年期综合征的共同病理生理基础。与同龄对照组比较,血清睾酮水平低下的老年男性人群往往具有较高的 BMI、更大的腰围以及更多的内脏和皮下脂肪分布。一方面男性更年期增加了腹型肥胖的风险,低水平睾酮可下调腹内脂肪 β 肾上腺素能受体数目,使腹内脂肪分解减少,脂蛋白酯酶活性增加,脂肪释放的甘油三酯增多,腹内脂肪聚集,从而导致腹型肥胖。另一方面肥胖加速诱导了男性更年期的发生,肥胖时机体内血清瘦素水平会逐渐增加,进而影响下丘脑 LH/hCG- 雄激素轴的正常功能,抑制睾酮的生成。雄激素缺乏可以改变肠道微生物群,并以饮食依赖的方式诱导腹型肥胖。而长期睾酮补充治疗则能有效地降低 BMI、体重及腰围等肥胖的指标。中老年男性肥胖强烈提示存在雄激素缺乏,即使是健康状态良好的肥胖男子,血清中的睾酮水平也会随着体脂量的增加而逐渐降低。肥胖时,脂肪细胞内的芳香化酶活性明显增强,可以将雄激素转变为雌激素的作用增加,是导致肥胖男性体内雌激素水平升高、雌 / 雄激素比例明显增加的重要原因,并因此改变中老年男性的下丘脑 – 垂体 – 肾上腺轴的调节功能。雌激素水平增高反过来对抗雄激素的作用、促进脂肪组织形成和男性乳房发育。此外,肥胖者常伴有睡眠呼吸暂停综合征,因此所致的组织缺氧也是血清睾酮水平下降的重要原因。

四、共患疾病影响

高血糖是男性更年期的危险因素之一。有报道在 2 型糖尿病患者中男性更年期患病率高达 33%。在男性 2 型糖尿病人群中,血清 FT、Bio-T 和 TT 水平均低于同年龄对照组,且这些人中多数存在男性更年期症状。一项在波兰进行的流行病学调查研究显示在男性糖尿病前期中男性更年期的患病率可高达 30%,血清 cFT 与糖化血红蛋白(HbA1c)呈负相关,建议所有糖尿病前期男性应进行常规血清睾酮筛查。血清睾酮水平降低可以造成血糖代谢紊乱,诱发糖尿病。另一方面,糖尿病本身使机体处于一种炎症状态,而炎症可能减少来自下丘脑轴系调控的胰岛素受体信号,导致血清睾酮水平降低。因此糖尿病患者血清睾酮水平下降可能既是发生糖尿病的诱因,又是糖尿病发展的结果。男性随增龄出现血清睾酮水平下降,2 型糖尿病的患病率增加,且糖尿病患者的血清睾酮水平与症状成反比。国外学者曾经随机调查 2865 例 40~70 岁男性低睾酮水平与 2 型糖尿病间的关系,发现低睾酮水平是胰岛素抵抗和 2 型糖尿病的独立危险因素,血清 cFT 水平每下降 0.14nmol/L,未来发生糖尿病风险增加 1.58 倍。近来的荟萃分析也表明,调整年龄和 BMI 等影响因素后,低血清睾酮水平仍然是胰岛素抵抗和 2 型糖尿病的独立危险因素,一方面血清睾酮缺乏可以引起纤溶酶原激活抑制物 –1（PAI–1）活性增强引起胰岛素抵抗，另一方面血清睾酮水平降低使肌肉组织的过氧化物酶增殖物激活受体 –α（PPAR–α）和脂肪细胞过氧化物酶增殖物激活受体 –γ（PPAR–γ）的表达下调，使胰岛素敏感性降低。在比较前列腺癌患者雄激素剥夺治疗和非雄激素剥夺治疗的研究中发现，雄激素剥夺治疗患者更容易产生胰岛素抵抗并明显增加高血糖的风险，两者间具有直接相关性。睾酮补充治疗可明显改善 2 型糖尿病伴男性更年期患者的胰岛素抵抗，从而控制血糖和血脂水平，使患者腹部脂肪减少，血糖控制能力明显改善，心血管疾病的危险性降低，其降低血糖及 HbA1c 水平的疗效明显优于饮食和运动。睾酮可以降低白细胞介素 –6（IL–6）和肿瘤坏死因子（TNF–α）等炎性因子，减少游离脂肪酸释放，改善胰岛素的敏感性。国外一项长达 11 年的随访研究，观察不同血清睾酮水平的中老年男性糖尿病的发生情况，认为低血清睾酮水平可以独立地预示糖尿病和代谢综合征发生。

慢性阻塞性肺疾病（chronic obstructive pulmonary diseases，COPD）患者中男性更年期患病率 22%~69%，特别是继发性性腺功能减退与 COPD 相关，COPD 的严重程度似乎是直接相关因素，并与其他一些全身性疾病表现相关，如骨质疏松症、抑郁症和肌肉无力。由于糖皮质激素治疗是 COPD 的常见治疗方式，其作用于外周（减少对 LH 刺激的 T 反应）和垂体（降低垂体对 GnRH 水平的反应），这可能是一种常见的引起性腺功能减退的原因。目前尚不清楚雄激素治疗是否可以改善 COPD 的预后，或者可以延缓其进展。

男性更年期综合征也高发于代谢综合征患者。代谢综合征是以胰岛素抵抗为核心，以腹型肥胖、糖脂代谢异常和高血压为主要表现的一组临床综合征。胰岛素抵抗是肝脏、脂肪和肌肉等外周组织对胰岛素生物效应反应性降低的一种状态。胰岛素抵抗是代谢综合征的中心环节。男性血清雄激素水平的变化与机体胰岛素抵抗密切相关。男性健康人群随着年龄增长，血清睾酮水平降低，空腹血糖水平、血清胰岛素水平及胰岛素抵抗逐渐升高，在中老年男性中年龄依赖性雄激素水平降低使胰岛素抵抗增强。大量流行病学研究表明，男性老年人随年龄增长，血清睾酮水平下降，发生代谢综合征及其各个组分异常的危险性随之增加。血清睾酮水平降低明显增加男性发生代谢综合征的危险，代谢综合征患者发生男性更年期综合征的比例远高于同年龄组的非代谢综合征患者。血清睾酮水平每升高一个标准差（每个标准差约为 5.27nmol/L），发生代谢综合征的危险降低 57%，而低血清睾酮水平人群发生代谢综合征的概率是正常对照组的 2.1 倍。横断面研究发现，老年非糖尿病男性人群组的血清 Bio–T 及 SHBG 水平均与代谢综合征患病率呈负相关。有报道在没有糖尿病的日本男性中，血清 FT 独立于年龄、BMI 和腰围与代谢综合征相关。代谢综合征和胰岛素抵抗可能通过诱导性性腺功能减退症进而降低血清睾酮,而血清睾酮的减少可能进而导致进一步的肥胖和胰岛素抵抗,从而引发恶性循环。符合男性更年期综合征诊断标准的男性患代谢综合征风险比其他人高出 5.5 倍。已经有大量的流行病学研究表明,血清 TT 水平与 TC、TG 等有密切联系,血清中睾酮水平和总胆固醇(total cholesterol, TC)和甘油三酯(triglyceride, TG)水平之间存在负相关,与高密度脂蛋白(high density lipoprotein, HDL-C)水平呈正相关,同时血清睾酮低下男子的血清 TG、TC、低密度脂蛋白(low density lipoprotein, LDL-C)、载脂蛋白 -B、空腹和餐后 2h 血清胰岛素水平较高,血清 HDL-C 水平较低。进一步研究发现睾酮与极低密度脂蛋白(very low density lipoprotein, VLDL)呈负相关。在一项多危险因素干预试验研究中,随着增龄,血清睾酮的下降伴随着血浆 TG 的上升和 HDL 的下降。前列腺癌患者接受去势治疗后,血清中睾酮水平发生了急剧而严重的下降,血浆中的 TC、LDL-C 和 TG 出现了升高,HDL-C 出现了下降;这些变化可能是由于血清睾酮水平下降降低了脂代谢的关键酶(脂蛋白酯酶和肝脂肪酶)的活性,使乳糜微粒和极低密度脂蛋白水解减少,脂肪酸释放减少;同时减少肝细胞对脂质的摄取,从而增加了血浆 TC,降低 HDL-C。一项长达 5 年的对 261 例男性更年期患者使用十一酸睾酮补充雄激素治疗的纵向研究发现,雄激素补充治疗后 BMI、腰围和体重等肥胖参数下降,血浆 TG、TC、LDL、血糖以及血压水平降低,HDL 水平升高。这可能是由于血清睾酮刺激增加 β肾上腺素能受体数量,促进脂肪分解代谢,通过增加脂蛋白脂肪酶和肝脂肪酶活性,降低脂肪合成,使 TG 降低,HDL-C 水平升高。一项对照研究发现睾酮替代疗法可以明显改善代谢综合征的各项参数,腰围减少 11cm,血浆 HbA1c下降 1.9%,收缩压下降 23mmHg。

　　收缩压升高是男性更年期的危险因素之一,男性更年期患者收缩压水平高于正常对照组,并与血清 TT 水平及 FT 水平呈负相关。低血清睾酮水平的男性易患高血压病,其原因可能包括:①血清睾酮水平降低可促进心室肌凝蛋白重 β 型同工酶的表达,此类患者常伴发高血压和心肌肥厚。②血清睾酮还可以通过血管内皮功能影响血压,减少动脉壁内单核细胞的积聚,减少内皮黏附分子的表达,使炎性细胞稳定,可增加男性血管内皮细胞一氧化氮(NO)的释放,使血浆前列环素水平上升,血栓素 A_2 水平下降,促进血管舒张,从而降低血压。③血清睾酮具有直接扩张血管、抑制血管平滑肌增殖的作用;雄激素 / 雌激素比值降低会影响肾素 – 血管紧张素活性,增加血管阻力,使血压升高。④血清睾酮水平下降还可造成自主神经功能紊乱,引起下丘脑内源性鸦片肽活力下降,对去甲肾上腺素的紧张性抑制作用减弱,使外周血管阻力增高而导致血压上升。

　　男性更年期综合征常见于血液透析患者,在很大程度上是肾衰竭导致的低血清睾酮血症所致。一项单中心横断面研究显示男性更年期综合征在血液透析患者中的患病率为35%,另外一项最近的研究报道在透析患者中更年期的患病率高达40%~60%。雄激素能直接刺激骨髓干细胞和通过肾脏合成红细胞生成素使红细胞数量和血红蛋白水平增高,血清睾酮缺乏可以导致贫血。在一项国外对239例慢性肾脏病患者(46~63岁)的临床研究中,发现血清睾酮缺乏患者(TT<10nmol/L)的贫血(Hb<130g/L)风险比血清睾酮未缺乏患者(TT>10nmol/L)高5.3倍。

五、不良的生活方式与环境因素

不良的生活方式与环境因素也是男性更年期危险因素之一。吸烟、酗酒、营养状态不佳、环境污染、应激等,食品添加剂、着色剂、防腐剂等,农药、某些重金属、环境内分泌干扰物(EEDs)、激素调节干扰物和环境中的化学物品等可直接影响睾丸分泌睾酮,或对GnRH和Gn的分泌起到不良影响,因而影响性腺功能,或通过影响SHBG水平间接影响男性雄激素水平的高低,这些影响均可造成血清睾酮水平与作用降低。吸烟与男性更年期综合征症状存在着正相关。与吸烟者相比,不吸烟者男性更年期综合征样症状的发生率较低。在排除了体重与年龄的影响后,吸烟会小幅度地增加性激素水平,但同时也会增加心血管疾病的风险,最终结果是导致男性更年期综合征样症状的发生率增加。此外,烟内产生的氧化剂会造成肺损伤,引起多种呼吸性疾病,导致许多老龄化的并发症,长期下去会严重影响生活质量,健康状态较差。体育参与本身可以影响性腺功能减退的症状,一定量的运动可缓解男性更年期患者的临床症状,老年运动员的更年期综合征症状表现不明显。

六、社会经济因素和文化教育水平

家庭经济条件可决定患者接受保健、预防和就诊的难易程度,而文化教育水平可影响患者获得与疾病相关知识的途径和能力,因此推测家庭生活困难和教育程度低下应可成为男性更年期的危险因素。

七、精神心理因素

男性更年期综合征主要发生在那些肩负重任的中老年男性,其往往需要比一般人有更加充沛的体力、更健康的体魄和更加良好的心态,因此容易造成精神心理压力、不同程度的焦虑或体力负担过重,通常可能导致继发性或低促性腺激素性性腺功能低下。抑郁症患者易发男性更年期综合征,重度抑郁症状患者其男性更年期的患病率要远远高于轻度抑郁症状患者(62%对26%)。美国人口登记机构的一项健康问卷调查显示,性腺功能减退的中年男性出现抑郁症概率是正常人群的 4.98 倍。另外一项对超过 50 岁的老年男性研究表明,调整年龄和伴随疾病因素影响后,低血清睾酮水平的中老年男性其抑郁症状发生的比例显著高于血清睾酮水平正常的男性。低血清睾酮水平增加老年男性发生抑郁的风险的原因可能是由雄激素受体基因多态性决定的。

八、遗传因素

男性更年期综合征的发生与某些遗传因素有关。雄激素受体(androgen receptor,AR)是一种介导雄激素的核内作用并具有配体活性的核转录因子。AR 的转录活性与 AR 基因 CAG STR 的重复次数(n 值)呈负相关,片段越短,转录活性越高,对雄激素敏感性越高;片段越长,转录活性越低,对雄激素敏感性越低。体外研究将整个 CAG 结构从雄激素受体基因中去除后,观察到其转录活性显著高于正常的雄激素基因。这可能是因为(CAG)n 编码的 Gln 数量在 16~29 时可维持 AR 分子结构和 AR 与协同因子的正常作用,在删除 AR 的(CAG)n 后,AR 与其辅激活因子 P160/SRC 的相互作用增强。随着 CAG 重复数的增加,AR 与热休克蛋白的协同作用受到抑制。临床研究表明,(CAG)n 的长度与一系列男性雄激素代谢紊乱相关性疾病的患病风险相关,短 CAG 序列与低血清睾酮水平有关,CAG 重复次数越短,AR 活性越高,血清睾酮水平越低;同时,CAG 序列重复数与血清 FT 及 FTI 具有明显相关性,但是与血清 LH、TSI 和 SHBG 水平无关。纵向研究表明老年男性平均每减少 1 个 CAG 片段重复序列,血清睾酮水平降低(0.71 ± 0.32)%,提示血清睾酮水平受 AR 基因的调节。一项国内 253 例成年男性进行 CAG 重复次数和血清生殖激素测定后也认为 AR-CAG 重复次数与血清睾酮水平相关,但是与血清 LH、FSH 水平无关。AR 对血清雄激素效应的调节作用使血清雄激素水平正常的老年男性也可能出现雄激素作用减低的症状,而血清雄激素水平低下的老年男性的临床症状更加明显。国内研究发现长(CAG)n 重复多态可能是男性更年期发病的遗传因素。近期韩国一项流行病调查研究发现,多因素分析发现 CAG 的重复长度与男性更年期综合征独立相关(OR 值为 1.29),是男性更年期综合征的独立危险因素,CAG 的重复长度并且与 AMS 总分及 AMS 精神心理症状、体能症状、性功能减退症状评分相关。近期国内另一项中国社区人群的研究表明,单核苷酸多态性(SNP)位点 RS5935505(C>T)与血清 TT、cFT 水平相关,并与男性更年期的风险增加相关,调整相关影响因素后,其比值比 OR 值分别为 2.01(1.34~3.01)、2.14(1.42~3.20)和 1.64(1.04~2.58),RS10822184(T>C)与超重和肥胖的风险增加有关。另外,有研究发现 eNOS 基因 GLU298ASP 单核苷酸多态性可能是性腺功能减退相关的 2 型糖尿病的独立危险因素。

九、泌尿男科疾病及其他因素

先天性或获得性睾丸损伤,例如睾丸下降不全、睾丸扭转、睾丸炎和精索静脉曲张等可导致睾酮分泌减少,睾丸癌的治疗、为进行试管婴儿多次多处进行睾丸活检和抽吸精子都可能损伤睾丸组织,使雄激素缺乏的临床症状提前出现。男性患有某些急重症疾病或慢性疾病时血清睾酮水平可降低,尤其是抑制下丘脑 – 垂体轴系的疾病。

前列腺增生患者也是男性更年期综合征高发人群,国外一项超过 500 例男性更年期患者的研究表明,轻度下尿路症状(lower urinary tract symptoms, LUTS)患者中男性更年期患病率为 25%,中度 LUTS 升高到 53.3%,重度 LUTS 为 22.8%,LUTS 的严重程度是一个独立于年龄之外的男性更年期危险因素。前列腺体积与增龄相关,前列腺体积随时间平均每年增加 1.9%,尤其在基线前列腺体积大的人群有更快的增长速度,而最大尿流率平均每年减少 2.1%,40 岁年龄组国际前列腺症状评分(International Prostatic Symptom Score, IPSS)平均每年增加 0.05,60 岁年龄组平均每年增加到 0.44,到 70 岁年龄组每年增加值为 0.14。

勃起功能障碍患者中男性更年期的发生率高达 1.7%~35%。男性更年期导致的勃起功能障碍以夜间勃起障碍多见。雄激素可以通过调节雄激素受体,影响阴茎勃起的相关酶类如一氧化氮合酶(NOS)、5 型磷酸二酯酶(PDE5)及 RhoA/Rho 激酶等的表达以及对海绵体自身结构的影响,参与调控阴茎勃起。雄激素缺乏可引起海绵体平滑肌数量减少、纤维组织增生、脂肪沉积和一氧化氮(NO)的合成减少。因此,男性更年期患者常常合并性功能障碍。勃起功能障碍可以作为判断男性更年期的预后指标之一。

骨质疏松患者发生男性更年期综合征的风险较高。国外一项对 216 名 50 岁以上男性运用筛查问卷评估骨质疏松与性腺功能减退风险的研究显示,在 110 名骨质疏松患者中男性更年期患病率为 25%,而在 106 名正常骨密度男性对照组中患病率仅为 12.2%,骨质疏松患者发生男性更年期综合征的风险是正常人群的 2.08 倍。其原因可能是男性更年期患者睾丸中的羟基化酶 CYP2R1 受损,导致 25 羟基维生素 D 的水平往往较低。雄激素补充治疗可降低骨质疏松患者的血清脂联素水平并改善骨密度,并能有效改善肌肉和关节疼痛,提高男性更年期患者的生活质量。

阿尔茨海默病患者更容易发生男性更年期综合征。一项平均随访年限达 19 年的前瞻性纵向研究显示,在调整年龄、BMI、糖尿病等影响因素后,阿尔茨海默病的患病率与 FTI 呈负相关,FTI 每增加 10nmol/nmol,阿尔茨海默病风险下降 26%。

　　人类免疫缺陷病毒(HIV)感染的男性人群中男性更年期发病率也相对较高。在 HIV 感染者中,低血清睾酮的患病率 20%~25%。特别是,血清睾酮水平的降低与体重下降、艾滋病进展、消耗综合征、抑郁、肌肉质量和运动能力的丧失密切相关。目前临床建议短期雄激素补充疗法对低 HIV 水平和体重减轻的 HIV 感染者可以促进体重维持和瘦体重和肌肉力量的提高。

　　影响睾丸内分泌功能和血清睾酮水平的药物十分常见,药物对睾丸功能的影响受到药物的种类、剂量、疗程和患者年龄等因素影响。例如作为最常用镇痛药物之一的阿片类药物,常见副作用就包括恶心、瘙痒、便秘和性腺功能减退。一般使用药物的剂量越大、疗程越长,患者年龄越小,睾丸损害越严重,功能恢复需要的时间也越长。

　　随着研究的不断深入和扩展,更年期男性危险因素也逐渐引起人们的关注和重视,这将有助于我们对男性更年期相关疾病早期预防,早期治疗,从而有利于对由此伴发的一系列共患疾病得到及早防治,提高生活质量。

(杨镒虹　谷翊群)

第三节　男性更年期综合征的
临床流行病学研究方法

　　流行病学通过研究一般人群或研究地域所涵盖的所有人群的疾病分布现象及其影响因素,以期获得翔实可靠的数据,为预防和控制疾病的发生和发展提供参考。临床流行病学则关注根据研究目的所确定的某种特定临床疾病的一组人群,通常是患有某种疾病或具备某种特征的研究人群。因此,对于男性更年期综合征临床流行病学的调查与研究应该立足普通健康人群和社区人群,探究特定人群的患病情况,获得准确可靠的数据,目的是从宏观上了解一个国家、地区或者种族等的发病情况和致病因素,探讨发病机制和规律,以期从中找到疾病的控制和预防措施,从而有效地推迟和降低其发病率,减轻疾病给患者带来的痛苦和增加的负担。探究和分析既往的研究方法,既可以获得有意义的流行病学数据,也可以总结、汲取既有的研究成果和经验,认识其优点和不足,为开展新研究提供参考,为制订男性更年期综合征的预防和治疗措施提供依据。

一、概述

　　目前,男性更年期综合征研究资料仍然相对缺乏,难以准确地估计其实际发病率或患病率。已经开展的相关研究在研究设计、研究人群的选择、样本量大小、年龄范围、诊断标准、实验室检测技术和方法等方面都没有统一的标准，导致研究结果和结论存在不同程度的差异。此外，许多人体内在因素与社会环境因素等均可以干扰男性更年期综合征的发生和发展，诸如健康状况、慢性疾病患病情况、用药情况、精神心理状态、种族差异、文化背景、教育程度、生活方式、饮食习惯、家庭环境、社会经济情况等都会在疾病的发病过程中发挥作用。

在男性更年期综合征患病情况的流行病学研究中，至少应该包括三个方面的内容：

1. 睾酮缺乏（androgen deficiency，AD）或者雄激素水平低下的患病率或者发病率，评估血清睾酮水平低下情况，AD 往往是发病的基础。

2. 男性更年期综合征的临床症状发生率，考察患者经受的痛苦和不适的严重程度，症状往往是就诊的驱动力。

3. 同时具备临床症状和 AD 的发生率，即男性更年期综合征的发病率或者患病率，也可称为迟发性性腺功能减退症（late onset hypogonadism，LOH）的发病率或者患病率。近 30 年来，关于从临床角度和流行病学研究目的的角度如何定义男性更年期综合征或者 LOH，甚至 AD，一直是争议不断。通常调查者采用两种方法，一是纯粹的统计学方法，利用血清睾酮（testosterone，T）测定和年轻健康男性百分位数切点值（例如 2.5%、5%、10% 百分位数）确定患病率，主要问题是男性患有血清睾酮水平低下，但部分患者不表现有意义的临床症状；二是临床方法，依赖症状问卷筛查患者，例如中老年男性雄激素缺乏问卷（the Androgen Deficiency in the Aging Male Questionnaire，ADAM）、老年男性症状量表（the Aging Male Symptoms Scale，AMS），但是可利用的筛查工具特异性低（许多有症状男性的血清睾酮水平正常），由于 AD/LOH 症状具有非特异性的特点，联合使用上述两种方法可以减少随机误差，提高诊断准确率。

二、经典的马萨诸塞州男性老年研究介绍和评价

临床流行病学研究的核心内容概括为设计（design）、测量（measurement）与评价（evaluation）。对于中老年男性健康研究，马萨诸塞州男性老年研究（the Massachusetts Male Aging Study，MMAS）遵循了上述原则和方法，值得学习和借鉴。O'Donnell 等从以下几个方面综述和总结了 MMAS 研究。

1. 方法学　MMAS 是基于社区 40~70 岁男性观察性队列研究，1987~1989 年（T1）在波士顿 11 个城镇随机抽样 1709 例男性，分别于 1995~1997 年（T2）和 2002~2004 年（T3）两次随访。

2. 实验室测定方法　使用 DPC 公司试剂盒测定（Diagnostic Products Corporation，DPC；Los Angeles，CA）血清总睾酮（total testosterone，TT）、脱氢表雄酮（dehydroepiandrosterone，DHEA）和雄烯二酮。使用 DPC 公司的化学

发光法试剂盒（immulite methodology）测定黄体生成素（luteinizing hormone，LH）、卵泡刺激素（follicle-stimulating hormone，FSH）、泌乳素（prolactin）、性激素结合球蛋白（sex hormone binding globulin，SHBG）和皮质醇。利用 Rosner 等方法，根据血清 TT 和 SHBG 浓度计算游离睾酮（calculated free testosterone，cFT）和白蛋白结合睾酮。

3. 结果 ①激素水平与增龄：男性随年龄增加，几种重要生殖激素水平发生逐渐变化，血清 T 和 DHEA 降低，而 LH、FSH 和 SHBG 升高；数据显示每年血清 TT、cFT 下降率分别为 0.4% 和 1.2%，LH、FSH、SHBG 每年升高率分别为 1.3%、1.9% 和 1.2%。②激素与健康：吸烟、体重指数（body mass index，BMI）、增龄与 SHBG 及各种形式的血清 T 之间具有显著的相关性。

MMAS 被普遍认为是泌尿外科、内分泌科领域一个有关老龄化里程碑式的研究成就，下面几个特点使其成为独一无二、无价的研究。

（1）采用社区男性随机抽样，而不是易获得的患病志愿者样本。

（2）样本量足够大，允许评估相对少见疾病的患病率（例如 LOH），允许分组分析和调整潜在的混杂影响因素。

（3）纵向研究，为研究对象自身变异，纵向观察 MMAS 受试者的首要目标是记录随着时间的推移而发生的个体自身的激素浓度变化，其优于横断面研究，后者需要解释明显的年龄差异；第二个目标是确定老年人的危险因素可能怎样影响我们感兴趣的结果。

（4）是当时国际上最大的前瞻性内分泌学研究数据库。

（5）第一个和仍然是唯一的 ED 重要纵向研究。

（6）涉及激素、人体测量、生活方式、社会心理学、营养、生物医学因素等检测的多学科研究。

（7）有助于前列腺癌、前列腺增生症、糖尿病、心血管疾病、社会心理学现象的流行病学的理解。

（8）经费来自于美国国立卫生研究院（the National Institutes of Health，NIH），而不是制药企业，为医学团体密切关注的几个领域提供了唯一的独立的科学证据。

对于男性增龄和健康研究，MMAS 提供了丰富的经验，回答了下面 10 个方面问题并获得相关数据和资料：①有文献或者基于经验的理论模型吗？②应该使用基于人群的随机样本，或者便利可用的患者作为志愿者吗？③如果老化/增龄是一个多因素现象，有多学科视角吗？④能够从队列（或者长期性）趋势中区分老化/增龄的作用吗？⑤为什么开展样本量足够大的纵向（队列）研究是重要的？⑥已经考虑生存偏倚效应了吗？⑦Meta 分析能够帮助研究方法和现场实施流程吗？⑧现场访谈人员接受过良好培训和定期考核吗？⑨在哪里和如何收集社会心理的、生理学的材料？⑩有助于将来的研究者吗（通过获取宽范围的知情同意书和保存相关标本以用于将来后续的研究）？上述问题均可以在 MMAS 研究中找到答案，获得了多学科的翔实的中老年男性健康流行病学数据。

据估计，美国有 2517.2 万例、全世界大约有 40 800 万例 40~55 岁的男性正在经历男性更年期，到 2020 年美国的患病例数将达到大约 5750 万例、全世界大约 69 000 万例。根据新华社报道，全国老龄办召开的人口老龄化国情教育新闻发布会公布，截至 2017 年底，我国 60 岁及以上老年人口有 2.41 亿人，占总人口 17.3%。一般认为 60 岁及以上老年人口占人口总数达到 10%，即标志着进入老龄化社会。我国从 1999 年进入人口老龄化社会，到 2017 年，老年人口净增 1.1 亿，预计到 2050 年前后，我国老年人口数将达到峰值 4.87 亿，占总人口的 34.9%。鉴于我国庞大的中老年人口基数，LOH 患病人数应该在世界上名列前茅，准确调查我国中老年男性 LOH 患病情况、明确患病人数，是非常迫切的医学课题，为促进男性生殖健康、加强男性慢病管理和防治措施提供科学依据。遵循临床流行病学的调查原则，从研究实施渠道（现场调查、电话调查、邮寄问卷、网络调查等）、问卷类型（AMS、ADAM、MMAS、伊斯坦布尔问卷、李江源问卷、最新中国简化问卷等）、激素测定方法及切点值设定、患病率或者发病率等方面评价已经开展的 LOH/AD 研究，探索男性更年期综合征的研究方法，以期为将来开展相关研究提供参考。

三、国内针对健康人群、使用 ADAM 和 AMS 量表开展的流行病学研究

症状评价是 LOH 筛查或诊断的第一步，AMS 量表和 ADAM 问卷具有高敏感性、省时、易操作等优点而成为目前应用最广泛、权威性最高的症状评价量表；AMS 量表的优点是内容具体、17 个问题中 11 个问题有注解，缺点是评分系统比较复杂，存在意思相近、不易区分的问题，未做有效性检验等；AMS 的敏感性为 83%，特异性为 39%。ADAM 问卷的优点是设计简单明了，项目容易理解和操作；不足之处包括缺乏评分系统，不能区分症状在程度上的差别，问题 4（是否有身高降低？）、问题 9（餐后是否爱打瞌睡？）、问题 10（最近的工作表现是否不佳？）与血清 T 水平缺乏相关性等；ADAM 问卷的敏感性为 88%，特异性为 60%。

国内李江源等率先开展健康成年男性血清雄激素水平随年龄老化而发生的变化规律以及 AD 的雄激素切点值研究，该研究为国内学者调查中老年男性生殖健康状况提供了示范性作用；在北京、上海、西安和重庆四城市调查健康 20~79 岁男性 1080 例，测定 BMI、腰臀比（WHR）、LH、FSH、TT、雌二醇

（E_2）（采用化学发光分析系统，ACS：180，拜耳公司试剂）、SHBG（ELISA 法），计算游离睾酮（cFT）、游离睾酮指数（FTI）和睾酮分泌指数（TSI），结果显示cFT、TSI 和 FTI 随年龄的老化而逐渐下降，并与年龄、促性腺激素水平呈负相关，血清 TT 没有明显变化；以 20~39 岁组的激素水平 10% 位数为切点，AD的 cFT、TSI、FTI 切点值分别为 0.3nmol/L、2.8、0.4；由 cFT 切点值计算的 AD患病率为：40~49 岁 13.0%，50~59 岁 31.8%，60~69 岁 30.1%，≥70 岁 46.7%。此研究报道了 AD 切点的设定方法及具体数值和 AD 患病率，为其他学者提供了研究经验。

周善杰等实施了国内较早的相对设计完善、获得数据丰富翔实、参考价值较高的 LOH 研究，采用整群及年龄分层抽样方法，对社区人群健康中老年男性进行生殖健康现状基线调查。研究现场为河北省阜城县，整群抽样设定该县古城镇为研究社区，并根据当地统计局人口资料按照 10∶1 抽样调查了40~69 岁健康男性研究对象 1498 例，其中 434 例血清标本进行了血清生殖激素浓度测定；同时抽取同一地区 59 例 20~39 岁男性作为对照组；血清 TT、LH采用磁分离酶联免疫法测定，SHBG 采用酶联免疫吸附法（ELISA）测定；根据 Vermeulen 等的公式计算 cFT、生物可利用睾酮（Bio-T）；对照组血清 TT 和cFT 的 10% 位数值分别为 9.13nmol/L、169.00pmol/L，设定该值作为 LOH 诊断切点（称为 TT 切点、cFT 切点）；利用 ADAM 问卷、AMS 量表筛查 40~69 岁人群，LOH 平均筛查阳性率分别为 80.77% 和 32.34%；以 TT、cFT 切点计算出的 40~69 岁人群平均 AD 患病率分别为 14.02% 和 43.69%，ADAM 阳性、AMS 阳性研究对象的平均 LOH 临床患病率分别为 37.85% 和 15.42%；使用cFT 切点评定的 ADAM、AMS 的敏感性分别为 86.63% 和 35.29%，特异性分别为 24.48% 和 63.49%。该研究对于男性更年期综合征的患病情况统计分析比较全面，虽然 TT、LH 测定方法没有使用目前先进的化学发光法，但是磁分离酶联免疫法的精确性和稳定性能够满足研究的要求，可以保证数据的可靠性。

近年来，国内其他学者使用科学的流行病学方法开展多项男性更年期综合征相关研究，针对不同地区人群进行调查，采用化学发光法测定血清 T 浓度，但是这些研究或多或少存在一些缺陷，例如没有计算 AD 的血清睾酮切点值、没有统计 AD 和 LOH 患病率等。贺利军等按照分层、随机抽样原则，在北京市石景山区随机抽取 1006 例 30~60 岁男性调查泌尿生殖健康状况，平均年龄 44.7 ± 5.3 岁；超重者（24≤BMI<27）占 34.7%，肥胖者（BMI≥27）占38.0%；问卷包括 AMS 量表等内容，采用化学发光法试剂（Abbott i-2000）测定血清 T、FT；AMS 量表筛查阳性率为 10.7%，其中轻度 7.8%、中度 2.2%、重度0.7%；睾酮平均浓度为（17.9 ± 7.2）nmol/L，<12nmol/L 者占 21.3%，<8nmol/L 者

占 3.4%；FT 平均浓度为（36.5±15.1）pmol/L，发现血清 T 与年龄、AMS 评分负相关，血清 FT 与年龄负相关。此研究不足之处在于没有计算血清 FT 切点值及其 AD 患病率，没有统计 LOH 患病率。

上海地区学者开展数项男性更年期综合征研究，这些研究一些是独立的研究，一些是同一研究从不同角度，或者不同关注点，或者针对不同流行病学研究方法统计分析数据进行了报道。Sun 等调查上海市浦东新区潍坊社区 9 个社区人群 1000 例 40~70 岁（59.41±7.42 岁）男性，按照分层抽样、10∶1 比例招募受试者，获得 977 例有效问卷，化学发光法测定 946 例血液标本，AMS 和 ADAM 筛查阳性率分别为 59.88% 和 84.56%，阳性率伴随年龄而增加；血清 TT 水平与增龄没有相关性，血清 cFT 和 Bio-T 水平随增龄而降低，血清 SHBG 水平随增龄而增高；ADAM 评价的 LOH 阳性与阴性研究对象之间的血清 FT 水平存在统计学差异。此研究的缺点在于没有计算 AD 的血清睾酮切点值，没有统计 AD 和 LOH 患病率。另有徐高洁等也报道了上海市浦东新区某社区 LOH 的流行病学情况，采用年龄分层、按照 10∶1 随机抽样调查 1138 例 40~80 岁（58.91±8.76 岁）男性，使用 ADAM 问卷、AMS 量表和 IIEF-5 评估，同时测定血清 TT 水平（按照 6∶1 比例随机抽取 200 例研究对象，8∶00—10∶00 抽取空腹静脉血，采用化学发光法测定血清 T 浓度）；结果显示 ADAM 及 AMS 筛查 LOH 的平均阳性率分别为 64.85%（27.34%~90.10%）和 22.67%（11.07%~52.48%），ED 阳性率为 70.04%；各年龄组之间血清 TT 水平的差异无统计学意义（P>0.05）；血清 TT 切点（≤11.5nmol/L）时平均 AD 患病率为 64.5%（40.00%~75.00%）；血压、空腹血糖、血脂在血清 TT 正常值组与异常组之间差异有统计学意义（P<0.05）。该社区中老年男性与国内其他报道（特别是大中城市）LOH 筛查率、ED 患病率接近。此研究不足之处在于没有统计 LOH 患病率。Liu 等使用 AMS 量表随机调查 9 个城市社区 944 例 40~79 岁（59.3±7.4 岁）汉族男性，化学发光法测定血清 TT 和 SHBG，3 个性功能症状（性活动能力或频率降低、晨勃次数减少、性欲降低）与血清 TT 和 FT 水平相关；对于 3 个性功能症状，血清 TT 切点值分别为 12.55nmol/L、12.55nmol/L、14.35nmol/L，血清 cFT 切点值分别为 281.14pmol/L、264.90pmol/L、287.21pmol/L；血清 TT<13.21nmol/L 或者 cFT<268.89pmol/L 与前述 3 个性功能症状相关；采用三个性功能症状、血清 TT 和 cFT 切点值，LOH 患病率为 9.1%。此研究不足之处为没有计算 LOH 筛查阳性率、AD 患病率。总之，上述上海地区的研究使用了比较规范的流行病学和统计学研究方法，数据丰富翔实，具有较高的参考价值。值得关注的是，虽然在同一地区开展研究，但是 AD 患病率和 LOH 患病率仍然存在明显的差异，可见使用统一的研究标准和方法才能获得一致性更高的研究结果。

在城镇社区开展流行病学研究具有受试者素质高、依从性好、交通便利、标本和问卷合格率高等特点,故学者们偏好在城镇开展研究。鞠长亮等调查吉林市吉化社区中老年男性 LOH 患病率状况,在吉化社区的 7 个小区内进行,采用整群及年龄分层随机抽样方法,采用 AMS 量表调查 632 例 40~70 岁男性,同时用化学发光法测定血清 TT 水平;AMS 筛查 LOH 的阳性率 63.13%(40~49 岁组 42.5%,50~59 岁组 55.42%,60~70 岁组 74.91%),各年龄组之间血清 TT 水平差异无统计学意义(P>0.05),认为吉化社区 LOH 筛查阳性率高于国内其他报道。此研究缺点在于没有统计和计算血清睾酮切点值、AD 患病率、LOH 患病率。陈振乾等调查浙江省温岭地区 LOH 患病率状况,2010 年 11 月至 2012 年 6 月在该地区太平街道社区随机选取 488 例 40~70 岁(59.41 ± 7.42 岁)男性采用 ADAM、AMS、IIEF-5 调查,采用化学发光法测定血清 TT、FT 和 SHBG 水平,ADAM 和 AMS 筛查 LOH 的阳性率分别为 84.63% 和 59.02%;40~70 岁 ED 患病率为 79.10%,并且中度、重度 ED 患病率随着年龄的增加而升高(P<0.01);血清 FT 浓度 40 岁组高于 60~70 岁组,血清 SHBG 浓度随年龄段增加而升高(P<0.05),血清 TT 浓度与增龄没有相关性;该地区中老年男性 LOH 筛查阳性率和 ED 患病率与其他报道的结果相近。此研究缺点为没有统计和计算 AD 切点值、AD 和 LOH 患病率。

在城市和城镇社区开展的研究多于农村,因此亟须加强针对农村居民的研究。吴旻等调查乡村中老年男性 LOH 的流行病学特征,2012 年 4 月 ~10 月在浙江省嘉兴市嘉善县魏塘乡村采用年龄分层抽样选取 996 例 40~80 岁男性,使用 ADAM、AMS、国际勃起功能问卷 -5(IIEF-5)评估受试者,采用化学发光法测定血清 TT、SHBG 及白蛋白(ALB)水平,Vermeulen 公式计算 cFT 及 Bio-T 水平,超声检测前列腺、睾丸体积,研究对象年龄(56.22 ± 8.82)岁,ADAM 及 AMS 筛查 LOH 的阳性率分别为 62.86% 和 23.05%,ED 阳性率为 68.83%,血清 SHBG、LH、cFT 及 Bio-T 在各组之间差异存在统计学意义;认为乡村中老年男性 LOH 筛查阳性率低于国内其他报道(特别是大中城市),ED 患病率接近。此研究缺点在于没有统计和计算血清睾酮切点值、AD 患病率和 LOH 患病率。

综上所述,上述研究具有如下特点:①研究对象多数来自城市社区人群,而分别有 1 项来自农村和城镇人群、1 项来自农村人群;②样本的抽样方法大多选用随机抽样,并结合整群、年龄分层,按照一定比例抽样,样本量较大;③血清 TT 的测定多数采用化学发光法,准确性和稳定性较高,血清 FT 多数采用 Vermeulen 公式计算,国际上公认;④不同研究的 AD 患病率、筛查阳性率存在较大差异;⑤数据统计分析不够全面是突出且普遍存在的问题。国内开展的 LOH 流行病学主要研究数据汇总见表 4-3。

表 4-3　国内健康中老年男性人群开展的 LOH 流行病学研究主要数据汇总

文献作者	文献年代	调查地点	调查人群	受试者年龄（岁）	抽样方法	样本量（例）	筛查量表种类	T 测定方法	FT 测定方法	AD 切点值及 AD 患病率		量表筛查阳性率		LOH 患病率
										TT	FT	AMS	ADAM	
李江源等	2006	北京、上海、西安、重庆	健康居民	20~79		1080		化学发光法	Vermeulen 公式		cFT: 0.3nmol/L; 40-49 岁 13.0%, 50-59 岁 31.8%, 60-69 岁 30.1%, ≥ 70 岁 46.7%			
周善杰等	2009, 2010	河北省阜城县	社区人群	40~69	整群及年龄分层抽样	1498	AMS, ADAM	磁分离酶联免疫法	Vermeulen 公式	9.13 nmol/L: 14.02%	169.00pmol/L: 43.69%	32.34%	80.77%	FT 切点, ADAM 阳性: 37.85%; AMS 阳性: 15.42%
贺利军等	2012	北京市石景山区	城市居民	30~60	分层随机抽样	1006	AMS	化学发光法		<12nmol/L: 21.3%; <8 nmol/L: 3.4%		10.7%		
Sun K 等	2012	上海市浦东新区潍坊社区	社区人群	40~70	分层抽样	1000	AMS, ADAM	化学发光法	Vermeulen 公式计算			59.88%	84.65%	

续表

文献作者	文献年代	调查地点	调查人群	受试者年龄（岁）	抽样方法	样本量（例）	筛查量表种类	T测定方法	FT测定方法	AD切点值及AD患病率			量表筛查阳性率		LOH患病率
										TT	FT		AMS	ADAM	
吴旻等	2013	浙江省嘉善县	乡村居民	40~80	年龄分层抽样	996	AMS，ADAM	化学发光法	Vermeulen公式计算				23.05%	62.86%	
鞠长亮等	2015	吉林市吉化社区	社区人群	40~70	整群及年龄分层随机抽样	632	AMS	化学发光法					63.13%		
徐高洁等	2016	上海市浦东新区	社区人群	40~80	年龄分层，随机抽样	1138	AMS，ADAM	化学发光法		≤115nmol/L：64.5%			22.67%	64.85%	
陈振乾等	2016	浙江省温岭地区太平街道	社区人群	40~70	随机抽样	488	AMS，ADAM	化学发光法					59.02%	84.63%	

续表

文献作者	文献年代	调查地点	调查人群	受试者年龄（岁）	抽样方法	样本量（例）	筛查量表种类	T测定方法	FT测定方法	AD切点值及AD患病率		量表筛查阳性率		LOH患病率
										TT	FT	AMS	ADAM	
Liu ZY 等	2016	上海市社区	社区人群	40~79	随机抽样	1000	AMS	化学发光法	Vermeulen公式计算	<1321mmol/L：35.4%	<268.89pmol/L：49.4%			TT 切点：10.8%；TT+FT 切点：9.1%
申素琪等	2005	江苏省13个县（市）	城市、农村居民	46~69	整群随机抽样	3551	PADAM量表	放射免疫法	放射免疫法	<9.4nmol/L：2.3%		35%（PADAM量表）		
周庆新等	2006	舟山市定海区	社区人群	45~69	多级抽样和整群抽样	612	PADAM量表	荧光时间分辨免疫法	ELISA 法	30.7%		39.9%（PADAM量表）		
宋咏鑫等	2006	洛阳市	社区人群	40岁以上（平均55.6岁）	整群抽样	1064	PADAM量表					28.2%（PADAM量表）		

四、国内针对健康人群、使用伊斯坦布尔 Bosphorus 大学心理学系老年男性雄激素部分缺乏自我评估量表开展的流行病学研究

伊斯坦布尔 Bosphorus 大学心理学系老年男性雄激素部分缺乏自我评估表（以下简称 PADAM 量表）包括体能和血管症状、精神心理症状和性功能问题症状 3 方面内容，如体能和血管评分超过 5 分，或精神心理评分超过 4 分，或性功能评分超过 8 分，表示患有 AD 的可能性。PADAM 量表至今未能明确其出处，该量表多被国内研究者应用，未能检索到国外的研究文献，该量表具有症状分类较为合理、症状相对量化、评分系统简明、易操作等优点，但存在一些症状设计重叠、内容相似、缺乏有效性检验等缺点。国内相关研究优点是研究对象选择社区健康人群，但是或多或少存在没有计算 AD 的血清睾酮切点值、没有统计 AD 和 LOH 患病率等不足之处。

国内早期三项关于男性更年期综合征流行病学的研究均采用 PADAM 量表筛查受试者。申素琪等首先报道使用 PADAM 量表开展研究，通过整群随机抽样对苏南、苏中、苏北共 13 个县（市）3551 例 46~69 岁男性健康情况进行调查，调查对象中城市、农村人数各占一半，使用 IIEF-5、PADAM 量表等进行评估，用放射免疫法测定血清 TT 和 FT，B 超测定前列腺体积及残余尿，发现各年龄组之间前列腺体积有明显差异（$P<0.05$），血清睾酮无显著性差异（$P>0.05$），而血清 FT 随着年龄的增加而降低且有明显差异，在有更年期症状者中随着年龄的增加下降更为明显（$P<0.05$）；ED 患病率和 PADAM 量表筛查阳性率与年龄的增加显著相关（$P<0.001$）；血清 TT 水平低于 9.4nmol/L 者占 2.3%；PADAM 量表评估显示在体能和血管、精神心理、性功能三方面有部分或全部不正常者占 35%，而且与年龄有明显相关性；中老年男性随着年龄的增加，体能、性功能下降，前列腺体积增大。此研究缺点是没有明确 AD 切点值和没有计算 LOH 患病率。

另一项研究是采用多级抽样和整群抽样的方法，选取舟山市定海区 12 个社区 612 例 45~69 岁男性进行 PADAM 量表和血雄激素水平测定，调查海岛地区中老年男性 LOH 患病情况；采用荧光时间分辨免疫法检测血清 TT、SHBG、LH，采用 ELISA 法检测血清 FT；PADAM 量表自我症状评定显示筛查阳性率为 39.9%，不同年龄组差别有统计学意义（$P<0.05$），且各类症状得分值均随年龄的增高而上升；AD 患病率为 30.7%，除血清 LH 和 SHBG 水平随年龄增加而升高以外，血清 TT、FT、FTI 等都随着年龄的增加而下降。此研究缺点是没有建立自己的 AD 切点值和没有统计 LOH 患病率。此外，针对洛阳市 40 岁以上（平均 55.6 岁）男性社区居民进行问卷调查生殖健康状况，获得有效问卷 1064 例，PADAM 量表筛查阳性率为 28.2%，自我报道生殖系统疾病患

病率为 63.8%,其中前列腺疾病 33.6%,性功能障碍 21.1%。

五、国内针对体检人群开展的流行病学研究

文献报道 5 项体检人群的男性更年期综合征患病情况研究,研究者假定体检人群为健康受试者,虽然可以认为该类人群的患病情况一定程度上具有人群代表性,但是其与选择社区人群研究相比仍然存在误差和偏倚。

体检人群具有受试者容易招募、样本量大、血液标本易获得的特点,所以全国各地均有相关研究报道。夏磊等调查了解合肥地区体检人群 1026 例 45 岁以上(58.1 岁 ±5.6 岁)男性更年期综合征症状发生率及其影响因素,采集个人信息、整体健康状况,使用 AMS 量表进行自我评估;AMS 量表筛查阳性率为 64.7%,AMS 评分为(31.2±6.8)分,其中轻度 58.1%、中度 30.9%、重度 11.0%,与年龄具有明显相关性($P<0.05$);精神心理症状、躯体症状及性功能症状评分分别为(8.3±2.1)分、(12.4±4.8)分、(9.3±4.5)分,前两种评分与年龄无明显相关性($P>0.05$),各个年龄组性功能症状评分随年龄增加而明显增加($P<0.05$);年龄、吸烟、糖尿病、心血管疾病、肥胖是影响男性更年期综合征症状的重要危险因素,而体育锻炼则具有重要保护作用。

基于体检人群除获得健康状况信息开展流行病学数据统计之外,还获得了 LOH 发病的危险因素和保护性因素资料。唐喜等调查广西贺州地区健康体检门诊 800 例 40 岁以上(53.56 岁 ±7.69 岁)男性的整体健康状况、使用 ADAM 问卷进行评估;ADAM 问卷筛查阳性率为 63.2%,阳性率与年龄具有明显相关性($P<0.05$);年龄、吸烟、饮酒、肥胖、工作压力、婚姻状况、糖尿病、心血管疾病是影响男性更年期综合征患病率的重要危险因素,而业余爱好、体育锻炼是重要保护因素,民族、文化程度及职业对患病率无明显影响。周兴等调查长沙地区城镇健康男性居民 295 例(体检人群),年龄 40~70 岁(51.57 岁 ±8.48 岁),同一地区 30~39 岁健康男性作为对照;PADAM 量表筛查阳性率为 37.29%,血清切点值分别为 TT 2.80ng/ml、FT 0.06ng/ml、Bio-T 1.34ng/ml,相应的 AD 患病率分别为 19.66%、33.22%、27.12%,LOH 临床患病率为 10.85%,发现年龄、BMI、高血压、吸烟是影响 LOH 发病的重要危险因素,而有规律运动是重要保护性因素。

台湾地区也有一项高雄市 43~87 岁(57.4±6.7 岁)734 例体检人群的报道,使用血清 TT 切点值(<300ng/dl),AD 患病率为 24.1%;联合使用血清 TT 切点值(<300ng/dl)和 cFT 切点值(<5ng/dl),AD 患病率为 16.6%;ADAM 问卷阳性视作有 LOH 症状,LOH 患病率为 12.0%;AD 和 LOH 患病率均随年龄增加而增高,增龄、肥胖、糖尿病是 AD 和 LOH 的独立危险因素。

有学者为了探讨男性性功能症状评分诊断 LOH 的有效性,选择四川省德

阳市 1245 例中老年健康体检男性作为受试者,年龄 41~79 岁(58.6±7.84 岁),问卷内容包括一般资料、ADAM 问卷以及 AMS 量表,同时化学发光法测定血清 LH、FT、TT 以及 SHBG 的水平;获得 1196 例有效调查问卷(有效率 96.1%),血清睾酮低下受试者多分布在 50~69 岁年龄段;各个年龄段的 ADAM 筛查阳性率(21.9%~91.3%,平均 70.3%)与 AMS 筛查阳性率(10.5%~65.9%,平均 30.2%)具有显著性差异($P<0.05$),血清 SHBG、TT 在 ADAM 与 AMS 筛查阳性与阴性组之间的水平差异无统计学意义($P>0.05$),血清 FT、LH 在 ADAM 与 AMS 筛查阳性与阴性组之间的水平差异有统计学意义($P<0.05$);作者认为采用 AMS 与 ADAM 问卷结合 FT 以及 LH 水平能够准确地对 LOH 进行诊断。该项研究数据分析的重点是筛查量表对于诊断 LOH 的效用和将受试者进行分组探讨组间的激素水平差异,并没有围绕性功能症状评分进行相关分析是其不足之处。

上述学者以体检人群为研究对象,参加体检的受试者可以视为健康人,虽然没有社区人群更有代表意义,但是一定程度上可以代表健康受试者的 LOH 患病情况,仍然具有参考价值。这些研究的不足之处与国内前述研究类似,存在统计数据不完善的情况。

六、国内探索制订适用于中国人群的 LOH 评估问卷研究

国内学者李江源等率先进行了适用于中国人群的全新 LOH 问卷探索。方法为设计了 1 份含有 18 个问题的 LOH 症状问卷,在北京、上海、西安和重庆 4 个城市调查 40 岁以上健康男性 637 例,同时测定血清 TT、cFT、TSI 和 FTI;健康男性 LOH 症状评分与血清雄激素的相关分析显示,无论是各亚组症状评分或总评分都与血清 cFT、TSI 和 FTI 显著正相关,而血清 TT 只与性功能症状评分显著正相关。12 项症状与上述 4 项指标中的 2 项或以上显著相关,组成了 1 份新的症状筛查调查表(表 4-4),以血清 cFT 0.3nmol/L、调查表≤36 分为切点值筛查 LOH,其敏感性为 70%,特异性为 46%;认为调查表 70% 的敏感性达到了筛查的要求,特异度较低可能与个体反应差异以及其他与年龄相关激素,例如 GH-IGF-1、DHEA、甲状腺激素、褪黑激素和瘦素等的变化有关。

基于全国 6 个中心共计 5980 例 40 岁及以上社区人群的深入研究,李红刚等统计分析 AMS 量表中各项症状与血清 TT、cFT 的相关性,提出了更符合中国人群 LOH 筛查的精简版 AMS 量表(the Concise Scale of AMS,cAMS),详见表 4-5。在使用精简版 AMS 量表进行 LOH 筛查时,若各种症状总分累计≥17 分,即可判断为筛查阳性并建议进行血清生殖内分泌激素或其他血清学指标测定。熊承良等依据上述同一研究资料,计算出的 AD 实验室诊断切点值为:TT<8.89nmol/L、cFT<210pmol/L,两者同时低于切点值或 cFT 单项 <180pmol/L 时,建议进行 TST 试验性治疗。

表4-4　中国中老年男子筛查 LOH 推荐调查表：迟发性睾丸功能减退筛查症状调查表
（Symptomatic Inventory for Screening Late Onset Hypogonadism in Males, SILOH）

症状类型	序号	症状
体能症状	1	是否感到容易疲劳？
	2	是否有肌肉或骨关节痛？
精神神经症状	3	是否有潮热阵汗？
	4	是否有烦躁易怒？
	5	是否有无原因的惊恐不安？
	6	是否有记忆力减退？
	7	是否失去生活的乐趣？
性功能症状	8	是否对女人失去兴趣？
	9	是否对性生活感到厌倦？
	10	是否有晨间自发勃起消失？
	11	是否有勃起功能障碍？
	12	是否有胡须或阴毛脱落？

评分：以最近6个月的个人感受为依据，该项症状半数以上时间有记1分，半数时间有记2分，少数时间有记3分，没有记4分。

总分≤18分为重度症状，>18~24分为中度症状，>24~36分为轻度症状，>36分为正常。有轻度症状以上的患者应该进一步做血清雄激素水平测定

表4-5　精简版 AMS（cAMS）筛查量表

下列哪些症状已经发生在您的身上？请将您的答案标示在相应栏位中。如果您并没有下列所描述的症状，请将答案标示在"无症状"的栏位中。

症　状	无症状	轻微	中度	严重	非常严重
	1	2	3	4	5
1. 嗜睡，常常感觉疲乏无力	□	□	□	□	□
2. 烦躁易怒	□	□	□	□	□
3. 神经质	□	□	□	□	□
4. 体力衰退 / 缺乏活力	□	□	□	□	□
5. 肌肉力量下降	□	□	□	□	□
6. 感觉精疲力竭	□	□	□	□	□
7. 胡须生长变慢或减少	□	□	□	□	□
8. 性能力下降或性活动频率降低	□	□	□	□	□
9. 晨间勃起次数减少	□	□	□	□	□
10. 性欲减退	□	□	□	□	□

cAMS 分类评分及症状属性分类见下表：

序号	分值	性功能症状 分量表	自主神经紊乱症状 分量表	心理和躯体症状 分量表
1			√	
2				√
3				√
4			√	
5			√	
6				√
7		√		
8		√		
9		√		
10		√		

注：以上每项症状的评分：没有 =1 分，轻微 =2 分，中度 =3 分，严重 =4 分，非常严重 =5 分；所有症状评分累加为总分

总分评价如下：

总分	10~16 分	17~26 分	27~39 分	≥40 分
症状严重程度	无	轻度	中度	重度

七、国外针对健康人群开展的流行病学研究

国内外关于中老年男性老龄化研究多为横断面调查，长期密切随访的纵向队列研究较少。欧美学者进行男性更年期综合征研究往往是一项多学科研究中的一种疾病或者一部分数据分析，开展研究早于国内学者，每项研究都有其各自独特的研究设计，均具有明显的代表意义，对其他学者进行流行病学研究具有极高的参考价值。

美国巴尔的摩增龄研究（the Baltimore Longitudinal Study on Aging, BLSA）在国际上首次报道 AD 切点值、AD 患病率以及血清睾酮下降率，为深入研究男性更年期综合征提出新方法和新方向。该研究纳入 890 例 22.5~91.3 岁（平均 58.8 岁 ±15.8 岁）男性，使用 RIA 法测定血清 TT 和 SHBG 浓度，观察到年龄对于血清 TT 和 FTI 存在有意义的、独立的、纵向的影响，分别平均下降

0.124nmol/L·年和0.0049nmol/L·年；AD切点值设定21~45岁男性2.5%位数值（相当于均数−1.96标准差），分别使用血清TT切点值（11.3nmol/L）和FTI切点值（0.153），50岁组、60岁组、70岁组、80岁组的AD患病率分别为12%和9%、19%和34%、28%和68%、49%和91%。

马萨诸塞老年研究（the Massachusetts Male Aging Study，MMAS）是最具代表意义的中老年男性健康流行病学研究，其是一个基于40~70岁男性人群、随机抽样的队列研究，受试者来自波士顿地区社区的中等收入人群，按照一定比例抽样，血清TT、SHBG使用RIA法测定，血清cFT使用Södergard等方法计算。8个AD相关的表现/症状包括：性欲减退、勃起功能障碍（ED）、抑郁、嗜睡、精力不集中、睡眠障碍、易怒、情绪低落。LOH诊断标准选择下列两项之一：①至少3个表现/症状和血清TT<6.94nmol/L；②至少3个表现/症状以及血清TT 6.94~13.88nmol/L和FT<309.2pmol/L。基线组1691例、随访组1087例研究对象，平均LOH患病率基线组为6.0%和随访组为12.3%，LOH发病率为12.3/1000人年，并且随增龄患病率、发病率均显著提高。MMAS是男性更年期研究领域为数不多的纵向队列研究之一，LOH诊断建立在患有AD症状和睾酮水平低下基础上，分别统计了基线组和随访组的LOH患病率以及LOH发病率，这是其他研究所不具有的翔实数据。

一项美国人群观察性研究纳入1475例30~79岁（47.3岁 ±12.5岁）非洲裔、白人和西班牙裔男性，采用分层、两阶段整群抽样方法，随机选自波士顿地区社区卫生调查（the Boston Area Community Health Survey，BACH），竞争性电化学发光免疫法测定TT和SHBG，症状性AD（即LOH）定义为血清睾酮水平低下（TT<300ng/dl，cFT<5ng/dl）并出现性欲降低、ED、骨质疏松症/骨折，或者有≥2项以上如下症状：睡眠障碍、抑郁、嗜睡、身体活动能力减弱。TT<300ng/dl、cFT<5ng/dl切点，AD患病率分别为24%、11%，性欲降低者占12%，ED者占16%，骨质疏松症/骨折者占1%，≥2项以上非特异性症状者占20%，血清睾酮水平低下与症状存在相关性，但是许多低下者没有症状；LOH患病率为5.6%（95%CI 3.6%~8.6%），与人种、民族没有相关性，70岁以下男性患病率（3.1%~7.0%）较低，70岁以上男性患病率明显增高（18.4%）。该项研究对LOH进行了定义，计算了AD切点值和患病率以及LOH患病率，统计了受试者中性欲异常和ED患病情况，分析了人种、民族、年龄对LOH的影响。

欧洲男性老年研究（the European Male Aging Study，EMAS）是继美国MMAS之后，又一项大样本、研究成果丰硕的纵向临床研究，采用年龄分层、随机抽样的方法调查普通人群或者初级保健登记的男性，调查问卷包括医学结果研究36条简易健康调查表（the Medical Outcomes Study 36–Item Short–

Form Health Survey, SF-36）、Beck 抑郁调查表（the Beck Depression Inventory）、EMAS 性功能问卷（the EMAS Sexual Function Questionnaire），气相色谱 - 质谱分析法（gas chromatography-mass spectrometry, GC-MS）测定血清 TT，模块化 E170 平台免疫分析法测定血清 SHBG，血清 FT 采用 cFT，纳入欧洲 8 个中心 3369 例 40~79 岁男性（平均 59.7 岁），随机分组，试验组研究对象晨勃差、性欲低、ED、不能完成剧烈运动、抑郁、疲劳等症状与血清 T 水平显著相关，低血清睾酮水平可以辨别出三个性功能症状、身体活力受限等增加的可能性（血清 TT 范围 8.0~13.0nmol/L，血清 FT 范围 160~280pmol/L）。然而，仅三个性功能症状与低血清睾酮水平存在相关性，性功能症状增加的数量与血清低睾酮水平负相关；上述关系在验证组获得证实，症状与血清低睾酮水平相关性的强度决定了鉴别 LOH 所需要的最低限度的标准；设定血清 TT 切点值为 8.0nmol/L、11.0nmol/L，AD 患病率分别为 4.1%、17.0%；LOH 定义为至少三个性功能症状相关的血清 TT<11nmol/L 和 FT<220pmol/L，患病率为 2.1%；随着年龄增长 LOH 患病率增高，40~49 岁组为 0.1%，50~59 岁组为 0.6%，60~69 岁组为 3.2%，70~79 岁组为 5.1%。Corona 等评价上述研究，认为该研究是基于普通人群队列的循证医学研究，目的在于鉴别特异的血清睾酮缺乏、患病率渐增的症状的血清 T 低下阈值，以及确定基于与低血清 T 水平相关的症状发生的 LOH 症状的标准，发现伴随低血清 T 水平而出现的三个性功能症状（晨勃、性幻想、勃起功能降低），建议至少这三个症状出现并且需要血清 TT<11nmol/L 和 FT<225pmol/L 才可以诊断 LOH。

基于欧洲横断面 EMAS 研究，Tajar 等创新性地引入老年性腺功能减退症分类概念，并且被欧洲泌尿外科学会（EAU）指南采用和推荐；将 40~79 岁男性研究对象按照单纯检测生殖激素水平，不考虑临床症状将老年性腺功能减退症分类为四组：即：性激素正常组（T 和 LH 均正常）、继发性性腺功能低下（T 低，LH 低 / 正常）、原发性性腺功能低下（T 低，LH 升高）、代偿性性腺功能低下（T 正常，LH 升高），后三组患病率分别为 11.8%、2.0%、9.5%；年龄更大的中老年男性更有可能患有原发性性腺功能低下 [相对危险度比值，relative risk ratio（RRR）=3.04；$P<0.001$] 和代偿性性腺功能低下（RRR=2.41；$P<0.001$）；BMI≥30kg/m^2 与继发性性腺功能低下相关（RRR=8.74；$P<0.001$），并发疾病与继发性和原发性性腺功能低下相关；性功能症状在继发性和原发性性腺功能低下中患病率更高，而体能症状更可能出现于代偿性性腺功能低下；基于内分泌指标、临床特征和诱发危险因素，对有症状的、考虑患有性腺功能减退症的中老年男性进行辨别和分类，继发性性腺功能低下与肥胖相关，原发性性腺功能低下则是与年龄相关性更大，代偿性性腺功能低下与老龄化相关并被看作独特的临床状态，联合 LH 和 T 进行性腺功能减退症分类，有助于

改进性腺功能减退症的诊断和处理。

来自 EMAS 横断面研究数据支持 LOH 导致男性易患并发疾病,纳入 EMAS 40~79 岁 2966 例男性社区人群,LOH 患病率为 2.1%(中度 1.21%、重度 0.91%);与正常生殖激素水平的研究对象相比,LOH 患者的年龄更大、更加肥胖、与其 AD 程度相称、肌肉容量 / 估计的跟骨骨密度(estimated heel bone mineral density,eBMD)/ 血红蛋白量更低、一般健康状况更差。调整干扰因素后,仅仅重度 LOH 男性与更大的腰围、胰岛素抵抗、代谢综合征显著相关。研究表明仅有少数中老年男性出现 LOH 症状,尤其是血清 TT<8nmol/L 的男性更易患病。

血清睾酮水平对血管疾病的正面或者负面影响存在争议,维也纳多瑙河流域老年研究(the Vienna Trans-danube Aging study,VITA)对其进行了探讨和论证,该研究为前瞻性、纵向、人群队列研究,研究人群为多瑙河东部、维也纳的两个地区 74.9~77.6 岁 247 例男性居民,平均年龄为 75.8 岁,放射免疫法测定 T(RIA,Coat-A-Count Total Testosterone,DPC-Bühlmann GmbH,Salzburg,Austria;测定下限为 4ng/dl)和 DHEA-S(RIA,Immunotech,Marseille,France;测定下限为 6μg/dl),尽管血清睾酮水平低下具有血管危险因素和易患血管疾病的倾向,但是没有相关性;低血清 DHEA-S 水平男性患高胆固醇血症的风险低(-55.2%;P=0.01),糖尿病(+95.7%;P=0.02)和冠心病(+47.6%;P=0.05)患病率增高;随访 5 年,血清 T 和 DHEA-S 水平保持稳定。

通过邮寄问卷进行流行病学调查是传统的研究方法之一,随着互联网技术的迅速发展,通过网络实施流行病学研究也越来越多。芬兰土尔库中老年男性研究(The Turku Male Ageing Study,TuMAS)是通过邮寄问卷的方式、调查和询问 28 622 例 40~69 岁男性一般健康状况和 LOH 症状,共有 15 496 例寄回问卷(54.1%)。问卷由三部分组成:①简易土尔库三问题问卷(T3Q,最近 5 年是否经历:力量的逐渐衰减、性欲降低、抑郁);②AMS 量表;③询问患病和用药情况。1619 例男性满足简易 LOH 症状严重性评价标准(T3Q 评分≥2 分)、参与生殖激素和血脂测定;设定 LOH 症状阳性总分 >36 分,应答者中筛查阳性率为 30%;40~44 岁组出现中度性功能症状者占 20.4%,65~69 岁组高达 67.4%,随年龄呈直线性增加;血清低睾酮水平与 LOH 症状的相关性较差,血清 T 水平降低仅仅是 LOH 症状的一个较小的决定因素;中老年男性性功能症状的高发病率或许是 LOH 即将发病的最敏感的前驱症状,高血清睾酮水平不是动脉粥样硬化的危险因素,相反,潜伏期的动脉粥样硬化与低血清睾酮水平相关。此项研究通过邮寄问卷招募受试者,再根据应答者的问卷评分情况纳入需要测定生殖激素的受试者,这种研究方法既可以大样本量实施研究,又可以节省调查员人力成本、调查费用和标本测试费用。

一项研究利用 3 年时间通过网络调查普通人群 AD 漏诊情况及患病影响因素,使用 AMS 量表在 3 个网站调查主要来自英国和美国的 10 896 例男性,80% 的评分属于中度或者重度的调查对象可能受益于 TRT,年龄 16~89岁(平均 52 岁),但是许多 40 岁年龄段的男性没有诊断 LOH(漏诊),可能导致 AMS 评分增高的因素包括肥胖(29%)、饮酒(17.3%)、腮腺炎性睾丸炎(11.4%)、前列腺疾病(5.6%)、尿路感染(5.2%)、糖尿病(5.7%),可见有大量社区 AD 男性没有被诊断和治疗。

综上所述,7 项欧美研究的设计方法差异较大,每项研究在纳入人群、激素测定方法、AD 切点值的定义、症状评估方法、AD 患病率、LOH 患病率和发病率等方面都各有其特点,值得后来的学者学习和借鉴。

国外 LOH 流行病学主要研究数据汇总见表 4-6。

八、男性更年期综合征的风险因素与共患疾病患者的流行病学研究

调查特定人群的男性更年期综合征患病情况,可以提高对患病规律的认识与健康影响,制订防治措施,有利于改善中老年男性的生殖健康状况。

(一)国内开展的相关研究

LOH 症状受众多因素的影响,一些因素可能是危险因素,促进了疾病的发生和发展,而另一些因素可能是保护因素,延缓或者减少了疾病的发病。一项针对不同地域人群的横断面研究分析了烟酒和 BMI 对 AMS 量表评分的影响。该研究采用整群及年龄分层抽样方法随机选取中老年男性受试者1245 例,统计同时具有合格血样和有效问卷的研究对象 1197 例,年龄 40~80(55.8±9.6)岁,其中城区 174 例、平原农村 790 例、山区农村 233 例。研究结果发现饮酒和 BMI 对 AMS 评分无显著影响;烟龄 10 年之内研究对象,随着烟龄的增加性功能症状有逐步改善趋势,AMS 有关性功能症状平均得分由 9.3 逐步降至 8.4;但烟龄超过 10 年后的研究对象,性功能症状有开始恶化的趋势,其评分均值随着烟龄逐步达到 9.8;即使采取戒烟措施,性功能症状的评分均值仍会达到 10.6,提示长期吸烟造成的性功能损害可能具有不可逆性。

糖尿病人群逐渐成为并发疾病研究的热点人群,糖尿病对于 LOH 或者AD 具有负面影响。Li 等招募 18~80 岁男性早发性 2 型糖尿病住院患者 122例(T2DM,诊断年龄 ≤40 岁,平均发病年龄 29.86 岁 ±6.31 岁)和迟发性T2DM 100 例(诊断年龄 >40 岁,平均发病年龄 54.47 岁 ±9.97 岁),采用免疫化学发光法(Roche Diagnostics GmbH, Cot., Sandhofer, Mannheim, Germany)检

表 4-6　国外中老年男性人群开展的 LOH 流行病学主要研究数据汇总

文献作者	文献年代	调查地点	调查人群	受试者年龄（岁）	抽样方法	样本量（例）	筛查量表种类	T测定方法	FT测定方法	AD切点值及 AD患病率		量表筛查阳性率		LOH/性腺功能低下患病率
										TT	FT	AMS	ADAM	
Harman SM 等	2001	美国巴尔的摩	BLSA注册人群	22.5~91.3		890		RIA		11.3nmol/L：50岁组:12%，60岁组:19%，70岁组:28%，80岁组:49%				
Araujo AB 等	2004	美国波士顿地区	MMAS研究、社区、中等收入人群	40~70	随机抽样、队列研究	基线组1691例，随访组1087例		RIA法测定	Södergard等方法计算	6.94nmol/L：基线组:2.0%；随访组:3.1%	309.2pmol/L：基线组:19.4%；随访组:37.1%			基线组:6.0%；随访组:12.3%。LOH发病率:12.3/1000人年
Araujo AB 等	2007	美国波士顿地区	BACH研究、社区人群	30~79	分层、两阶段整群抽样	1475		竞争性电化学发光免疫法	Södergard等方法、Vermeulen公式计算	<300ng/dl：24%	<5ng/dl：11%			5.6%

续表

文献作者	文献年代	调查地点	调查人群	受试者年龄（岁）	抽样方法	样本量（例）	筛查量表种类	T测定方法	FT测定方法	AD切点值及AD患病率		量表筛查阳性率		LOH/性腺功能低下患病率
										TT	FT	AMS	ADAM	
Huhtaniemi I 等	2008	芬兰土尔库地区	TuMAS应答人群	40~69	邮寄问卷	15 496	T3Q、AMS					>36分：30%		
WU FC 等	2010	EMAS研究，欧洲8个中心	普通人群，初级保健男性	40~79	年龄分层、随机抽样	3369	SF-36、Beck抑郁调查表、EMAS性功能问卷	气相色谱-质谱分析法	Vermeulen公式计算	8.0nmol/L：4.1%，11.0nmol/L：17.0%				2.1%
Tajar A 等	2010	EMAS研究	普通人群或初级保健男性	40~79	年龄分层、随机抽样									继发性：11.8%；原发性：20%；代偿性：95%
Tajar A 等	2012	EMAS研究	社区人群	40~79		2966								2.1%（中度1.21%，重度0.91%）

测血清 LH、FSH、TT 浓度。诊断标准：性腺功能减退症定义为血清 TT 低于 3.0ng/ml，原发性性腺功能减退症定义为血清 LH 或者 FSH>10IU/L 并且血清 TT<3.0ng/ml，继发性性腺功能减退症定义为血清 LH 或者 FSH ≤10IU/L 并且血清 TT<3.0ng/ml；与迟发性 T2DM 患者相比，早发性患者更可能肥胖、更差的血糖血脂控制、更低的血清 SHBG 水平；早发性患者组的性腺功能减退症患病率明显高于迟发性组（48.0% vs 26.7%，$P<0.05$）；早发性患者和迟发性患者的原发性和继发性性腺功能减退症患病率分别为 2.4% vs 7.0%（$P>0.05$）和 44.3% vs 25.0%（$P<0.05$）；肥胖、腰围（WC）、血清 SHBG 与血清 TT 水平之间存在显著相关性。

（二）国外开展的相关研究

国内外学者均已开始关注共患疾病患者的男性更年期综合征流行病学情况，阐明患病情况可以加深理解两者之间的相互影响程度，引起患者的重视。一项美国研究调查了 2162 例 45~96 岁（平均 60.5 岁）寻求初级保健服务的男性患者，采用放射免疫法（radioimmunoassay，RIA）测定血清 TT、SHBG，采用平衡透析及使用放射性核素标记物闪烁仪计数法测定血清 FT，采用硫酸铵沉淀法（ammonium sulphate precipitation）析出血清 SHBG 结合睾酮，再使用放射性核素标记物闪烁仪计数法测定 Bio-T；设定血清 TT<300ng/dl 作为 AD 切点值，AD 患病率为 38.7%，年龄每增加 10 岁，患者的 AD 患病风险增加 17%；设定血清 FT<52pg/ml 作为切点值，AD 患病率大约为 40%；设定 Bio-T<95ng/dl（<70 岁）和 <60ng/dl（≥70 岁）作为切点值，AD 患病率为 45%。

为了探索前列腺癌（PCa）与代谢综合征（metabolic syndrome，MetS）和 LOH 之间的关联性，Kayali 等前瞻性纳入 4 组共计 170 例有下尿路症状、前列腺特异抗原（PSA）升高和（或）者直肠指诊异常、进行经直肠超声引导下前列腺针穿活检术患者，研究对象平均年龄 63.7±7.2 岁，使用 ADAM 问卷和血清 TT 以及 FT 诊断 LOH，利用放射免疫法检测血清 FT（STRATEC Gamma Counter；Stratec Biomedical Systems，Birkenfeld，Germany）；分组为组 1（MetS+，LOH+）、组 2（MetS+，LOH-）、组 3（MetS-，LOH+）、组 4（MetS-，LOH-），患者诊断为 PCa 的比例分别为 37.5%、25%、26.8%、18.2%，诊断为浸润性 PCa 的比例分别为 21.9%、10%、12.2%、6.5%；PCa 和浸润性 PCa 检出率仅在组 1 和组 4 之间存在显著的统计学差异（$P=0.031$，$P=0.019$）；表明 MetS 与 LOH 并存增加了 PCa 和浸润性 PCa 的风险。

来自 8 个欧洲国家 2599 例 40~79 岁社区男性的前瞻性资料证实 LOH 提高了男性死亡风险，在随访中位数为 4.3 年期间，147 例（5.66%）男性死亡，55 例（2.1%）男性患有 LOH（31 例中度，24 例重度）；调整年龄、中心、BMI、现在的吸烟情况、较差的一般健康状况，与未患 LOH 男性比较，患有重度 LOH

男性死亡风险比全因死亡率高 5 倍；与正常水平促性腺激素男性相比，多变量死亡风险在血清 T 低于 8nmol/L 男性高 2 倍，在有三个性功能症状男性高 3 倍（不考虑血清 T），同样观察到对于心血管疾病死亡风险；重度 LOH 与全因和心血管疾病原因死亡的高风险相关，血清 T 水平和性功能症状是独立风险因素。

通常 ED 和 LOH 性功能障碍症状的鉴别是困难的，结合血清 T 水平进行鉴别诊断会提高准确性。Rastrelli 等调查了 4890 例 ED 门诊初诊患者，使用 2 个问卷（ANDROTEST 和 Structured Interview on Erectile Dysfunction，SIEDY）访谈患者，血清 TT、SHBG 采用电化学发光免疫分析法测定（modular E170 platform electrochemiluminescence immunoassay），患者中晨勃重度受损、性欲低下、ED 的比例分别为 14.6%、2.7% 和 60.2%，重度 ED 与晨勃受损或者与性欲低下同时存在的比例分别为 12.7% 和 1.9%，重度的性欲低下和晨勃受损同时存在的比例为 1.0%，三个重度性功能症状同时存在的比例为 0.8%；ROC 曲线（receiver operating characteristic curve，ROC）分析显示，血清 TT 和 cFT 诊断研究对象发生晨勃和性欲降低症状具有高度准确性，增加第三个症状（即 ED）会进一步提高准确性；作者认为依据循证医学证据，即晨勃受损和性欲降低症状同时存在，并有血清 TT<10.4nmol/L 或者 cFT<225pmol/L，可以特异、准确界定 LOH。

九、总结

截至目前，在欧美国家开展的男性更年期综合征流行病学研究设计理念相对超前，研究实施渠道多样（现场调查、电话调查、邮寄问卷、网络调查等），问卷类型不拘泥于既有的问卷而屡有创新，激素测定采用当时公认的、商品化的、稳定可靠的实验室方法，结合各自的丰富研究资料和实际需要进行准确的统计学分析，获得 AD 切点值、AD 和 LOH 患病率或者发病率，能够呈现相对更加详细的 LOH/AD 研究数据，参考价值较高。相对而言，国内男性更年期综合征研究起步相对较晚，但是进步迅速，研究对象涉及范围越来越广泛，研究水平逐渐提高，获得的临床数据也具有较高的参考价值。近年来，我国也有一项全国多中心、大样本研究开展，相关数据分析与总结仍在进行中。

（周善杰　谷翊群）

参考文献

1. Liu ZY, Zhou RY, Lu X, et al.Identification of late-onset hypogonadism in middle-aged and elderly men from a community of China.Asian J Androl, 2016, 18（5）: 747-753.

2. Pye SR, Huhtaniemi IT, Finn JD, et al.Late-onset hypogonadism and mortality in aging men. J Clin Endocrinol Metab, 2014, 99(4): 1357-1366.

3. Rastrelli G, Carter EL, Ahern T, et al.Development of and Recovery from Secondary Hypogonadism in Aging Men: Prospective Results from the EMAS.J Clin Endocrinol Metab, 2015, 100(8): 3172-3182.

4. 陈振乾, 鲍小招, 林国兵, 等.浙江省温岭地区迟发性性腺功能减退症的调查研究.中国男科学杂志, 2016, 30(9): 34-38.

5. 徐高洁, 李松, 涂轶佳, 等.上海某社区男性迟发性性腺功能减退症的调查和研究.中国初级卫生保健, 2016, 30(9): 16-18.

6. Corona G, Rastrelli G, Maggi M.Diagnosis and treatment of late-onset hypogonadism: Systematic review and meta-analysis of TRT outcomes.Best Pract Res Clin Endocrinol Metab, 2013, 27(4): 557-579.

7. Kayali M, Balci M, Aslan Y, et al.The relationship between prostate cancer and presence of metabolic syndrome and late-onset hypogonadism.Urology, 2014, 84(6): 1448-1452.

8. Li Y, Zhang M, Liu X, et al.Correlates and prevalence of hypogonadism in patients with early- and late-onset type 2 diabetes.Andrology, 2017, 5(4): 739-743.

9. Liu ZY, Zhou RW, Lu X, et al.Identification of late onset hypogonadism in middle aged and elderly men from a community of China.Asian J Androl, 2016, 18(5): 747-753.

10. Pye SR, Huhtaniemi IT, Finn JD, et al.Late-onset hypogonadism and mortality in aging men. J Clin Endocrinol Metab, 2014, 99(4): 1357-1366.

11. 陈振乾, 鲍小招, 林国兵, 等.浙江省温岭地区迟发性性腺功能减退症的调查研究.中国男科学杂志, 2016, 30(9): 34-38.

12. 鞠长亮, 孙贵洋, 刘晓虹.吉化社区中老年男性迟发性性腺功能减退症发病率调查.中国社区医师, 2015, 31(10): 156-157.

13. 孔祥斌, 官黄涛, 刘太华, 等.烟酒和体质量指数对 AMS 评分的影响.中国计划生育和妇产科, 2014, 6(9): 22-25.

14. 唐喜, 张小娟, 吴家恩, 等.贺州地区男性更年期综合征调查研究.中国性科学, 2017, 26(4): 33-35.

15. 田义华, 李令勋.男性性功能症状评分诊断迟发性性腺功能减退症的临床研究.中国性科学, 2015, 24(3): 12-15.

16. 吴旻, 李建辉, 于晓华, 等.浙江省一农村社区迟发性性腺功能减退症的调查研究.中华男科学杂志, 2013, 19(6): 522-526.

17. 徐高洁, 李松, 涂轶佳, 等.上海某社区男性迟发性性腺功能减退症的调查和研究.中国初级卫生保健, 2016, 30(9): 16-18.

18. 中华医学会男科学分会编.中国男科疾病诊断治疗指南与专家共识(2016 版).北京: 人民卫生出版社, 2017.

19. 周善杰, 卢文红, 袁冬, 等.河北某地社区中老年健康男性血清生殖激素水平变化研究.中华男科学杂志, 2009, 15(8): 679-684.

20. 周兴, 周青, 赖永金, 等.长沙地区城镇居民迟发性性腺功能减退发病调查分析.湖南中医药大学学报, 2017, 37(12): 1353-1357.

21. Balasubramanian V, Naing S.Hypogonadism in chronic obstructive pulmonary disease: incidence and effects.Curr Opin Pulm Med, 2012, 18(2): 112-117.

22. Bozkurt O, Bolat D, Demir O, et al.Erectile function and late-onset hypogonadism symptoms related to lower urinary tract symptom severity in elderly men.Asian J Androl, 2013, 15(6): 785-789.

23. Chen YP, Nie LL, Li HG, et al.The rs5934505 single nucleotide polymorphism(SNP) is associated with low testosterone and late-onset hypogonadism, but the rs10822184 SNP is associated with overweight and obesity in a Chinese Han population: a case-control study. Andrology, 2016, 4(1): 68-74.

24. Cobo G, Gallar P, Di GC, et al.Hypogonadism associated with muscle atrophy, physical inactivity and ESA hyporesponsiveness in men undergoing haemodialysis.Nefrologia, 2017, 37(1): 54-560.

25. Corona G, Rastrelli G, Maggi M.Diagnosis and treatment of late-onset hypogonadism: systematic review and meta-analysis of TRT outcomes.Best Pract Res Clin Endocrinol Metab, 2013, 27(4): 557-579.

26. Corona G, Vignozzi L, Sforza A, et al.Risks and benefits of late onset hypogonadism treatment: an expert opinion.World J Mens Health, 2013, 31(2): 103-125.

27. Corona G, Vignozzi L, Sforza A, et al.Obesity and late-onset hypogonadism.Mol Cell Endocrinol, 2015, 418 Pt 2: 120-133.

28. Decaroli MC, Rochira V.Aging and sex hormones in males.Virulence, 2017, 8(5): 545-570.

29. Delli MN, Tirabassi G, Lamonica GR, et al.Diabetes mellitus and late-onset hypogonadism: the role of Glu298Asp endothelial nitric oxide synthase polymorphism.Andrologia, 2015, 47(8): 867-871.

30. Foresta C, Calogero AE, Lombardo F, et al.Late-onset hypogonadism: beyond testosterone. Asian J Androl, 2015, 17(2): 236-238.

31. Gibb FW, Strachan MW.Androgen deficiency and type 2 diabetes mellitus.Clin Biochem, 2014, 47(10-11): 940-949.

32. Golan R, Scovell JM, Ramasamy R.Age-related testosterone decline is due to waning of both testicular and hypothalamic-pituitary function.Aging Male, 2015, 18(3): 201-204.

33. Herman WA, Krzoska A, Pawliczak E, et al.Evaluation of relationships between plasma androgens level and clinical signs of hipoandrogenism according to age and comorbidity of metabolic syndrome in men.Pol Merkur Lekarski, 2014, 36(211): 16-21.

34. Kim JW, Bae YD, Ahn ST, et al.Androgen receptor cag repeat length as a risk factor of late-onset hypogonadism in a Korean male population.Sex Med, 2018, pii: S2050-1161(18) 30034-30035.

35. Li JH, Yu XH, Zheng JB, et al.The reproductive health indices and sex hormone levels in middle-aged and elderly Chinese men.Aging Male, 2016, 19(3): 143-147.

36. Ma YM, Wu KJ, Ning L, et al.Relationships among androgen receptor CAG repeat polymorphism, sex hormones and penile length in Han adult men from China: a cross-sectional study.Asian J Androl, 2014, 16(3): 478-481.

37. Rabijewski M, Papierska L, Piątkiewicz P.Late-onset hypogonadism among old and middle-aged males with prediabetes in Polish population.Aging Male, 2015, 18(1): 16-21.

38. Shigehara K, Konaka H, Koh E, et al.Effects of testosterone replacement therapy on hypogonadal men with osteopenia or osteoporosis: a subanalysis of a prospective randomized

controlled study in Japan（EARTH study）.Aging Male, 2017, 20（3）: 139-145.

39. Taylor SR, Meadowcraft LM, Williamson B.Prevalence, Pathophysiology, and Management of Androgen Deficiency in Men with Metabolic Syndrome, Type 2 Diabetes Mellitus, or Both. Pharmacotherapy, 2015, 35（8）: 780-792.

40. Wu FC, Tajar A, Beynon JM, et al.Identification of late-onset hypogonadism in middle-aged and elderly men.N Engl J Med, 2010, 363（2）: 123-135.

41. Yassin AA, Nettleship J, Almehmadi Y, et al.Effects of continuous long-term testosterone therapy（TTh）on anthropometric, endocrine and metabolic parameters for up to 10 years in 115 hypogonadal elderly men: real-life experience from an observational registry study. Andrologia, 2016, 48（7）: 793-799.

42. Yassin DJ, Doros G, Hammerer PG, et al.Long-term testosterone treatment in elderly men with hypogonadism and erectile dysfunction reduces obesity parameters and improves metabolic syndrome and health-related quality of life.J Sex Med, 2014, 11（6）: 1567-1576.

43. 关迪, 谷翊群. 男性雄激素缺乏症与代谢综合征. 国际生殖健康 / 计划生育杂志, 2011, 30（1）: 21-25.

44. 李宏军, 谷翊群. 男性迟发性性腺功能减退症的发病机制与流行病学. 国际生殖健康 / 计划生育杂志, 2011, 30（1）: 10-13.

45. 梁国庆, 吴旻, 王波, 等. 雄激素受体基因 CAG 多态性与迟发性性腺功能减退症的相关性研究. 中华男科学杂志, 2012, 18（9）: 797-802.

第五章

男性更年期综合征的临床症状与体征

第一节　男性更年期综合征的
临床症状与体征

迟发性性腺功能减退症（late-onset hypogonadism，LOH）是一种发生于中老年男性中，由于雄激素缺乏所造成的一系列临床和生物化学综合征。其特征为具有典型的临床症状和体征，同时血清睾酮水平低下，此种状态会影响多种器官与系统的功能和生活质量。LOH又称年龄相关性睾酮缺乏综合征（age-associated testosterone deficiency syndrome，TDS）。雄激素（主要是睾酮）具有促进男性第二性征发育和成熟、维持男性生殖器官功能以及促进精子生成、维持肌肉强度和质量、维持骨矿物质密度和强度等重要作用。雄激素的缺乏会引起性欲降低、自发性勃起减少和勃起功能障碍等性功能相关症状，同时也会引起骨骼、肌肉、心血管、内分泌代谢及神经精神等多器官系统一系列的改变。

尽管早在16世纪，我国的医学书籍中就曾经列举出了大量由于男性更年期所致的临床症状。但相对于女性，人们对男性老龄化所出现的变化了解得还很少，很少有人会认识到男性也会出现女性在经历更年期阶段的相似症状。早在1939年，Werner等就报道男女两性具有相似的"更年期"症状。1944年，Heller和Myers标记了"男性更年期"（male climacteric）的症状，包括性欲减退和性功能减退、紧张、抑郁、记忆力受损、无法集中注意力、疲劳、失眠、潮热和出汗。Heller和Myers发现他们的受试者睾酮水平低于正常水平，并且当患者接受替代剂量的睾酮时症状显著降低。但一旦男子出现这种症状，由于缺乏对它们的科学认识，也很少会认为是一种异常状态，往往会忽视或将其认为与心理改变有关，不予重视，很少会认识到这其中也有相当部分人的变化是属于生理性或病理性的改变。只有在近几年里，中老年更年期男性出现的临床症状才逐渐引起人们的重视，中老年男性的症状以及这些症状与社会、精神心理、激素及躯体改变的相互关系引起了越来越多的关注。

一、男性更年期综合征临床症状出现的年龄

据统计,中国 2015 年 60 岁及以上人口达到 2.22 亿,占总人口的 16.15%。预计到 2020 年,老年人口达到 2.48 亿,老龄化水平达到 17.17%,其中 80 岁以上老年人口将达到 3067 万。由于睾丸间质细胞的消耗、睾丸对黄体生成素(luteinizing hormone, LH)的反应受损及失调的生殖内分泌分泌,睾酮随着年龄增加而下降,另外一些伴随的老年慢性疾病引起的变化进一步加剧了这些变化。睾酮水平从 30 岁开始以每年 1% 的逐渐下降,为衰老相关性过程。45 岁以上的男性性激素结合球蛋白(sex hormone binding globulin, SHBG)水平随年龄增长而增加,导致游离睾酮(free testosterone, FT)水平相应的下降速度比总睾酮(total testosterone, TT)更快。与女性更年期的排卵停止、血清雌激素水平快速下降以及因此出现一系列明显症状不同,LOH 患者的性激素水平是一个缓慢、持续下降的渐变过程,在男性与年龄相关的性腺功能减退常常只有部分男性出现不同程度的雄激素缺乏症状。睾酮除了年龄相关的下降速度以外,受到多种因素影响,包括生活方式、药物和慢性疾病等。最终血清睾酮水平将降低到最适雄激素作用的临界值以下,并出现相应的临床症状。

男性何时进入更年期阶段是难以准确回答的,毕竟每个男性的更年期过程都有自己的特点,具有明显的个体差异,可以在不同的年龄阶段出现或不同年龄阶段达到顶峰。一般来说,人的衰老从 40 岁左右就逐渐变得明显化,因此多数男性在 40~45 岁时就可以出现更年期症状,并随着年龄的增加而发生率逐渐增高,年龄的波动范围可以扩展到早自 35 岁,晚至 65 岁。一般在 55~65 岁达到发病的高峰年龄。

许多疾病或异常可以使更年期综合征发病年龄提前且使其结束时间后延。主要包括:①先天性或获得性的睾丸损害,例如睾丸未下降、睾丸扭转、睾丸炎、精索静脉曲张等,睾丸癌的治疗,为了无精子症的诊断和体外受精治疗所进行的睾丸精子穿刺抽吸;②肥胖。

多数男性的更年期症状可以持续 5~15 年,持续时间的长短取决于许多因素,包括基础健康状态,身体对雄激素缺乏的敏感性及代偿,生活方式,药物,慢性疾病以及对衰老的态度认知等。

巴尔的摩老龄纵向研究(图 5–1)在 30 年内对 890 名 50~80 岁男性随访证实,血清总睾酮浓度随年龄以每年 0.11nmol/L 的速度下降,如以总睾酮浓度低于健康年轻男性参考值 11.3nmol/L 为标准,则 60~69 岁组,70~79 岁组及 80~89 岁组的各年龄组 LOH 发病率分别为 19%、28% 及 49%;但若以具有生物活性的游离睾酮指数(free androgen index, FAI)为标准,上述各年龄组 LOH 发病率将分别增加为 34%、68% 及 91%。而在国内相关流行病学的研究中,

一项中国四城市 637 例健康男性血清雄激素水平研究结果显示,如以计算法测定游离睾酮(calculated free testosterone, cFT),(以 20~39 岁组数值的 10% 位数为切点)为标准,中国男性 LOH 的发病率在 40 岁、50 岁与 70 岁组分别为 13%,30% 与 47%。另一项基于社区人群的 678 例中老年(40~69 岁)男性血清性激素横断面研究结果显示,以类似的 cFT 截止值为标准,在 40~49 岁、50~59 岁及 60 岁及以上年龄组分别为 19%、37% 及 46%。欧洲男性老龄化研究(European Male Aging Study, EMAS)中,参与研究的三千余名 40~79 岁的男性,其血清总睾酮水平每年下降 0.4%,游离睾酮水平下降 1.3%。然而,根据 EMAS 提出的 LOH 标准(至少三种性功能症状,性欲低下、晨勃减退及勃起功能障碍,并且总睾酮、游离睾酮水平低),所研究人群只有 2.1% 的男性符合 LOH 的诊断。发病率从 40~49 岁的 0.1% 到 70~79 岁的 5.1%。(图 5-2)这一观察结果与之前提到巴尔的摩纵向研究的观察结果形成了鲜明对比,后者发现在 80 岁以前,近 30% 的男性总睾酮值在性腺功能减退范围内,近 60% 的男性具有游离睾酮值低的情况。由此可见,由于应用不同的流行病学方法,采用不同切点值及所选择不同调查人群,LOH 的识别与诊断差异较大。但大多数流行病学调查研究表明,LOH 的发病率随着年龄增加逐渐增加,40~45 岁时就可以出现雄激素不足的症状,60 岁以上为 LOH 的高发年龄段。

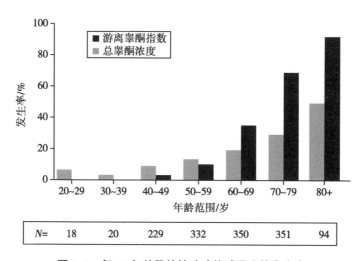

图 5-1　每 10 年龄段的性腺功能减退症的发生率

柱高表示每个 10 年间隔内男性的百分比,灰色为总睾酮(T)水平低于 325ng/dl(11.3nmol/L),黑色为 T/SHBG(自由睾酮指数)小于 0.153nmol/L。50 岁以后,性腺功能减退的男性比例依次增加。在 50 岁以后,更多的男性是由游离睾酮 T 指数引起的性腺功能减退,而不是总睾酮。数据来自 2001 年发表的巴尔的摩老龄纵向研究

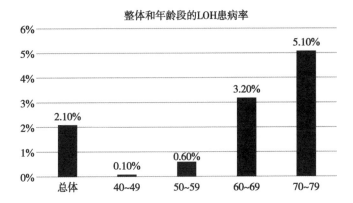

图 5-2　EMAS 中迟发性性腺功能减退症（LOH）的患病率

诊断标准：至少有三项性功能症状和总睾酮水平 <11nmol/L，游离睾酮 <220pmol/L。数据引自 Wu FC, Tajar A, Beynon JM, et al.Identification of late-onset hypogonadism in middle-aged and elderly men. N Engl J Med, 2010, 363（2）: 123-135.doi: 10.1056/NEJMoa0911101

二、临床症状的一般发生经过和特点

男性更年期通常是男人生命中的一个相对短暂阶段，当他们体验到这个特殊阶段时一般开始于 40~45 岁。更年期启动常是在中年期以后的某个阶段，由一个无法控制的生活改变或疾病所引发，这往往可能由于离婚、失业或下岗、（父母）亲人死亡、家庭成员的精神疾病、自己遭遇生命危机等，有人认为男性更年期的最初信号常常是由于男人的性能力改变所引发。通常的症状是逐渐开始并渐渐加快，对于多数男人来说，初期的变化是非常细微的，包括伤口的愈合时间延长了、关节较以往僵硬了、很容易感觉到疲劳和容易被激怒等，与其共同生活的配偶常常首先注意到男人的这些变化。

然后（多在 50 岁以后），将像大厦坍塌一样迅速暴发（加重或恶化），对于还没有足够精神心理准备的男人和关心他们健康的女人来说这的确很可怕，他们不清楚将会有多少不幸发生在自己的身体上，他们像无依无靠的孤儿一样在奋力挣扎并期待着艰难境况的转机，但绝大多数人认定将是悲剧性结局，然而善加引导这也可以成为另一段美好人生的开始。

当然，并不是所有男性都要有明显的临床症状，实际上具有临床症状的男子仅占更年期男子的 40% 左右，起病多比较缓慢和隐蔽，且临床症状多种多样，以轻中程度者为多，严重者相对较少。

与女性更年期综合征相比，男性的急性更年期综合征十分少见，毕竟绝大多数男子的睾丸功能减退是逐渐发生的，只有在经历某些特殊情况下，例如去势治疗等情况下（无论是化学去势，还是手术去势的前列腺癌患者）的男性更年期综合征患者的临床症状的来势才是十分显著和迅猛的。一些特殊情况下出现的急性睾丸功能衰竭才会引发急性更年期综合征。这些情况包括：①病毒感染，例如流行性腮腺炎；②手术切除或手术损伤睾丸和男性生殖道，例如睾丸癌、疝修补术、手术或化学去势、输精管结扎等；③疾病状态下造成的免疫系统侵袭和破坏睾丸，例如系统性红斑狼疮；④某些可以有正常成年男性发育但导致睾丸功能早衰的潜在的遗传学异常，例如染色体的镶嵌型；⑤常见的血管性疾病，例如糖尿病，甚至大量吸烟也可以引起；⑥化疗；⑦非常罕见的情况下，垂体的肿瘤也可以引起男性更年期的急性发作。

更年期的到来，意味着男人将被迫放弃自己已经十分熟悉和适应的过去生活，走向自己并不十分了解的未来。更年期的持续时间不等，可以波动于几年到十几年，更年期男子对以往生活抓得越紧，越是留恋以往的岁月，通过更年期的时间就要越长。

女性更年期与男性更年期听起来很相似，因为卵巢、雌激素、下丘脑和垂体的彼此关系与睾丸、睾酮、下丘脑和垂体的彼此关系具有非常相似之处，因此在研究男性更年期症状时，人们自然而然地愿意与女性更年期的症状相比较，但彼此的临床症状出现的形式往往是明显不同的，女性更年期症状的发生率较高，多突然发生，且临床症状较为明显，而男性发生概率不高（约40%），多逐渐发生，且临床症状多种多样，以轻中程度者为多，严重者相对较少。这种与女性不同的更年期症状临床表现形式是由于男女的生理特点差异所决定的，女性更年期的雌激水平缺乏通常突然出现且持续存在，而且在更年期的生育能力几乎完全停止；男性雄激素水平缺乏通常逐渐发生且存在明显的个体差异，而男性的生育能力不会因为更年期的到来而终止，往往可以维持到较高的年龄阶段。随着人们对男性更年期综合征的知识不断积累，对这个时期的内分泌、心理和社会等诸多因素的深入了解，已经得出的结论是：尽管男女更年期之间有着明显的差别，但是两者之间的共同点，尤其是在临床表现方面的惊人相似之处却是显而易见的。

三、男性更年期综合征有关的临床表现

雄激素的生理作用广泛，发挥生物活性效应的靶器官众多，诸如生殖、泌尿、皮肤、骨骼、肌肉、造血、心血管及神经系统等均有雄激素受体（androgen receptor，AR）表达。除了生殖系统，雄激素对中枢神经系统、运动系统、心血管系统、血液系统及内分泌代谢都有重要调节作用。因各种原因所导致体内雄激素水平不足，可造成其靶器官形态、功能异常，进而引起相应的临床症状，影响其生活质量。LOH 是一种与男性年龄增长相关的临床和生物化学综合征。随着社会老龄化进程，与年龄增加相关的 LOH 严重影响中老年男性的生活质量，并与代谢性疾病等重大疾病的发生、发展密切相关。

LOH 患者临床症状复杂多样,不仅有性欲减退、勃起功能障碍等性功能障碍的症状,还有骨质疏松、向心性肥胖和代谢综合征等全身躯体症状,精力下降、记忆力减退、睡眠障碍、抑郁症状等神经系统和精神心理症状。视病情轻重,LOH 患者可以出现不同程度的体征方面变化:身高下降、体重增加、腹围增加、皮下脂肪增多;男性第二性征减弱,并出现毛发减少、睾丸体积变小和质地变软;由于出现代谢综合征,可以有血压升高等方面改变。

EMAS 的研究(2010 年)中,该研究基于 8 个欧洲国家的三千余名 40~79 岁的男性。研究涉及了 32 个与 LOH 有关的症状,并同时对总睾酮及游离睾酮进行了检测,结果表明在 32 个相关症状中,仅有 9 个症状与总睾酮或游离睾酮水平相关。经过进一步严格统计分析,只有三种性功能症状(性欲低下、晨勃减退及勃起功能障碍)与睾酮水平降低明显相关。因此尽管症状繁杂,大部分症状并非 LOH 特有的症状,与雄激素缺乏之间的相关性也存在争议。但是这些症状可以提示有血清雄激素缺乏的可能性。出现一项或同时出现多项上述临床症状时,应联想到有 LOH 的可能。由于不同个体和不同的靶器官存在睾酮代谢不同和敏感性不同的特点,造成了睾酮诱导生物学效应的特异阈值不同,因此要考虑综合症状,而不应该仅考虑一种或几种症状。

男性更年期综合征的许多临床表现往往是非特异性的,且受到多种因素影响。睾酮缺乏的症状与老化所出现的症状之间的区别往往十分困难,且其他的一些因素(慢性疾病、药物、其他激素缺乏等)都可以出现类似的症状,使得确定症状是否由于睾酮所致变得更加困难。这些相关症状除了可能与雄激素部分缺乏有关之外,还很可能是因为某些慢性疾病、用药、其他激素缺乏以及社会、心理、环境等因素和情况所共同引起,并因为雄激素的部分缺乏而加重,这将使实际情况更加复杂,需要仔细区分。

另一方面,睾酮缺乏临床症状的出现与睾酮水平高低之间并不完全符合。许多男性睾酮水平低但不具有症状,而正常水平的男性可能表现出性欲下降或性腺功能减退的症状。此外,许多临床症状之间可以相互影响、相互促进,使得临床表现更加错综复杂,例如性功能障碍和抑郁症状都是男性更年期的常见症状。这两者有着密切的相互关联,当男性出现性功能障碍时,会感觉到不自信、情绪低落及抑郁。当存在抑郁症状时,可导致或加重性功能障碍;男性更年期综合征的临床症状具有明显的个体差异,包括发作形式、进展速度和严重程度。中老年男子可能同时合并许多种心理问题和疾病,彼此之间可能存在一定的症状重叠和交互影响,使诊断变得错综复杂。临床医生应该努力地发现中老年男子可能同时存在的各种精神心理因素和疾病状态,具备较强的综合分析能力。

睾酮是主要的男性性激素,主要由睾丸分泌,其次为肾上腺。这种激素的雄激素效应是导致男性性器官成熟以及第二性征（胡须、腋毛和阴毛增长以及声音加深）的原因。睾酮是发育正常精子生产所必需的，并有助于性欲的维持。它还具有合成代谢作用，包括促进肌肉质量及力量、骨密度和骨骼发育与成熟。由于睾酮对机体多个器官功能均发挥重要生理调控作用，因此睾酮缺乏可能影响雄激素相关的器官或系统出现功能改变，从而导致出现特征性的临床症状，可大致分为三大类（表5-1）。

表5-1　LOH特征性的临床症状

类别	症状	类别	症状
性功能相关症状	性欲下降和性活动减少 性相关想法频率减少 晨勃频率减少 勃起功能障碍 延迟射精 射精量少、射精无力感	精神神经症状	精力下降，动机减少，主动性少 心境抑郁，悲伤 自卑，自责 情绪不稳，烦躁易怒 睡眠障碍，失眠，嗜睡 认知受损
全身躯体症状	易疲惫 无法进行剧烈活动 体力耐力下降 全身酸痛 潮热，易出汗 憋气，胸闷，心慌		注意力不集中 语言记忆力受损 空间认知技能受损

（一）性功能减退

性欲减退和性活动减少，被认为是LOH最常见的症状。LOH患者常出现勃起功能障碍，表现为阴茎勃起困难、勃起硬度下降或勃起不持久、晨勃频率减少或持续时间变短，夜间勃起次数和勃起硬度下降等。性活动频率日趋减少。

睾酮水平与性欲、勃起及射精功能明显相关，是男性性活动的重要内分泌基础。由于睾酮参与调节男性性反应的所有步骤（包括性欲、性唤起以及性高潮和射精），性功能障碍是睾酮缺乏的主要症状，也是最常出现的症状。睾酮是男性性欲及性活动的重要影响因素，其可通过中枢神经中脑边缘、黑质纹状体及下丘脑多巴胺受体系统维持并调节性欲，并且睾酮对精神心理状态的作用也可间接影响性欲。随着年龄增长，中老年男性体内睾酮水平发生改变，同时也观察到性功能障碍症状的增加。在马萨诸塞州男性老龄化研究中，40岁男性发生勃起功能障碍（ED）的发生率为39%，70岁男性发生勃起功能障碍发生率为67%。西班牙EDEM研究中包含2476名25~70岁男性，结果显示 ED 的总体患病率（按国际勃起功能指数问卷调查表）为 18.9%，在男性 20~30 岁时为 8.5%，60 岁时男性增加至 48%。德国科隆男性调查包括 5000 名 30~80 岁男性，结果显示 ED 总体发生率为 19.2%，40 岁男性为 2%，80 多岁男性为 53%。但是，增龄性睾酮水平下降可能并非是 LOH 患者勃起功能障碍的主要促发因素，其他老龄化相关的基础疾病及不良生活习惯等对性功能同样影响显著。

性欲低下、夜间和早晨勃起减少明显与睾酮缺乏相关，而性生活中的勃起障碍相关不明显。Wu 等（2010 年）研究了超过 3000 名 40~79 岁男性，发现性欲低下、晨勃减退及勃起功能障碍，这三种性症状是唯一与睾酮水平下降有关的症状。

此外研究证据还表明，射精量减少、射精延迟及射精快感缺失也具有睾酮缺乏的基础。睾酮水平低可能是射精延迟的一个可能原因。近期一项研究在性功能障碍的 1632 例患者中，在调整混杂因素（包括性欲降低）后，睾酮水平低（总睾酮≤10.4nmol/L）几乎使射精延迟的相对风险加倍。睾酮和射精症状之间关联相关研究较少，有学者认为主要是由于心理 - 内分泌机制。睾酮水平除了对性反应的作用外，还深刻地影响男性的心理及行为。第二个可能是通过神经调节机制，来自动物实验的数据发现了睾酮在控制射精反射中的作用。另外，睾酮还会影响附属性腺的活动。

（二）精神心理状态异常

LOH 患者容易出现抑郁症状，情绪低落，容易激惹；精力下降，容易疲倦和乏力；智力和空间认知活动降低；记忆力减退、注意力不集中；容易失眠，出现睡眠障碍。

多个脑区如前脑、后脑、垂体均有 AR 表达，与雄激素结合影响脑功能。血清游离睾酮可直接穿过血脑屏障进而作用中枢神经系统。调控多巴胺及 5- 羟色胺通路，而且睾酮转换为雌激素后，还可对情绪和认知能力产生作用。因此睾酮缺乏可能导致 LOH 患者出现焦虑、惊恐不安、睡眠障碍、记忆力减退以及思维反应和智力减退等症状。

在人衰老过程中，雄激素或其转化产物可调控海马棘突触密度，影响大脑的认知功能。70~80 岁男性游离睾酮水平越低，处理速度和执行功能得分越低。动物研究即已证实，年龄相关的血清睾酮水平减退可损害动物的记忆力和学习能力，而前列腺癌患者在行内分泌治疗期间，约半数患者的基础认知能力评分会出现降低。

近年来，雄激素、老龄化和认知功能改变之间的关系已经越来越受到关注。轻度认知功能障碍（mild cognitive impairment, MCI）被大多数学者认为是"正常衰老"和"痴呆"的中间状态，即痴呆的前驱期。有研究显示，MCI 患者发展成痴呆的危险性也较正常人显著增高,10%~15%可以转化成阿尔茨海默症(Alzheimer's disease, AD)。睾酮水平低可能导致的记忆力下降、思维缓慢、反应差及智力减退等一系列症状,均应该警惕 MCI 的可能,并及时采取雄激素补充治疗措施,配合其他有效的干预措施策略,阻止或延迟 MCI 患者进展为 AD。

睾酮水平与语言记忆和情绪控制能力呈正相关,睾酮缺乏可增加阿尔茨海默病(AD)的发病率,睾酮补充治疗可改善患者的总体生活质量。雄激素对脑的保护作用涉及抗氧化、减少 β-淀粉样蛋白(β-amyloid, Aβ)蓄积、抗神经细胞凋亡、促进 cAMP 反应原件结合蛋白(cAMP-response element binding protein, CREB)磷酸化等多种机制。

睾酮缺乏与男性负面情绪也存在明显关系,LOH 患者常出现焦虑、烦躁、抑郁状态等。患者感到自卑、自责、孤独、抑郁。流行病学研究证实,中老年男性的抑郁指数有明显的增龄性变化趋势。性腺功能低下的男性抑郁情绪的发生率明显高于正常人群,而血清学研究也发现,男性血清 FT 水平与抑郁评分呈显著负相关。

患者常常出现类似于神经衰弱表现,出现如失眠或嗜睡、多梦、头晕、视物模糊、思想不集中、情绪不稳定(容易暴躁激动或抑郁、焦虑或无原因的恐惧)、做事情力不从心、自信心下降、缺乏生活动力、近期记忆力减退等一系列症状。

(三)骨骼、肌肉组织改变

中老年男性常出现骨量减少和骨质疏松,骨折发生率明显增加;肌肉量减少,肌肉力量下降,导致自主生活能力下降。骨质疏松是一种以全身系统性骨量减少、骨组织结构退化为特征,主要表现为骨小梁数目减少和骨小梁结构变得细薄,最终导致骨强度降低、骨骼脆性增加、骨关节疼痛症状和容易发生骨折的全身性疾病。睾酮降低是其可能的危险因素之一。男性自 30 岁后骨量达最高值,进入中老年期后即开始出现伴随终生的骨量丢失,在 65 岁后可能出现骨质疏松的发病高峰,表现为骨强度下降、骨关节疼痛及微创性骨折,尤其是微创性骨盆骨折。

在性腺功能减退状态下骨质流失加速,女性更年期是性激素影响骨代谢调节的典型例子。虽然更年期和雌激素缺乏是女性骨质疏松症广泛认可的危险因素,但男性年龄相关性的睾酮下降对骨骼健康和骨质量的影响尚不明确。睾酮对骨骼代谢有重要的调控作用,睾酮信号可刺激成骨细胞形成小梁骨并防止骨细胞小梁骨损失,睾酮经过芳香化酶代谢可通过雌激素对骨代谢发挥间接作用。随着年龄增长,睾酮水平不断下降,同时骨矿物质密度(bone mineral density, BMD)下降、发生骨质疏松和骨折的概率增加。

睾酮在维持骨骼代谢方面的确切作用,以及睾酮水平下降对男性骨质疏松症以及骨折的发生仍不完全明确,存在诸多争议。多项观察性试验来调查男性骨质疏松症的潜在风险因素,其中规模最大的是男性骨质疏松性骨折研究(osteoporotic fractures in men study, MrOS),该研究随访美国、瑞典和中国香港65岁以上男性平均4.5年。MrOS瑞典队列的初步结果发现,FT水平与髋骨、股骨和肱骨而不是腰椎骨密度正相关。FT水平降低也与骨折风险增加有关。雌激素水平与包括腰椎在内所有部位的BMD正相关。然而进一步多变量分析发现只有生物可利用的雌激素(bioavailable estradiol, $BioE_2$)和SHBG而非睾酮与骨折风险独立相关。MrOS试验的香港队列研究发现,只有$BioE_2$与BMD显著相关,而SHBG和FT水平与BMD无显著相关性。骨折风险方面,睾酮和雌激素水平均无法预测风险,而低睾酮水平和低雌激素水平的患者骨折风险最高,提示两种激素存在协同作用。MrOS研究还有一个北美研究小组,但其结果与中国香港和瑞典的队列略有不同。雌激素水平而不是总睾酮,与BMD显著相关,最低的$BioE_2$水平在研究期间表现出最高的BMD丢失。SHBG也与BMD呈负相关。最后,低FT和低$BioE_2$以及高SHBG男性的总体骨折风险最高。MrOS的总体结果表明,$BioE_2$与老年男性的BMD和骨折风险明确相关,SHBG与BMD和骨折风险相关,而FT与BMD并不明显相关,但可能在老年男性骨折风险中发挥一定作用。

　　一些类似于MrOS的研究也提供了关于睾酮在男性骨骼健康中的作用相互矛盾的数据。一项研究在弗雷明汉队列中分析了男性性腺功能减退(血清睾酮<3ng/ml)的骨折风险。在性腺功能减退的男性相比正常水平男性,BMD或髋部骨折风险没有差异。在雌激素的作用上支持了MrOS研究的结果,E_2水平最高的男性具有最高的BMD,而E_2水平最低的男性具有最高的髋部骨折风险。其他一些研究男性骨质疏松症发展与睾酮水平之间相关性的研究也给出了一些矛盾的结果。Dubbo研究澳大利亚男性(>60岁)发现低$BioE_2$和低睾酮水平与BMD降低相关,但只有低睾酮而非雌激素与骨折风险增加相关。MINOS研究发现,性腺功能减退的男性有增加的跌倒率和骨吸收指标,但只有低水平的雌激素而不是低水平的睾酮与老年男性的BMD呈正相关。

　　总体而言,这些研究的结果表明,低$BioE_2$和高SHBG(可能与低生物可利用睾酮相关)均导致男性低BMD。骨折风险方面,低$BioE_2$、低FT和高SHBG可能与骨折风险增加有关。相比BMD,睾酮在实际骨折风险中的作用可能更为重要,这可能与睾酮在影响男性肌肉力量和身体功能方面的独立作用有关,肌肉无力会增加跌倒概率,增加导致骨折概率。有研究发现,老年男性跌倒的风险与较低的睾酮水平有关。因此,这些关于睾酮在骨密度和骨折风险中作用的研究,研究只考虑了全身睾酮水平,不一定反映骨中的局部睾酮水平和代谢情况。一项基于 MrOS 队列数据的研究表明,雄激素代谢物而非总睾酮与 BMD 呈正相关,这提示局部雄激素代谢增加可增强 BMD。总体而言,观察性研究的数据提示睾酮在男性骨质疏松性骨折中的作用,睾酮水平降低确实与老年男性的骨折风险相关。接受雄激素剥夺治疗的前列腺癌患者,其骨质疏松及骨折发生风险明显提高,这也佐证了睾酮对维持正常骨骼组织代谢的重要性。

睾酮下降可导致肌肉质量和力量减退,出现进行性肌肉力量下降,肌肉块减少。可以使患者的体力和耐力变小,容易疲乏,全身酸痛,导致自主生活能力下降。研究表明男性 40 岁后即出现肌肉衰减,其衰减速度随年龄增加而加快。睾酮能够促进人体的正氮平衡,促进和维持男性的肌肉量并控制体内脂肪量,睾酮水平与肌肉量呈正相关。男性 50 岁之后瘦体重(lean body mass)每年减少约 0.4kg,这种与年龄相关的变化男性比女性突出。骨骼肌的减少比其他肌肉更明显,四肢远端骨骼肌减少比近端更明显。上述肌肉组织变化可明显影响 LOH 患者日常活动能力,易出现跌倒意外,严重的肌肉功能减退可降低患者每日活动量,增加了老年男性的生活依赖性。Finkelstein 等(2013 年)研究评估了睾酮缺乏在改变身体组成方面的作用。实验在 400 余名年龄在 20~50 岁的健康青年中进行,利用 GnRH 类似物诱发严重性腺功能减退症。随后将其随机分配接受 16 周安慰剂或不同剂量的睾酮治疗,伴或不伴芳香酶抑制剂治疗。结果显示,实验性雄激素剥夺处理后,出现了瘦体重和腿部肌力的下降以及总体和皮下脂肪量增加,但内脏脂肪无变化。此外,伴有芳香化酶抑制剂的睾酮替代治疗(纯睾酮效应)能保持瘦体重和肌肉强度,但不影响脂肪量。这些数据表明严重性腺功能减退对瘦体重的不良影响主要由睾酮缺乏介导,而在脂肪组织中的作用主要由雌激素缺乏介导。但应该强调的是,GnRH 类似物诱导的性腺功能减退,睾酮水平远低于 LOH 中常见的水平。

(四)脂肪堆积和乳腺发育

中老年男性常出现体重增加及内脏脂肪堆积,且更容易出现向心性肥胖。大量的流行病学研究结果证实,男性肥胖与血清睾酮水平降低密切关联,20%~60% 肥胖男性受试者的血清总睾酮或游离睾酮水平降低。在 EMAS 中,相比于体重瘦的群体,超重组(BMI,25~30kg/m^2)TT 和 FT 分别降低 2.3nmol/L(66ng/dl)和 5.1nmol/L(147ng/dl),而肥胖组 TT 和 FT 分别降低 17.6pmol/L(5.1pg/ml)和 53.7pmol/L(15.5pg/ml)。

肥胖与睾酮之间的具体因果目前仍不明确,两者之间可能通过复杂的内分泌机制互相影响。研究表明,脂肪组织分布与血清睾酮水平存在明显相关性,中老年男性血睾酮水平低下可导致皮下脂肪及内脏脂肪增多,使脂肪在躯体中心及上部堆积，患者表现为腹型肥胖，腰 – 臀比（waist-to-hip ratio，WHR）常大于 1.0。许多疾病或异常可以影响到 WHR 值，例如糖尿病、高血压、心血管疾病、甘油三酯水平增加、HDL 水平降低者的 WHR 值均有不同程度的增加，而上述这些情况也是 LOH 的危险因素。此外，肥胖男性脂肪组织内芳香化酶的活性增强，促进雄激素转化为雌激素，进一步提高了机体内雌激素水平，使 LOH 患者发生肥胖的同时常伴发乳腺发育。

（五）代谢改变

代谢综合征（metabolic syndrome，MetS）和 2 型糖尿病均与血清睾酮水平降低有关。代谢综合征是一组代谢紊乱性疾病的总称，是以腹型肥胖以及内脏脂肪增多、高血压、高甘油三酯血症、低高密度脂蛋白胆固醇、胰岛素抵抗（insulin resistance，IR）——糖耐量下降或 2 型糖尿病为主要临床表现的一个症候群，血清睾酮水平低下与 MetS 的发生发展密切相关。

最近，睾酮在代谢性疾病发展中的作用引起人们的注意，并且许多研究证明低睾酮与胰岛素敏感性、中心性肥胖、血脂异常和高血压受损相关。例如 Kupelian 等（2008 年）开展的基于人群的观察性研究，纳入 2301 名 30~79 岁的多民族多种族男性，观察到睾酮水平与 MetS 之间强烈的负相关。睾酮水平每下降一个标准差，MetS 的概率增加约两倍，此关联在各种族 / 种族群体间是一致的。Li 等（2010 年）在 1226 名 20 岁以上健康人群中研究发现，总睾酮和 SHBG 浓度降低与代谢综合征的发生增加强烈相关，独立于传统的心血管危险因素和胰岛素抵抗。Haring 等（2013 年）研究显示，低总睾酮和低 SHBG 均与男性 MetS 风险增加有关。Antonio 等（2015 年）发现在 EMAS 研究中，1651 名没有 MetS 的男性在随访期间，289 名男性发生 MetS。在调整 SHBG（$OR=1.43$，$P<0.001$），BMI（$OR=1.44$，$P<0.001$）之后，基线总睾酮水平较低的男性发生 MetS 的风险较高（$OR=1.72$，$P<0.001$）。男性中，排除独立于 SHBG、BMI 或胰岛素抵抗等因素后，T 水平低而非 E_2 与发生 MetS 的风险增加有关，较低的 E_2/T 比率可能对 MetS 的发生有保护作用。分别纳入 32 项研究的 meta 分析（Corona 等，2016 年）和 59 项研究研究的 meta 分析（Corona 等，2016 年）结果均表明，补充睾酮不仅可以改善代谢障碍患者的糖代谢状况，还可以改善 T2DM 的体重和腰围；另外一项研究（2016 年）对 44 名 2 型糖尿病男性和低游离睾酮的男性随机对照试验表明，睾酮补充治疗 24 周有助于改善胰岛素敏感性。另一方面，许多证据表明肥胖 / 代谢性疾病人群中，性腺功能减退风险增高（Corona 等，2012 年，2015 年）。因此，这两个条件之间可能存在双向相互促进的关系。

（六）心血管系统症状

睾酮对心血管系统的影响较为复杂，传统的观点认为雄激素促进男性冠心病的发生,但临床研究也证实,低睾酮水平状态是动脉粥样硬化、冠心病及心血管意外的高危因素。性腺功能低下常与代谢综合征相关联,往往伴有血糖、血脂、体重指数、总脂肪比例和空腹胰岛素抵抗指数升高。补充外源性睾酮,可减低身体肥胖状态,减少腹部脂肪,增加胰岛素作用,改善基本的心血管危险参数。

流行病学和观察研究表明,低睾酮与心血管疾病风险增加有关。对 70 项研究进行的 meta 分析表明,心血管病患者睾酮和雌二醇水平显著降低,在调整年龄和体重指数后仍然是重要标志物。在纵向研究中,心血管死亡患者的基线睾酮水平较低。

最近的研究发现了低水平的内源性睾酮与动脉粥样硬化、冠状动脉疾病或心血管事件之间的关系。T 和 Bio-T 水平位于最高三分位数和水平的男性比最低三分位数男性的腹主动脉粥样硬化相对危险度低。Rosano 等发现冠心病患者的睾酮水平低于对照组。Ohlsson 等观察到血清睾酮水平和 SHBG 水平与不良主要心血管事件发生率呈负相关。Hu 等发现了冠状动脉病变男性的睾酮水平低于对照组。一些研究显示血管造影冠状动脉疾病程度与睾酮水平呈负相关。在最近的一个研究中,Alkamel 等发现 45 岁及以下男性中低血清睾酮水平与早发冠状动脉疾病之间的关联。Farias 等发现中年男性 2 型糖尿病患者颈动脉内膜厚度与总睾酮浓度呈负相关。睾酮水平低的患者也更可能表现出动脉粥样硬化斑块、内皮功能障碍和更高水平的高敏 C 反应蛋白。Lee 等观察到总睾酮水平与 Framingham 风险评分之间显著负相关。因此,大量的观察性研究提示低睾酮水平与动脉粥样硬化、冠状动脉疾病和冠状动脉事件之间存在关联。目前还不清楚低睾酮水平与心血管疾病之间是否存在因果关系,或是由于低睾酮是整体健康水平下降的生物标志物。

(七)自主神经功能紊乱

面色潮热、多汗是女性更年期的常见症状,但与更年期女性的雌激素显著降低不同的是,绝大多数中老年男子并不会经历雄激素的迅速降低,因此相比之下中老年男性通常较少出现面色潮热,仅部分患者会出现这类表现而容易被忽视。

由于整体的体能下降以及自主神经功能紊乱,还可以表现为心慌气短、心律不齐、胸闷乏力、血压波动等,头晕、头痛也是常见的症状。

中老年男性由于内分泌及代谢水平的显著改变,可以造成食欲和消化功能的异常。食欲减退是常见的症状,由于活动减少和饮食结构(纤维素成分减少)等因素还可造成排便异常,主要表现为便秘。食欲减退和便秘可以明显影响患者对能量和重要营养素的摄入,加重更年期综合征患者的临床症状。通过生活方式的改变和饮食结构的调整,可以缓解部分不适症状。

（八）泌尿系统症状

下尿路症状（lower urinary tract symptoms, LUTS）/良性前列腺增生（benign prostatic hyperplasia, BPH）代表一系列泌尿系统症状，包括尿频、尿急、尿不尽、排尿不畅和夜尿。这些症状不仅是整体健康的重要标志，而且对生活质量也有重大影响。在巴尔的摩纵向研究中，1057 名患者随访了 30 年后，结果显示，男性在 40 多岁时 LUTS 或 BPH 患病率为 26%，在 70 多岁时男性增加到 79%。Olmsted County Study 中对 2115 名 40~79 岁男性进行了长达 12 年的随访，结果显示 40 岁男性中 LUTS 患病率为 26%，70 岁男性患病率为 46%。最近 Shen 等（2015 年）研究了 122 名中国台湾男性队列中男性 LUTS 患者的雄激素缺乏患病率和相关因素。他们发现相当一部分（55.3%）患有 LUTS 的男性合并睾酮水平降低。LUTS 是涉及膀胱、尿道括约肌、尿道以及前列腺的一组临床症状。国际尿控协会已将 LUTS 分为三类，涉及排尿、储存和排尿后。阻塞性排尿症状包括尿流缓慢、尿分叉、排尿中断、排尿踌躇及尿流细等；刺激性贮存症状与尿频、尿急、夜尿和尿失禁有关；排尿后症状包括尿不尽和尿后滴沥等。在男性中，LUTS 以往认为与膀胱出口梗阻有关，常由于良性前列腺增大引起。然而，临床医生越来越认识到 LUTS 的病因很复杂，并不一定与前列腺的病理有关。尽管 BPH 被认为是 LUTS 的来源，只有 8%~31% 的 50~60 岁男性的 LUTS 来源于 BPH，此比例随着年龄增长比例增多，在 70~80 岁男性中达到 27%~44%。此外，中老年男性中睾酮水平降低，尿路黏膜发生萎缩变薄等的退行性变，局部产生的抗菌活性物质（如分泌性免疫球蛋白）减少，使局部黏膜的防御能力减弱，导致中老年人泌尿路容易感染。

目前的证据表明 TRT 不仅不会恶化 LUTS，而且性腺功能减退本身也是 LUTS/BPH 的重要危险因素。关于睾酮水平和 LUTS 症状的关系目前存在着争议，不同的研究报道结果迥异。Schatzl 等、Litman 等和 Liu 等的研究认为睾酮和 LUTS 之间不存在作用。然而，Chang 等（2009 年）以及 Kim 等（2012 年）研究报道睾酮水平与 LUTS 严重程度呈显著负相关，Miwa 等（2008 年）研究表明脱氢表雄酮而不是睾酮与 LUTS 有关。Martin 等（2014 年）在 Florey Adelaide 男性衰老研究中发现，低睾酮水平与高雌二醇水平的组合与排尿困难和尿潴留的下尿路症状（LUTS）进展有关。另一项研究（2014 年）在意大利佛罗伦萨的 409 名男性中，CFT 与总 IPSS 呈负相关，即使在调整了年龄、生活方式因素（饮酒和吸烟行为）和 BMI 后，关联仍然很显著。另外一项横断面研究招募了 950 名男性（69~81 岁），结果显示睾酮水平与 LUTS 和尿失禁独立负相关。Vignozzi 等（2014 年）认为性腺功能减退（睾酮水平低）和（或）高雌激素过多可以加剧前列腺及下尿路的异常炎症及免疫反应状态。另外，Yassin 研究（2014 年）发现，睾酮替代治疗与 LOH 男性 LUTS 改善相关，在外源性睾酮替代治疗开始后,随着时间的推移,平均 IPSS 显著下降,睾酮替代治疗可能通过增加膀胱肌肉收缩性和顺应性改善症状。关于睾酮水平低与LUTS 之间是否存在联系以及其中的具体机制有待进一步研究证实。

（九）其他症状

包括皮肤萎缩、脱发、阴毛脱落。雄激素是毛发生长的最重要调节激素,雄激素可刺激胡须、腋毛、阴毛的生长,促进皮脂腺的分泌。雄激素对于不同部位表皮的作用不同,原因可能是 AR 分布及亚型含量不同。雄激素直接刺激真皮成纤维细胞和血管内皮细胞增殖,对神经纤维也有直接调节作用。中老年男性常常出现脱发,甚至秃顶,胡须生长也不如青年时期旺盛,阴毛变得比以前柔软稀疏。

睾酮是哺乳动物红细胞生成的重要促进因子,其可直接刺激骨髓干细胞的增殖分化,促进肾脏合成红细胞生成素,从而维持红细胞数量和血红蛋白水平。研究发现睾酮的降低,可导致血红蛋白水平下降 10%~20%。因此睾酮水平低下可能增加贫血发生率。

四、男性与女性更年期综合征的临床特点异同

尽管男性更年期综合征与女性更年期综合征在发生、发展和发病机制上都存在着许多明显的差异,但两者在年龄发生阶段和临床症状方面（除去女性专有的乳房触痛等症状）却有许多相似之处,男性和女性体内长期缺乏雄激素和雌激素的最终都可以造成相似的结果,即骨质疏松、肌肉丧失和心理精神功能改变等。

男性更年期综合征与女性更年期综合征之间在临床症状和体征方面存在着明显的差异,主要表现在:

（一）发病年龄范围不尽相同而发病率具有明显差异

女性更年期综合征一般发生在 55 岁以前,是全部健康女性一生中都要经历的一个重要阶段,更年期的时间相对较短,为 5~10 年。男性更年期综合征的发生年龄一般在 40~65 岁,且并不是每一个男性都要有此阶段的明确经历,具有不同程度临床症状的更年期男子仅占约 40%。由于男性雄激素水平的正常范围具有较大的波动范围（260~1300ng/dl）,部分男性的雄激素水平终生都保持在正常水平的低限值以上,加之雄激素水平的降低过程是缓慢发生且逐渐加剧的,这可能是男性更年期综合征仅发生于部分男性的原因之一,并使得他们的临床症状也往往不如女性那样明显,发生的年龄阶段也较女性波动较大并且年龄偏大。

（二）临床症状的严重程度不同

女性更年期综合征患者表现为不再排卵、绝经,雌激素水平突然、彻底地下降,伴随着明显且严重的自主神经功能失调的临床症状,标志着生育能力的终结,是属于“有和无”的关系;男性更年期综合征患者的生殖器官和睾丸功能是逐渐降低的,与女性相比,FSH/LH 升高水平不显著,睾丸最终也并非完

全丧失功能,体内雄激素水平下降也是随着年龄的老化而逐渐发生的,是一个日积月累的"渐进性"的过程,即使对于处在更年期的男子来说仍然能够保持一定量的雄激素水平(雄激素水平虽然有所下降,但仍然能够维持在正常低值或接近正常低值水平)和生殖能力(生育能力虽然有所减退,但仍然保持相对完整,男性的生育能力几乎可以相伴终生),因而其临床症状也多较轻微或可以无任何临床症状,尽管这个时期的男性仍然会出现许多身体上和心理上的危机。因此,有学者将男性更年期的激素水平改变和临床症状的特点形容成为"走下山坡",具有平稳而缓慢(但确实存在)的特点;而将女性更年期的相应变化形容成"跳悬崖",具有明确而强烈的特点。(图5-3)无论通路和途径如何,最终大家(男人和女人)都将在同一个焦点上汇合,迈向一个崭新的"超成年期"。在某种特殊情况下,例如前列腺癌患者进行去势治疗时,男性同样经历了这种激素水平的突然显著降低,也会经历如同女性一样强烈的更年期症状。

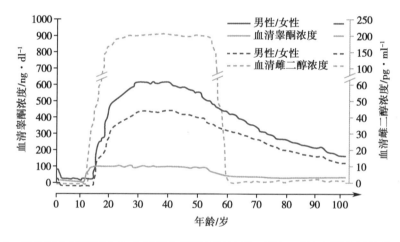

图5-3　男性和女性在整个生命周期中睾酮(T)和雌二醇(E$_2$)的血清水平情况。绝经前妇女的血清 E$_2$ 水平表示为在月经周期的不同阶段测量的 E$_2$ 的平均值;T:睾酮;E$_2$:雌二醇。引自 Decaroli MC, Rochira V.Aging and sex hormones in males.Virulence, 2017, 8(5): 545–570.doi: 10.1080/21505594.2016.1259053.

(三)更年期临床表现及其动态过程有一定的独特性

　　女性更年期比较频繁出现的症状是面色潮热、体重增加、尿路刺激症状 / 尿频和感染、阴道干燥、丧失性驱动力、失眠、疲乏、情绪波动、注意力不集中、容易健忘、脱发、关节疼痛、后背疼痛等。一般在经历了初期的 4~6 年过渡阶段后,女性更年期症状逐渐丧失了周期性规律。对于男性更年期综合征的临床表现动态变化过程的观察还比较少见,目前难以有规律性可以遵循或总结。

第二节　男性更年期综合征的
临床症状量表

症状评价是迟发性性腺功能减退症筛查或诊断的第一步,常用的评价工具是筛查量表。

对男性更年期综合征的症状进行客观的系统评分,可以了解并量化患者的临床症状以及对治疗效果的评估,客观准确地反映男性更年期综合征临床症状的严重程度和治疗效果。目前国内外常用的 LOH 筛查量表有 1999 年德国 Heinemann 提出的老年男性症状量表(the Aging Males' Symptoms Scale)、美国 Morley 制订的 ADAM 问卷(Androgen Deficiency in the Aging Males Questionnaire)、美国 Smith 提出的马萨诸塞州男性老龄化研究问卷(Massachusetts Male Aging Study Questionnaire)、土耳其伊斯坦布尔 Bosphorus 心理学系评分表等。其中 AMS 量表和 ADAM 问卷因具有高敏感度、省时和易操作等优点而成为目前应用最广泛、权威性最高的量表,关于两个量表的报道最多,其适用性、敏感度和特异度被越来越多的研究所验证并确认。

男性更年期综合征的临床症状十分复杂,很多方面是单纯依靠患者的主观感受和表述,在很大程度上受到社会背景、风俗习惯、医疗条件、医生的知识面以及患者的心理因素等多方面的影响。现行的一些更年期问卷有些是针对雄激素水平缺乏的相关症状设计的,而有些则完全抛开雄激素问题,而单纯是针对老年男性的临床症状所设计的,例如 AMS 问卷表就没有考虑到雄激素问题。因此,在结合多家研究的基础上,还应该摸索适合于当地情况的具体临床症状评分方法,并在实践中反复验证。

一、ADAM 问卷

北美 The Saint Louis 大学的 Morley 教授于 2000 年推荐了一种非常流行、经济、方便的老年男性雄激素部分缺乏(androgen deficiency in aging males, ADAM)问卷量表(questionnaire),覆盖体能、精神心理和性功能等方面的症状。问卷的 10 个问题是甄别睾酮缺乏非常有效的工具,可以帮助我们初步判定 LOH 的诊断。ADAM 问卷已经在世界上广泛使用,并被翻译成法语、汉语、日语、西班牙语、阿拉伯语、德语和荷兰语。实践证明,对于 ADAM 问卷阳性的患者给予积极的治疗,可以降低问卷的症状积分。

1. 是否有性欲降低?
2. 是否觉得精力不足?

3. 体力和耐力是否减退?

4. 体重是否减轻和身材变矮?

5. 生活乐趣是否减少了?

6. 是否垂头丧气或脾气暴躁?

7. 勃起能力是否降低?

8. 近期体育活动是否减少?

9. 是否一吃完晚饭就想睡觉?

10. 工作表现和效率是否退步?

如果你的患者对第 1 和第 7 个问题回答"是",或者对任何其他三个问题回答"是",那么受试者即被认为可能存在 LOH。

Morley 这个调查问卷的合理有效性分析是在对 316 个 40~62 岁男子的评价中完成的,所有这 10 个简单问题与生物可利用睾酮(bioavailable testosterone, BT)都密切相关,这一问卷可能发现存在睾酮水平低下的敏感度较高(88%),特异性为 60%。由于这个问卷敏感性尚可而特异性较差,它可以同样诊断临床抑郁病例和甲状腺功能低下,因此可能需要分别采用 GDS (Geriatric Depression Scale)和 FMMSE(Folstein Mini-Mental State Examination)来筛查患者的抑郁和认知问题。

ADAM 问卷并不能很好地反映体内 FT 水平。这主要由于 ADAM 问卷只以症状的"有"或"无"来判断,而无症状的程度分级。而且问卷中,只要问题 1"是否有性欲减退"和问题 7"是否有勃起不坚"其中 1 项回答为"是",不论其他问题结果均判断为阳性。但因其填写和评估简单,它可作为 LOH 初筛工具,需结合其他问卷进行确诊。由于不能反映患者症状的严重程度,这个问卷在临床诊断和疗效判断应用中有一定的局限性,可以用作 LOH 诊断的初筛。

多项研究对该表的有效性(敏感性及特异性)进行了验证,Morley 等研究表明,ADAM 问卷的敏感度为 88%,特异度为 60%,推荐用其筛查 LOH。比利时 Tancredi 等开展的 ADAM 问卷能否作为生化检测指标诊断 LOH 替代工具的研究发现,应用 ADAM 问卷可将受试人群分为正常组或者 LOH 组,该问卷对鉴别低 FT 水平的老年男性具有高敏感度(81%),但缺乏特异度(21.6%),故量表筛查不能替代血清 FT 测定。中国台湾 Lin 等研究表明,ADAM 问卷的敏感度、特异度约为 80% 和 20%。认为此问卷不适于单独筛查 LOH,应与血清激素(Bio-T 或 FT)联用。Blumel 等认为,ADAM 问卷的敏感度、特异度分别为 83.3% 和 19.7%,同时发现该问卷的第 1 项(性欲降低,敏感度、特异度分别为 63.3% 和 66.7%)作为 LOH 的预测指标优于完整的 ADAM 问卷。加拿大 Moreles 等研究证实,ADAM 问卷和 AMS 量表是有用的筛查工具,两者敏感度高(>80%),但缺乏足够特异度,不适合作为诊断工具。杜杰平等在纳入

1003 名≥40 岁中老年男性的研究中也发现 ADAM 问卷敏感性高（约 82%），特异性低（约 18%）。

众多研究者在验证 ADAM 问卷后发现，ADAM 问卷的结果或症状与血清睾酮水平间缺乏必然联系，不能特异地预测睾酮水平。瑞典 Gladh 等、捷克 Hanus 等分别检测 1885 例男性（55 岁、65 岁和 75 岁）和 216 例≥50 岁男性，发现各年龄组之间某些症状（如腹围增加、肌力或耐力下降、性欲减退、勃起不坚、体能下降）差别有统计学意义，游离睾酮指数（FTI）和脱氢表雄酮（DHEA）及其衍生物水平降低、性激素结合球蛋白（SHBG）水平升高均与年龄相关，但未发现激素水平与 ADAM 问卷结果或单一项目间存在相关性。

二、PADAM 问卷

土耳其伊斯坦布尔 Bosphorus 大学的心理学系使用自我评分相对量化有关症状，总分达到一定界限值者有 LOH 的可能性，具有科学、客观并能够充分反映患者的疾病严重程度，是目前临床上普遍使用的 LOH 问卷（表 5-2）。

表 5-2　PADAM 症状评分表

症状		总是 （3分）	经常 （2分）	有时 （1分）	没有 （0分）	总分
体能 症状	全身无力					
	失眠					
	食欲减退					
	骨和关节痛					
血管 舒缩 症状	潮热					
	阵汗					
	心悸					
	健忘					
精神 心理 症状	注意力不集中					
	恐惧感					
	烦躁易怒					
	对以前有兴趣事物失去兴趣					
性功能 减退 症状	对性生活失去兴趣					
	对有性感的事物无动于衷					
	晨间阴茎自发勃起消失					
	性交不成功					
	性交时不能勃起					

注：如果体能症状加上血管舒缩症状的总分≥5，或精神心理症状总分≥4，或性功能减退症状总分≥8，则可能存在 PADAM

三、AMS 问卷

德国柏林流行病学与卫生研究中心的 Heinemann 等（2001 年）提出了一个比较客观的老年男性症状（Aging Male Symptoms scale，AMS）问卷表。AMS 量表最初是针对老年男子症状的严重性设计的与健康相关的生活质量（health-related quality of life，HR QoL）量表，目前作为 LOH 筛查量表被普遍接受和广泛使用，已有 33 种语言版本（参见 http://www.aging-males-symptoms-scale.info/languages.htm）供使用。该表可用于：①评估不同情况下中老年人的临床症状；②随着时间变化的症状严重程度；③治疗前后症状变化的观察。特别有意义的是，AMS 不是设计来普查老年男性雄激素缺乏的工具，而是用来比较系统地描述与临床诊断的"男性更年期综合征"的临床症状的严重程度。

AMS 问卷覆盖精神心理、自主神经、体能和性功能三个方面的症状，是评估老年男性临床症状的有价值的工具，初期应用于具有代表性的 992 例德国中老年（40~70 岁）男性人群，并建立了症状严重程度的参考值。问卷包括 17 个问题，总积分系统的反复检验呈现高度的可信性，相关有效系数达到 0.93，可能更科学、客观，并方便患者的回答和填写。

请仔细核对下列的哪些症状发生在你的身上？并请根据症状的不同程度进行标记。

1. 一般健康的感觉下降。
2. 肌肉关节疼痛。
3. 多汗。
4. 睡眠障碍。
5. 嗜睡并经常感觉疲乏。
6. 容易发脾气，易怒。
7. 精神紧张、坐立不安。
8. 焦虑、惊恐。
9. 体力衰竭、缺乏活力。
10. 肌力下降、感觉虚弱。
11. 情绪压抑、抑郁。
12. 感觉不在正常状态。
13. 感觉筋疲力尽、处在最差状态。
14. 胡须生长减慢。
15. 性能力与性生活频度下降。
16. 晨起阴茎自主勃起次数减少。

17. 性欲望下降。

此外,您是否具有上述 17 个问题之外的主要症状? 如果有,请具体描述。

对上面的 17 个问题逐一回答,每一个问题按照症状的严重程度划分为:没有、轻微、中等、严重、特别严重五个级别,分别记 1 分、2 分、3 分、4 分、5 分。总分越高,病情越严重。作者推荐积分在 17~26 分的为基本正常;27~36 分为轻度异常;37~49 分为中度异常;50 分以上为严重异常。这一问卷在判断雄激素缺乏方面的敏感度 83%,特异性 39%。

Morley 等采用 Bio-T 作为诊断 LOH 的"金标准"调查了 180 例 23~80 岁男性,结果显示,ADAM、AMS 和 MMAS 量表的敏感度分别是 97%,83% 和 60%,特异度分别是 30%,39% 和 59%。日本学者 Kobayashi 等对 AMS 和 ADAM 两个量表进行了比较,认为 AMS 筛选效果优于 ADAM,建议临床使用 AMS 量表进行筛选评价。奥地利 Kratzik 等使用 AMS 量表并结合体重指数 (BMI) 和生殖激素测定研究 664 例中年男性(40~60 岁),结果 AMS 量表的敏感度和特异度分别是 75% 和 21%;AMS 量表评分结合年龄、BMI 能够甄别出可能患有雄激素缺乏、需要进行激素测定的男性。孔祥斌等研究了 AMS 老年男性症状量表并对其信度、效度及实际使用效果进行了研究。研究结果表明 AMS 的敏感性度为 80%,特异性为 44%,证明 AMS 在中国中老年男性 LOH 筛查中具有良好的适用性,但其特异性并不高,不适合单独用于 LOH 的诊断。最近一项研究(2017 年)中,熊世敏等采用 939 名 40 岁以上中老年男性的数据评价 AMS 评分预测血清睾酮相关指标异常的价值。以 AMS 评分 27 分为临界值,AMS 评分预测 TT 异常的总符合率较低,为 34.61%,预测游离睾酮指数(FTI)异常的总符合率较高,分别为 49.63%。AMS 评分预测 TT 异常的价值较差,预测 FTI、TSI 异常的价值较好。杜杰平等在纳入 1003 名 ≥40 岁中老年男性的研究中也发现它的敏感性好,约为 80%,特异性约为 25%,并建议用 ADAM 问卷来初筛,再以 AMS、IIEF-5 问卷进行进一步确定,以弥补各问卷的不足。周善杰等对 1498 例中老年健康男性填写 ADAM 和 AMS,其中 434 例进行了生殖激素测定,研究发现 ADAM 问卷、AMS 量表的敏感度和特异度以及 AMS 量表评分与 cFT 水平之间的相关性等数据与国际上的多数研究结果基本一致,LOH 筛查阳性率、雄激素水平低下率和 LOH 临床患病率明显高于其他研究报道。故认为 ADAM 问卷、AMS 量表对于中国人群均具有较好的适用性,ADAM 问卷敏感度高,省时、易操作,可作为筛查量表使用,而 AMS 量表特异性高,可作为疗效监测量表使用,只有将两者联合应用于 LOH 的筛查、诊断和监测,才能发挥更高的效用。

由此可见,多数筛查量表有效性验证研究均表明,ADAM 问卷的敏感度高于 AMS 量表,而前者的特异度则低于后者。尽管两表的有效性基本满足了筛查 LOH 的要求,然而临床上若将两表联合使用不仅可提高有效性,还可以克服两表的部分缺点和不足。

对男性更年期综合征的诊断和疗效判定存在很多的标准,不同国家和地区以及不同的学者可能都有自己的研究与应用标准,使得很多研究结果没有办法进行统一的分析总结。这些评分系统和分析结果彼此之间存在一定的差异,可能分别适用于不同的研究目的,并且可能存在不同种族、文化背景的影响作用。

由于 AMS 问卷问题复杂,评分较为烦琐,李红刚等通过国内 6 个中心共计 5980 例 40 岁及以上社区人群的深入研究,提出了更符合中国人群 LOH 查的精简版 AMS 量表(The concise scale of AMS, CAMS)(表 5-3),在使用精简版 AMS 量上进行上 LOH 筛查时,若各种症状总分累计≥17 分,即可判断为筛查阳性并建议进行血清生殖内分泌激素或其他血清学指标测定。

表 5-3　精简版 AMS(cAMS)筛查量表

下列哪些症状已经发生在您的身上? 请将您的答案标示在相应栏位中。如果您并没有下列所描述的症状,请将答案标示在"无症状"的栏位中。

症状	无症状	轻微	中度	严重	非常严重
1. 嗜睡,常常感觉疲乏无力					
2. 烦躁易怒					
3. 神经质					
4. 体力衰退 / 缺乏活力					
5. 肌肉力量下降					
6. 感觉精疲力竭					
7. 胡须生长变慢或减少					
8. 性能力下降或性活动频率降低					
9. 晨间勃起次数减少					
10. 性欲减退					

注:以上每项症状的评分:无症状:1 分,轻微:2 分,中度:3 分,严重:4 分,非常严重:5 分;所有症状评分累加为总分

对 AMS 总评分结果的临床症状严重程度评价包括:10~16 分,无症状;17~26 分,轻度;27~39 分,中度;40 分以上,重度。

虽然国内外已经对 AMS 量表和 ADAM 问卷进行了广泛深入的研究,多数研究认为 AMS 量表、ADAM 问卷是良好的 LOH 筛查工具,具有普遍的适用

性和较高的有效性,但也存在许多问题,例如,不同研究采用的验证方法不统一,不同研究样本的数量、年龄构成、自身素质和人群来源等不统一,不同研究涉及的指标种类、数量和正常参考值范围缺乏统一规范,研究者的专业性质多样等。

四、其他问卷

(一)马萨诸塞州男性老龄化研究问卷

Smith 等(2000 年)提出的马萨诸塞州男性老龄化研究问卷(Massachusetts Male Aging Survey Questionnaire)可以让被调查者自己使用,用来普查睾酮缺乏(性腺功能低下),普查试验主要采用的调查危险因素包括 8 个项目,即年龄、BMI,是否患有糖尿病、哮喘、头痛,睡眠模式、优势选择以及吸烟状况,主要是根据睾酮水平低下人群所容易伴发的相关疾病所设计。问卷针对总睾酮水平的分析是有效的,它还可以检查性腺功能低下、勃起功能障碍(ED)和抑郁,问卷的敏感性较高(71%~76%),且特异性也较高(53%~49%)。也有学者研究发现,这个问卷的灵敏度 60%,特异性 59%。这项问卷目前还缺乏有效性的临床应用验证。

(二)患者自我评估的多项问题问卷

有学者根据个人的经验,提出了适合于患者自我评估的多项问题,比较简单实用,更加贴近生活,主要问题包括:

你感觉到疲乏、劳累或没有精力吗?　　　　回答:没有;有(轻、中、重)

你感觉到抑郁、情绪低落或情绪不佳?　　　回答:没有;有(轻、中、重)

你感觉到易激怒、愤怒或脾气坏吗?　　　　回答:没有;有(轻、中、重)

你感觉到焦虑或紧张吗?　　　　　　　　　回答:没有;有(轻、中、重)

你经常忘事或难以集中精力吗?　　　　　　回答:没有;有(轻、中、重)

你与配偶的关系有问题吗?　　　　　　　　回答:没有;有(轻、中、重)

你感觉到性欲丧失了吗?　　　　　　　　　回答:没有;有(轻、中、重)

你感觉到面部和手部的皮肤干燥吗?　　　　回答:没有;有(轻、中、重)

你有勃起问题吗?　　　　　　　　　　　　回答:没有;有(轻、中、重)

你有白天或夜晚过度出汗吗?　　　　　　　回答:没有;有(轻、中、重)

你有背痛、关节疼痛或强直问题吗?　　　　回答:没有;有(轻、中、重)

你过去或现在你大量酗酒吗?　　　　　　　回答:没有;有(轻、中、重)

你感觉到丧失健康了吗?　　　　　　　　　回答:没有;有(轻、中、重)

你感觉到压力过大吗?　　　　　　　　　　回答:没有;有(轻、中、重)

你觉得自己的年龄是多少?　　　　　　　　回答:30 岁、40 岁、50 岁、60 岁、

70 岁以上

你成年时患过腮腺炎和睾丸炎吗？以及其他的睾丸问题？（睾丸肿胀、疼痛和触痛、发热或不发热）

你有过前列腺的手术或炎症吗？

你有过持续性的泌尿系感染吗？

你做过输精管结扎吗？

不同的研究者，根据自己研究内容的侧重点不同，可以适当增减相关的问题，使得各种问卷具有较大的可变性和针对性。但是，目前流行的上述量表大部分以西方国家的研究资料为基础，不一定完全适用于亚洲及发展中国家，因此应该开展我国的男性更年期症状的基础调查，并建立适合于我们国家自己的客观评价系统。

虽然国内外已经对 AMS 量表和 ADAM 问卷进行了广泛深入的研究，多数研究认为 AMS 量表、ADAM 问卷是良好的 LOH 筛查工具，具有普遍的适用性和较高的有效性，但也存在许多问题，例如，不同研究采用的验证方法不统一，不同研究样本的数量、年龄构成、自身素质和人群来源等不统一，不同研究涉及的指标种类、数量和正常参考值范围缺乏统一规范，研究者的专业性质多样等。另外，为克服 AMS 量表和 ADAM 问卷的缺点，提高其适用性和有效性，可对其进行改良，如简化 AMS 量表项目和评分系统分级或者修改语言表达方式等，以增加其易操作性和易理解性；添加或修改 ADAM 问卷项目内容、数量、评分系统分级等，以利于评定症状严重程度。

（陈　斌　宋　鑫）

参考文献

1. Ahmed K, Hatzimouratidis K, Muneer A.Male sexual dysfunction and hypogonadism guidelines for the aging male.Eur Urol Focus, 2017, 3（4-5）: 514-516.

2. Alkamel A, Shafiee A, Jalali A, et al.The association between premature coronary artery disease and level of testosterone in young adult males.Arch Iran Med, 2014, 17（8）: 545-550.

3. Antonio L, Wu FC, O'Neill TW, et al.Associations between sex steroids and the development of metabolic syndrome: a longitudinal study in European men.J Clin Endocrinol Metab, 2015, 100（4）: 1396-1404.

4. Antonio L, Wu FC, O'Neill TW, et al.Low free testosterone is associated with hypogonadal signs and symptoms in men with normal total testosterone.J Clin Endocrinol Metab, 2016, 101（7）: 2647-2657.

5. Baas W, Kohler TS.Testosterone replacement therapy and voiding dysfunction.Transl Androl Urol, 2016, 5（6）: 890-897.

6. Basaria S.Male hypogonadism.Lancet, 2014, 383（9924）: 1250-1263.

7. Corona G, Giagulli VA, Maseroli E, et al.Testosterone supplementation and body composition: results from a meta-analysis of observational studies.J Endocrinol Invest, 2016, 39(9): 967–981.

8. Corona G, Giagulli VA, Maseroli E, et al.THERAPY OF ENDOCRINE DISEASE: Testosterone supplementation and body composition: results from a meta-analysis study.Eur J Endocrinol, 2016, 174(3): R99–116.

9. Corona G, Maseroli E, Rastrelli G, et al.Is late-onset hypogonadotropic hypogonadism a specific age-dependent disease, or merely an epiphenomenon caused by accumulating disease-burden? Minerva Endocrinol, 2016, 41(2): 196–210.

10. Corona G, Rastrelli G, Vignozzi Let al.How to recognize late-onset hypogonadism in men with sexual dysfunction.Asian J Androl, 2012, 14(2): 251–259.

11. Decaroli MC, Rochira V.Aging and sex hormones in males.Virulence, 2017, 8(5): 545–570.

12. Dhindsa S, Ghanim H, Batra M, et al.Insulin resistance and inflammation in hypogonadotropic hypogonadism and their reduction after testosterone replacement in men with type 2 diabetes. Diabetes Care, 2016, 39(1): 82–91.

13. Farias JM, Tinetti M, Khoury M, et al.Low testosterone concentration and atherosclerotic disease markers in male patients with type 2 diabetes.J Clin Endocrinol Metab, 2014, 99(12): 4698–4703.

14. Finkelstein JS, Lee H, Burnett-Bowie SA, et al.Gonadal steroids and body composition, strength, and sexual function in men.N Engl J Med, 2013, 369(11): 1011–1022.

15. Golds G, Houdek D, Arnason T.Male hypogonadism and osteoporosis: the effects, clinical consequences, and treatment of testosterone deficiency in bone health.Int J Endocrinol, 2017, 2017: 4602129.

16. Hsu B, Seibel MJ, Cumming RG, et al.Progressive temporal change in serum shbg, but not in serum testosterone or estradiol, is associated with bone loss and incident fractures in older men: The Concord Health and Ageing in Men Project.J Bone Miner Res, 2016, 31(12): 2115–2122.

17. Huang WJ.Hypogonadism and voiding dysfunction in men.Urological Science, 2016, 27(2): 53–55.

18. Huhtaniemi I.Late-onset hypogonadism: current concepts and controversies of pathogenesis, diagnosis and treatment.Asian J Androl, 2014, 16(2): 192–202.

19. Khera M, Adaikan G, Buvat J, et al.Diagnosis and treatment of testosterone deficiency: recommendations from the fourth international consultation for sexual medicine(ICSM 2015). J Sex Med, 2016, 13(12): 1787–1804.

20. Kloner RA, Carson C 3rd, Dobs Aet al.Testosterone and Cardiovascular Disease.J Am Coll Cardiol, 2016, 67(5): 545–557.

21. Kohn TP, Mata DA, Ramasamy R, et al.Effects of testosterone replacement therapy on lower urinary tract symptoms: A Systematic Review and Meta-analysis.Eur Urol, 2016, 69(6): 1083–1090.

22. Konaka H, Sugimoto K, Orikasa H, et al.Effects of long-term androgen replacement therapy on the physical and mental statuses of aging males with late-onset hypogonadism: a multicenter randomized controlled trial in Japan(EARTH Study).Asian J Androl, 2016, 18

(1): 25–34.

23. Kong XB, Guan HT, Li HG, et al.The ageing males' symptoms scale for Chinese men: reliability, validation and applicability of the Chinese version.Andrology-Us, 2014, 2 (6): 856–861.

24. Lee WC, Kim MT, Ko KT, et al.Relationship between serum testosterone and cardiovascular disease risk determined using the framingham risk score in male patients with sexual dysfunction.World J Mens Health, 2014, 32 (3): 139–144.

25. Li Y, Zhang M, Liu X, et al.Correlates and prevalence of hypogonadism in patients with early- and late-onset type 2 diabetes.Andrology-Us, 2017, 5 (4): 739–743.

26. Lunenfeld B, Mskhalaya G, Kalinchenko S, et al.Recommendations on the diagnosis, treatment and monitoring of late-onset hypogonadism in men – a suggested update.Aging Male, 2013, 16 (4): 143–150.

27. Martin S, Lange K, Haren MT, et al.Risk factors for progression or improvement of lower urinary tract symptoms in a prospective cohort of men.J Urol, 2014, 191 (1): 130–137.

28. McBride JA, Carson CC 3rd, Coward RM.Testosterone deficiency in the aging male.Ther Adv Urol, 2016, 8 (1): 47–60.

29. Ng Tang Fui M, Prendergast LA, Dupuis P, et al.Effects of testosterone treatment on body fat and lean mass in obese men on a hypocaloric diet: a randomised controlled trial.BMC Med, 2016, 14 (1): 153.

30. Pye SR, Huhtaniemi IT, Finn JD, et al.Late-onset hypogonadism and mortality in aging men. J Clin Endocrinol Metab, 2014, 99 (4): 1357–1366.

31. Rastrelli G, Giovannini L, Calogero AE, et al.Predictors and clinical consequences of starting androgen therapy in men with low testosterone: results from the SIAMO-NOI registry. J Endocrinol Invest, 2016, 39 (6): 695–708.

32. Saad F, Gooren LJ.Late onset hypogonadism of men is not equivalent to the menopause. Maturitas, 2014, 79 (1): 52–57.

33. Samipoor F, Pakseresht S, Rezasoltani P, et al.The association between hypogonadism symptoms with serum testosterone, FSH and LH in men.The Aging Male, 2017, 21 (1): 1–8.

34. Seftel AD, Kathrins M, Niederberger C.Critical update of the 2010 endocrine society clinical practice guidelines for male hypogonadism: a systematic analysis.Mayo Clin Proc, 2015, 90 (8): 1104–1115.

35. Veldhuis J, Yang R, Roelfsema F, et al.Proinflammatory cytokine infusion attenuates lh's feedforward on testosterone secretion: modulation by age.J Clin Endocrinol Metab, 2016, 101 (2): 539–549.

36. Vest RS, Pike CJ.Gender, sex steroid hormones, and Alzheimer's disease.Horm Behav, 2013, 63 (2): 301–307.

37. Vignozzi L, Gacci M, Maggi M.Lower urinary tract symptoms, benign prostatic hyperplasia and metabolic syndrome.Nat Rev Urol, 2016, 13 (2): 108–119.

38. Wu FC, Tajar A, Beynon JM, et al.Identification of late-onset hypogonadism in middle-aged and elderly men.N Engl J Med, 2010, 363 (2): 123–135.

39. Yassin DJ, El Douaihy Y, Yassin AAet al.Lower urinary tract symptoms improve with testosterone replacement therapy in men with late-onset hypogonadism: 5-year prospective,

observational and longitudinal registry study.World J Urol, 2014, 32（4）: 1049–1054.

40. Zhang MN, Su B, Qian CH, et al.An idiopathic hypogonadotropic hypogonadism patient with metabolic disorder and diabetes: case report.Asian J Androl, 2015, 17（2）: 341–342.

41. 田义华 . 男性性功能症状评分诊断迟发性性腺功能减退症的临床研究 . 中国性科学, 2015, 24（3）: 13.

42. 吴旻,梁国庆,王波,等 . 男性性功能症状评分联合游离睾酮水平预测迟发性性腺功能减退症的研究 . 实用老年医学, 2014, 28（3）: 221.

第六章

男性更年期综合征的诊断与鉴别诊断

第一节　男性更年期综合征的诊断标准

由于对男性更年期综合征的认识在不断进步,诊断标准也在不断变化中,许多学术团体和专家给出过许多不同版本的诊断标准,基本上包括了三个主要领域:多采用筛查量表对临床症状与体征的全面评估、测定以睾酮为核心的生殖内分泌激素以及睾酮补充治疗的诊断性试验。

一、临床症状与体征

（一）常见的症状与体征

男性更年期综合征的诊断主要以临床症状和体征为主,常见的症状和体征包括以下:

1. 性功能减退症状是最突出的,对于 LOH 具有重要提示作用。

2. 自主神经紊乱、精神及心理方面的改变可能与 LOH 有关。

3. 肌肉质量和骨密度经常降低,并且经常有腹型肥胖。

4. 体检特征包括睾丸小而软,体毛减少和乳房女性化。但是,这些特征不一定存在。

5. 并非所有表现都需要同时显现,其表现显示出明显的个体间差异。

（二）筛查量表

目前使用以自我报道为基础的症状量表,对可疑的患者进行筛查,应用较多的症状量表有老年男子症状量表（Aging Male Symptoms' Scale, AMS）和 ADAM 问卷（Androgen Deficiency in the Aging Males Questionnaire, ADAM）。

二、实验诊断

（一）一般血清学指标

血常规、红细胞沉降率（血沉）、血细胞比容、尿常规、肝肾功能、脂代谢指标、前列腺特异抗原（PSA）等。

（二）生殖内分泌激素

血清睾酮测定主要包括总睾酮（total testosterone，TT），尤其是游离睾酮（free testosterone，FT）和生物可利用睾酮（bioavailable-testosterone，Bio-T）的检查。以及在实验室指标基础上得到的公式计算的游离睾酮（calculated free testosterone，CFT）。由于年龄相关的血清睾酮水平下降是一个缓慢而逐渐变化的过程，因此确定任何切点值（cut-off point）都有很大难度，但切点值又是临床诊断的重要指标之一。

三、睾酮补充诊断性治疗试验

患者出现症状并伴有血清睾酮降低，在排除其他疾病或药物影响后，提示症状可能与血清睾酮降低有关，3~6个月试验性睾酮补充治疗（testosterone supplement therapy，TST）可以进一步确定症状与睾酮水平的关系。只有证明试验性睾酮治疗有效时，才能最后确立LOH的诊断。

老年男性LOH的诊断主要根据睾酮的水平及临床表现。由于睾酮水平随年龄逐渐下降，目前缺乏老年男性相应年龄统一的睾酮参考范围，诊断的睾酮阈值主要基于健康和年轻男性的参考范围以及其与特定症状之间的关联。目前，LOH诊断的睾酮阈值仍然存在争议，各临床研究报道、学会指南及专家共识也不尽相同。国际男科学会（International Society of Andrology，ISA）、国际老年男性研究学会（International Society for the Study of Aging Male，ISSAM）、欧洲泌尿学协会（European Association of Urology，EAU）、欧洲男科学会（European Academy of Andrology，EAA）和美国男科学会（American Society of Andrology，ASA）（2009年）推荐当总睾酮低于8nmol/L（230ng/dl），或总睾酮介于8和12nmol/L时同时游离睾酮低于225pmol/L（65pg/ml）时诊断为LOH。内分泌协会（Endocrine Society）提出总睾酮的阈值为9.8~10.4nmol/L，而游离睾酮为170~310pmol/L，同时认为目前睾酮的阈值存在争议，仍需进一步的循证证据。国际性医学咨询会（ICSM）界定血清总睾酮为8nmol/L（230ng/dl），CFT<225pmol/L（65pg/ml）为诊断标准。EMAS的研究（2010年）基于8个欧洲国家的三千余名40~79岁的男性，认为LOH诊断标准：存在至少三种性功能方面症状（性欲低下、晨勃减退及勃起功能障碍），并且总睾酮水平低于8nmol/L，或总睾酮低于11nmol/L（3.2ng/ml）和游离睾酮低于220pmol/L（64pg/ml）。众多国际专科学会组织共识：血清总睾酮8nmol/L（230ng/dl）时才诊断睾酮缺乏，230~350ng/dl时建议检测游离睾酮（平衡透析法为金标准），总睾酮>350ng/dl毋需补充睾酮。

EAU（2016年）发布的性腺功能减退诊疗指南建议总睾酮<12.1pmol/L，游离睾酮的阈值为243pmol/L。并对40~79岁男性总睾酮与雄激素缺乏症

状的关联性做出进一步表述：当血清总睾酮低于 13nmol/L 存在活力减弱，当血清总睾酮低于 11nmol/L 伴有晨勃频率减少，当血清总睾酮低于 8.5nmol/L 出现勃起功能障碍症状，当血清总睾酮低于 8nmol/L 并伴有性幻想频率减少。这个年龄段的男性，LOH 最强的预测指标是三个性功能症状并有总睾酮 <8nmol/L 或者总睾酮 8~11nmol/L 之间同时 FT<225nmol/L。

　　熊承良等依据中国人群最新进行的多中心社区人群、大样本临床研究计算出的雄激素低下实验室诊断切点值为总睾酮 <8.89nmol/L，CFT<210pmol/L，两者同时低于切点值或 CFT<180pmol/L 时，建议进行 TST 试验性治疗。

　　相比之下，目前国内关于男性更年期的诊疗临床研究仍需进一步发展，尤其多中心大样本健康人群的流行病学资料还较少。随着男性更年期综合征越来越受到关注，对其研究和认识的深入，有望最后建立一套适合国内人群的诊断标准和诊疗流程（表 6-1）。

表 6-1　雄激素缺乏的诊断指南

	ISA，ISSAM，EAU，EAA 和 ASA	Endocrine Society	EAU
睾酮阈值			
总睾酮	8nmol/L	10.4nmol/L	8nmol/L
	8~12nmol/L：建议检测游离睾酮		8~12nmol/L：建议检测游离睾酮
游离睾酮	225pmol/L	170~310pmol/L：建议总睾酮处于临界范围及可能有 SHBG 改变者	243pmol/L
症状			
原发性和继发性性腺功能减退症状		乳房女性化 睾丸萎缩 不育 少精无精	乳房女性化 睾丸小 男性不育
		体毛减少 潮热，出汗 轻度失眠	体毛减少 潮热
性功能	性欲降低	性欲降低，性活动减少	性欲降低，性活动减少
	勃起功能障碍		勃起功能障碍
		自发晨勃减少	夜间勃起减少

续表

	ISA，ISSAM， EAU，EAA 和 ASA	Endocrine Society	EAU
精神心理	精力下降	精力下降，动机下降，缺乏自信	易疲倦
	情绪抑郁	情绪改变： 心境抑郁，悲伤，注意力及记忆力差	情绪改变
		睡眠紊乱 睡眠增多	睡眠紊乱
			易怒 认知功能降低
骨		低创伤性骨折	低创伤性骨折
	骨盐密度降低 骨质疏松	骨盐密度降低	骨盐密度降低 骨质疏松
身体组分与 代谢异常	肌肉质量下降 肌力下降	肌肉质量下降 肌力下降 运动表现下降	肌肉质量下降 肌力下降
	身体脂肪增多	身体脂肪增多	腹型肥胖 代谢综合征 胰岛素抵抗 2 型糖尿病

注：汇总自国际男科学学会（ISA）、国际老年男性研究学会（ISSAM）、欧洲泌尿外科学会（EAU）、欧洲男科学学会（EAA）、美国男科学学会（ASA）及内分泌科学会发布的指南

第二节　男性更年期综合征诊断的基本步骤

准确全面地诊断男性更年期综合征是获得满意治疗效果的基础和前提，诊断必须包括一个可以为患者理解的全面病史，包括医疗、社会心理和生活方式的全面询问和记载，体格检查和实验室检查。在诊断男性更年期综合征时，下列的补充说明十分重要：

1. 依靠病史和体格检查来发现性腺功能低下的证据是至关重要的。
2. 由于存在许多潜在的影响因素，例如肥胖、年龄、白蛋白和 SHBG 水平差异等，实验室检查有时可能造成错误判断。

3. 目前还没有实验检查的"金标准"。目前哪种形式和方式测量的睾酮水平最能反映男性性腺功能仍存在争议。单一种分析方法不可能适合所有的需求,临床医生应该理解各种检测法的性能及特性。

4. 选择相同年龄段的比较对照组十分困难。

5. 一些疾病,例如临床型抑郁、人格障碍、轻度的认知功能损害、甲状腺功能低下等,均可以使诊断混淆,需要加以鉴别。

6. 其他容易混淆因素包括慢性疾病、紧张、雄激素分泌的24h节律性以及用药。

一、既往疾病史、心理和社会因素、生活方式

在诊断男性更年期综合征时,必须考虑患者以往的急性、慢性和间歇性发作的疾病,尤其是发生在生殖系统(睾丸及影响睾丸结构和功能)的疾病。

(一)常见疾病与异常

可以使男性更年期综合征诊断变得复杂困难的疾病或异常主要包括:

1. 慢性疾病 糖尿病、慢性肾脏功能衰竭、肝硬化、贫血和临床抑郁症等。

2. 酗酒和营养不良所造成的白蛋白水平低下。

3. 急性应激 外科手术、严重烧伤、急性心肌梗死。

4. 药物 西咪替丁(cimetidine)、地高辛(digoxin)、螺内酯和抗抑郁药(antidepressants)等。

5. 其他内分泌疾病 甲状腺功能低下、库欣综合征(Cushing's syndrome)等。

6. 下丘脑-垂体肿瘤、血色素沉积症(hemochromatosis)。

7. 卡尔曼综合征(Kallmann's syndrome)、克兰费尔特综合征(Klinefelter's syndrome)、肌张力减低-智力减低-性腺功能减退-肥胖综合征(Prader-Willi syndrome)。

这些疾病或异常均可以通过不同的方式和作用机制来影响体内的雄激素水平和作用,或促进产生更年期相关症状。因此,医生应该重视贫血、糖尿病和甲状腺功能低下等疾病的症状和体征,并做好诊断和鉴别诊断。

(二)精神心理障碍

患者的心理因素也很重要,男性应该认识到并接受更年期确实存在的这个现实,就如同甲状腺疾病或糖尿病一样只是一种简单的疾病(以内分泌异常为主要病因),并且可以治疗。配偶及其周围的成员也应该认识到并熟悉男性更年期综合征的特点,因此可以在男性的工作、家庭和亲情被破坏之前早期发现,并督促男性接受心理咨询和必要的治疗。更加重要的是,医生、心理学家以及其他的健康服务人员需要首先了解这种情况。

患者的生活环境、生活方式和工作状态也具有重要意义。询问病史过程中应该包括长期酗酒问题,因为酒精可以抑制睾丸内雄激素的产生。因此,必须对上述各个项目详细询问并记载相关病史。

二、临床症状

男性更年期综合征是一种涉及全身多器官多系统的疾病,可以有比较复杂的临床症状,并且可能和多种疾病极易混淆,问题的重点是研究这些症状与雄激素部分缺乏的相关性,并根据相关程度的差异进行详细分析,为临床诊断提供可靠的和更加容易操作的问卷。同时要认识到,确定男性更年期综合征的诊断应该十分慎重,并且做好鉴别诊断。

中老年男性更年期症状的出现往往是比较缓慢的,逐渐发生并逐渐明显的,初期的表现往往是模棱两可和不确定的,许多症状和体征也是非特异性的。因此需要全面了解和仔细分析。

(一)常见临床症状

临床症状问诊是诊断的第一步,当中老年男性出现性功能减退、精神心理改变、自主神经功能紊乱症状时应该想到可能出现了 LOH。

(二)临床症状量表

AMS 量表和 ADAM 问卷因具有高敏感度、省时和易操作等优点而成为目前应用最广泛、最受认可的量表。关于两个量表的适用性、敏感度和特异度被越来越多的研究所验证并确认。ADAM 问卷的敏感度高于 AMS 量表,而前者的特异度则低于后者。但是对于这些问卷是否可以用于 LOH 的诊断尚存在争议,许多研究报道它们对于诊断 LOH 的特异性不高。另外,初步研究显示 AMS 量表和 ADAM 表对于中国人群具有良好的适用性。尽管两表的有效性基本满足了筛查 LOH 的要求,然而临床上可将两表联合使用,进一步结合临床症状及实验室检测结果进行综合分析,克服两表的缺点和不足。

三、体格检查

对于男性更年期综合征患者来说,可能存在着健康状况和体能的全面下降,因此进行详细、全面的体格检查是十分必要的,有助于诊断和鉴别诊断,相比一般的体格检查,重点应该放在下列几方面的观察和检查。

(一)一般检查项目

详细记录身高、体重、计算 BMI;测量腹围和臀围、计算腰臀比率、体脂、测量血压、心脏功能检查、体能检测(握力)。向心性肥胖作为男性代谢综合征的关键特征,常与血清睾酮缺乏有关,睾酮缺乏是代谢综合征的独立预测因子,反之亦然,代谢综合征是血清睾酮缺乏的危险因子,这种影响不仅存在于

BMI 增高的男性,也存在于 BMI 正常而腹围增加的男性。腹部检查,注意肝脏大小、肝脏在肋缘是否触及,肝区有无叩痛。是否存在脊柱驼背(kyphotic),可能提示存在骨质疏松。

(二)检查男性第二性征及生殖系统发育情况

1. 注意脱毛现象,包括头发、胡须、腋毛、阴毛等体毛生长速度、生长状态及其分布情况。阴毛稀少更可能比较明确地反映雄激素水平低下。观察皮肤有无痤疮。有无雌激素过高(hyperestrogenism)的表现(蜘蛛痣,spider telangiectasia)。观察乳腺发育及溢乳情况。

2. 仔细检查生殖系统,包括阴茎、睾丸(大小、质地)、附睾、输精管、精索和前列腺。性腺功能低下患者通常有小且软的睾丸,睾丸体积变小和质地变软是更年期男性较常见的表现。客观评估阴茎夜间勃起频度和强度、能否性交、性交频度及满意度、射精情况。

3. 前列腺检查　经直肠前列腺指诊检查可以明确前列腺的状况,并筛查可能存在的前列腺疾病,例如良性前列腺增生和前列腺癌。

四、实验室检查

绝大多数的情况下,针对一个临床症状问题(男性更年期综合征的主要表现是出现众多的临床症状)建立实验室的客观诊断依据(确定性腺功能低下的诊断),往往是困难的,也是不现实的。仅仅对临床症状十分严重的患者,才应该高度怀疑存在更年期综合征和(或)性腺功能低下。而且目前对于更年期男性进行激素分析还存在许多争议的观点,例如对于单纯勃起功能障碍(ED)患者是否需要测定激素水平? 这种检查的资金投入与效益是不成比例的。同时,也有许多观点支持进行更年期男子测定激素水平,即使是对于单纯存在 ED 的患者也应该测定激素,因为性欲低下和勃起困难也可能是严重的激素水平异常的结果。然而,显示问题并不是像上述例证这样简单和明确,例如许多性腺功能低下的男子可以有满意的勃起,而即使是将其体内的激素水平补充到正常水平,却也不一定总是能够恢复性欲和改善勃起状况。

由于目前对男性更年期综合征的病因学研究主要集中在雄激素作用低下方面,况且临床症状往往带有一定的主观感觉性和非特异性,因此还是推荐应该将激素功能测定作为重要的诊断手段之一,并对于怀疑存在性腺功能低下或者高危人群进行激素功能测定。但是,在目前缺乏雄激素活性可靠指标的情况下,我们难以获得更加直接的证据,因而只能在研究和指导临床工作中采用一些间接证据,证明血清雄激素水平低下成为诊断 LOH 和性腺功能低下的另外一个重要因素,近几十年来的微量检测技术和内分泌学的进步为实验室诊断迟发性性腺功能低下提供了充分的技术和理论支持,许多学者从不同角度研究雄激素水平与中老年男性的关系。但是单纯依赖实验室的激素分析结果,也容易造成误诊,准确测定雄激素并对结果给出科学合理的解释还不是简单的事情。

（一）雄激素的测定

随着年龄的增长,中老年男性与衰老过程相关的一些常见临床特征如性欲丧失、勃起功能障碍、易疲劳、肌肉量减少和情绪改变,可能归因于雄激素缺乏。此外,低水平睾酮状态与老年人群中发现的许多常见疾病也存在一定关联,包括骨质疏松症、阿尔茨海默病、2 型糖尿病、缺血性心脏病、高胆固醇血症和高血压。睾酮的测定是 LOH 诊断的重要一步,年龄、性别、种族、饮食习惯、生物节律变化、健康程度、用药情况,以及标本的采集方式、处理存储方式等多种因素都会影响睾酮测量的准确性。根据取材的不同,雄激素的测定可包括血清和唾液两种,主要的临床检测样本来自于血清。

血清内分泌激素测定主要是检测雄激素水平,包括总睾酮（total testosterone,TT）,以及游离睾酮（free testosterone,FT）和生物可利用睾酮（bioavailable-testosterone,Bio-T）的检查。目前哪种形式和方式测量的睾酮水平最能反映男性性腺功能仍存在争议。血液循环中睾酮 98% 是蛋白结合型,其中约 43% 是与亲和力较高的性激素结合球蛋白（sex hormone binding globulin,SHBG）结合,约 55% 与亲和力较弱的白蛋白结合,其余约 2% 为游离睾酮。后两者为生物可利用睾酮或非 SHBG 结合睾酮。

当怀疑性腺功能减退时,血清总睾酮通常是最先考虑的实验室检查,用于评估雄激素状态。然而,由于技术原因,游离睾酮及生物可利用睾酮浓度的测量,目前还没有简便可靠的方法可用于临床常规使用。目前越来越多地使用如游离睾酮或生物可利用睾酮（包括未结合的睾酮及结合白蛋白的睾酮）的特定分数来评估雄激素状态。为了估计血清中的游离睾酮和生物可利用睾酮浓度,文献中报道了多种公式。单一种分析方法可能无法适合所有的需求,临床医生应该理解各种检测法的性能及特性。

1. 不同形式雄激素的正常值及意义

（1）总睾酮（total testosterone,TT）:总睾酮水平是目前最常使用的分析指标,LOH 患者血清总睾酮水平往往接近或略低于临界水平。虽然血清总睾酮测定简单易行,但是对结果的解释应该十分谨慎,尤其是对于年龄过大或肥胖者,可能导致对老年男性性腺功能低下的低估或对肥胖者的实际水平过高估计。分析血清雄激素水平的方法众多。由于不同的实验室分析激素水平所使用的方法和（或）试剂盒的不同,不同实验室激素水平的正常范围可能有较大的差异,因而患者检测的激素结果应该与本实验室的正常范围为标准进行比较。

　　最常用于临床实践的总睾酮水平测定方法是免疫分析法（immunoassay，IA）。由于绝大多数睾酮与SHBG、白蛋白结合，早期睾酮检测将睾酮与SHBG和白蛋白分离，通过溶解在有机溶剂后色谱分离，然后通过放射免疫检定法（radioimmunoassay，RIA）测定。另一种是酶联免疫分析法，与放射免疫分析法相似，酶免疫分析法（enzyme immunoassays，EIAS）也是基于竞争的原理，受检抗原和酶标抗原竞争与固相抗体结合。以酶标记抗原或抗体作为示踪物，高活性的酶催化底物显色或发光，达到定量分析的目的。常用的有辣根过氧化物酶、乙酰胆碱酯酶。酶免疫分析法有时称为酶联免疫吸附分析法（enzyme linked immunosorbent assay，ELISA），它类似于RIA需要高质量的抗体，但具有避免放射性废物污染和易于实现自动化等优点，但也存在稳定性较差、灵敏度偏低的缺陷。酶免疫分析法的改进技术，如电化学发光法，是一般医院和商业实验室检测睾酮最常用的方法。与"金标准"质谱法相比较，免疫分析法在评估正常成年男性睾酮水平方面表现出良好的准确性，但是睾酮水平较低<300ng/dl（10.4nm/L）的情况下，可能不能保持足够精确度，例如在儿童、女性和严重性腺功能减退的男性等，免疫分析法可能高估睾酮水平，造成假阴性。此外，不同的免疫分析检测平台之间结果也存在差异，近期一项研究（2018年）以质谱法为金标准，检测351名健康受试者比较了4种常见IMA试剂盒，发现IMA所得的范围与质谱法以及互相之间存在显著差异。

　　液相色谱-串联质谱法（liquid chromatography-tandem mass spectrometry，LC-MS/MS）被认为是类固醇类激素测定的金标准，变得越来越普遍可用于常规使用，并且被视为可靠和准确的测量血清睾酮总量的方法。LC-MS相比于传统免疫方法，更加准确可靠，特异性和灵敏度更高。解决了在低阈值时检测方法低灵敏度的问题，质谱检测技术的检测灵敏度能够达到pg/ml的水平，传统方法受制于标准曲线检测限的原因远达不到该水平。但由于其成本和技术要求，并没有使其普遍适用于常规临床实践。另外，当睾酮浓度<300ng/dl（10.4nmol/L），即使在经验丰富的实验室变异系数也会增加到14%，Vesper等报道将睾酮浓度为299ng/dl（10.37nmol/L）标准样本分别在8个美国实验室检测，所得数值198~364ng/dl，距离标准值-33%~+21%的差异，超过了个体内睾酮正常变异度9.3%，说明即使是采用LC-MS技术，男性患者仍然会被诊断过度或诊断不足。

　　通过质量控制和改进方法学严谨性，免疫分析足以在男性性腺功能减退的诊断中检测到低于正常的睾酮浓度，能够提供与LC-MS/MS较一致的良好结果。Huhtaniemi等（2012年）在欧洲老年男性研究（EMAS）的3174名的人群对比免疫分析法与质谱法发现，在广泛的浓度范围内，由IA和MS测得的血清睾酮浓度显示高度相关性（R=0.93，P<0.001），但在性腺功能减退范围内

稳健性较差（<11nmol/l；R=0.72，P<0.001）。使用 MS 作为比较方法，免疫分析法在性腺功能减退的范围内（<11nmol/l），具有 75% 的灵敏度和 96.3% 的特异性。经过改进及验证的免疫分析平台在诊断 LOH 方面可以达到 MS 一样可靠的结果，尤其是结合睾酮降低相关临床症状时。

（2）游离睾酮（free testosterone，FT）和生物可利用睾酮（bioavailable-testosterone，Bio-T）：一般认为，中老年男子的总睾酮水平随着年龄增加只发生很小的变化，它不能准确反映与年龄相关的生物可利用睾酮水平的下降，而真正的组织可以利用的睾酮水平是不能单纯通过测定总睾酮来确定的，因而总睾酮的测定结果只能作为诊断的参考依据，而不是直接证据。Antonio 等（2016年）研究发现，EMAS 研究人群中，如果总睾酮水平低，而游离睾酮正常的男性可以没有雄激素缺乏的症状和体征。但是即使总睾酮在正常范围内，游离睾酮低时雄激素缺乏的症状和体征普遍存在。在一些 SHBG 水平发生改变的情况下，例如肥胖或 2 型糖尿病（低 SHBG），病毒性肝炎或酒精性肝硬化，HIV 感染或使用某些抗惊厥药物（高 SHBG）。这些时候，单纯依靠总睾酮水平测定可能导致误诊误治。因此，结合游离睾酮的测量对于正确识别 LOH 并将其过度诊断降至最低是非常重要的。

目前临床指南推荐 LOH 诊断时如果总睾酮值处于临界范围，建议进行游离睾酮的测量。评估游离睾酮的有效性基于"游离激素假说"，认为只有游离的未结合激素在目标组织器官中具有生物活性。这一假设虽然在临床实践中被广泛接受，但迄今尚未存在一定争议。有一些证据表明，与 SHBG 结合的 T 可通过内吞作用进入细胞，从而表明对于蛋白结合的睾酮也有直接发挥生物学作用的可能性。

相比总睾酮水平，生物可利用睾酮和游离睾酮是评估睾酮体内组织利用性的更有价值指标，尤其是前者，可能与临床症状的相关性更明显。生物可利用睾酮，包括游离睾酮和白蛋白结合睾酮。游离睾酮即总睾酮中未与蛋白结合的部分。由于 SHBG 可以随着年龄的增加和疾病状态而变化，因而测定"非 -SHBG"结合的睾酮是更具有价值的方法。随着年龄的增大，可以出现 SHBG 显著性增加，FT 显著降低、Bio-T 显著降低。青年男子的 FT 约占总睾酮的 ±2%。由于年龄相关的 SHBG 结合能力的增强，老年男子的 FT 仅占 1%~1.5%。

在此假说上，研究人员进一步确立了一系列的 Bio-T，FT 以及雄激素分泌指数的测定方法和计算公式以改进睾酮缺乏的诊断。一些实验室采用并提倡平衡透析法和超速离心法来直接测量 FT，有些实验室则采用硫酸铵选择性沉淀与 SHBG 结合的睾酮来直接测量 Bio-T。但是由于技术和临床实际的限制，相比直接测量的方法，通过公式计算的游离睾酮（calculated free testosterone，

CFT）和 Bio-T 在临床实践中应用更广泛，且被认为是较有效的指标。多个研究证实计算得到的 CFT 水平、Bio-T 与通过直接测量得出的结果高度相关。

2. 相关激素指标的测定及推算方法

（1）游离睾酮的直接测定方法：游离睾酮的测定可以通过"金标准"的平衡透析法或超滤法。利用生物半透膜的原理，只有未结合蛋白的游离睾酮能通过，然后进一步采用免疫或者质谱法检测这部分能透过半透膜的游离睾酮。另一种方法是在分离之前用放射性睾酮预先孵育样品，然后计算游离睾酮作为总睾酮乘以可透析部分百分比的乘积。但是这些方法操作困难，方法复杂，所需要的标本量也较大，难以为临床常规应用。

唾液中睾酮的测量也被认为是估计血清中 FT 的一种方法，数个研究报道了其与 FT 的相关性。由于唾液腺基底膜使血清蛋白不能透过，游离睾酮通过被动扩散进入唾液，因此认为唾液睾酮反映游离睾酮浓度。然而，唾液中可能存在少量来自渗出液或血液的蛋白质，对结果造成干扰，有些情况下难以解释唾液中的睾酮浓度。目前唾液睾酮分析在临床实践中并未广泛使用，并且在推荐使用它们之前需要进一步评估。

游离睾酮的直接类似物测定法（direct analogue assays），测定时使用修饰睾酮作为示踪剂，使得类似物在测定中与抗体结合，但不与血清蛋白结合。如果选择合适模拟物并适当优化检测方法，与抗体竞争结合的类似物的量与样品中"游离睾酮"浓度成反比。然而，这种检测结果通常准确性较差。研究显示，所得结果与平衡透析测得的游离 T 相关性较差，特别是睾酮水平较低和 SHBG 水平较高时，结果更加不可靠。大多数指南不建议将它们用于临床实践。

（2）公式计算的游离睾酮（calculated free testosterone，CFT）：公式计算的游离睾酮至少有六个不同的公式用于计算男性血清游离睾酮。它们可以分为两大类：第一，基于质量作用定律的方程式，假设一个配体（睾酮）与两种蛋白质（SHBG 和白蛋白）结合；第二，从游离睾酮测量得到的经验方程来计算 FT。所有这些公式计算的方程涉及 TT 和 SHBG 的测量；另外，基于质量作用定律的方程也需要测定白蛋白浓度。

在这些方程中，Vermeulen 版本可能是文献中使用最广泛的，并且使用该方程得出的 CFT 值已经显示与通过原始研究中的平衡透析测量的 FT 浓度相关性好。欧洲泌尿外科学会专家组认为该方法与平衡透析法测定所得 FT 相关性较好。目前，哪一个公式能更好地估计游离睾酮仍存在较多争议。在给定总睾酮，SHBG 和白蛋白浓度相同的情况下，各种方程计算得出的 CFT 值可相差近两倍。计算公式可从 ISSAM 网站上获得（www.issam.ch/freetestos.htm）（表 6-2）。

表 6-2　常见的几种 CFT 公式及 CFT 计算值对比

研究者	CFT 公式	备注	示例 CFT 计算值（pmol/L）	
			T=8.2, SHBG=25.9, A=45	T=11.8, SHBG=15.1, A=49
Sodergard 等（1982）	（0.5×（–3065A–3000S+3000T–√（（3065A+3000S–3000T+5000）^{2}+20000T×（1839A+3000））–5000））/（1839A+3000）		193	305
Nanjee 和 Wheeler（1985）	T×（6.11–2.38×$\log_{10}$S）/100		225	390
Vermeulen 等（1999）	（T–N–S+√（（N+S–T）^{2}+4NT））/2N		176	310
Ly 和 Handelsman（2005）	–52.65+24.4T–0.704S–0.0782TS–0.0584T^2		109	203
Ly 和 Handelsman（2005）	–6.593+19.304T+0.056S–0.0959TS	适用于 T>5nmol/L	NA	NA
Sartorius 等（2009）	24.00314T/$\log_{10}$S–0.04599T^2	适用于 T>5nmol/L	136	234

A：白蛋白浓度（g/L）；CFT：计算的游离睾酮；NA，不适用；S：性激素结合蛋白（nmol/L）；T：总睾酮浓度（noml/L）

　　Sartorius 等（2009 年）研究比较了通过不同方程得到的游离睾酮的结果，发现这些方程系统地高估了游离睾酮值。原因可能在于 TT 和 SHBG 测量结果存在误差，SHBG 与睾酮结合的化学参数计量学错误或使用不同的结合常数值（Ka 值）。因此，游离睾酮值的准确预估需要准确的总睾酮和 SHBG 测量结果。尽管 CFT 估算游离睾酮存在系统误差，但可以系统误差可以预测并通过计算控制，并且二十余年来积累的可靠临床经验，以及大规模检测时方便计算，使其成为目前临床实践中评估游离 T 的可靠方法。因此，美国内分泌学会的专家组指出，基于质量作用定律的方程为目前评估游离睾酮浓度提供了最佳的方法。

　　Zakharov 等（2015 年）认为普遍使用的公式中，前提假设的错误导致了计算获得的 FT 值与平衡透析获得的 FT 值的系统误差。在睾酮与 SHBG 的结合过程中，每个 SHBG 二聚体结合两个睾酮分子并且 SHBG 上的两个结合位点具有相似的结合亲和力的前提假设是错误的。睾酮与 SHBG 的结合是一个多步骤的动态过程,涉及 SHBG 二聚体内的复杂变构。在 SHBG 结合第一配体分子后,SHBG 二聚体的两个结合位点之间发生变构相互作用。据此提出了新的多步动态模型和复杂的联合测定确定男性的 FT 浓度,并验证其与使用平衡透析测量的结果没有差异,系统误差降低。应用于 EMAS 研究中,新模型所发现的 FT 低(<2.5%)的男性患有性症状和 LH 升高的风险增加。

临床医生应该切记的是,了解测定游离睾酮的不同方法,解释结果时应该紧密结合患者的临床表现,不同的实验室可能使用不同的测定方法。基于这些考虑,有待进一步研究证明游离睾酮在男性雄激素状态评估中的临床适用性,方法测量更为可靠的总睾酮值仍然有利于男性性腺功能减退的初步评估和诊断。

(3)生物可利用的睾酮(Bio-T):血清生物可利用的睾酮也称为非 SHBG 结合的睾酮,是循环中未与 SHBG 结合的睾酮部分。实际上,Bio-T 通常认为等同于游离 T 和白蛋白结合睾酮的总和。Bio-T 主要基于这样的假设,即与白蛋白结合的睾酮能够容易地从蛋白质中解离,进入靶组织发挥作用。Bio-T 可以通过测定或计算得出。Bio-T 水平比总睾酮更能准确反映中老年男子的雄激素水平和作用,是睾酮产生生物学效应的关键成分。Bio-T 是由游离睾酮和白蛋白结合睾酮组成,男性衰老过程中 Bio-T 的降低不仅反映了睾酮合成的减少,也反映了 SHBG 的增加。

Bio-T 的测定通常通过使用硫酸铵沉淀 SHBG 和 SHBG 结合的睾酮,然后直接测量上清液中的睾酮。Bio-T 测量的另一种方法是在硫酸铵沉淀前,先将血清与氚化睾酮预孵育;然后测定上清液中残留的放射性示踪剂,将其百分比乘以全部 T 浓度,得出 Bio-T。Bio-T 测量的一个缺点是其必须有充分的 SHBG 沉淀、温度和硫酸铵溶液的浓度。而且,Bio-T 测定不容易实现自动化,因此很少临床实验室经常测量 Bio-T。

目前已经提出了计算 Bio-T 的几个方程,并且像 CFT 方程一样,它们分为两类:基于质量作用定律的方程,另一类从 Bio-T 的经验测量推导出的方程。Giton 等将计算得到的 Bio-T 与检测得到的 Bio-T 进行比较,发现两个 Bio-T 值之间的相关性在很大程度上取决于总睾酮、白蛋白和 SHBG 的可靠性。迄今为止,关于 Bio-T 是否比游离 T 更好作为生物化学标记尚未达成共识。

目前,对老年男性雄激素活性能力的评价可以依赖 FT 或 Bio-T 这两个项目。但是在间接推断游离睾酮水平和生物可利用睾酮水平时要注意以下几点:测定总睾酮和 SHBG 的方法可靠、SHBG 的测定样本是血清而不是血浆、使用新鲜样本而不是反复冻融的血清、SHBG 上没有(外源性)类固醇竞争结合位点、血清样本是在空腹的早晨(8~10 点)获得。

(4)游离雄激素指数(free androgen index,FAI):游离雄激素指数首先由

Carter 等描述,用于评估女性多毛症的研究,其计算公式:总 T(nmol/l)/SHBG(nmol/l)。使用 FAI 评估成年女性的游离状态有许多优点。首先,FAI 在数学上容易计算;其次,总 T 和 SHBG 测定法在常规临床实验室中广泛可用;第三,FAI 的使用已被证实对妇女具有一定的诊断价值。然而,FAI 是一个无计量单位参数,无法直接指示循环游离睾酮的浓度。虽然 FAI 在临床实践中经常用于估计女性游离睾酮,然而推导 FAI 的一个关键假设,只有当总睾酮与 SHBG 相比非常小的时候,T/SHBG 才可能成为游离睾酮的有效参数。因此 FAI 适用于女性,但不适用于男性。因为女性睾酮浓度相对较低和 SHBG 的浓度相对较高。而且,在男性中的较低浓度 SHBG 情况下,FAI 常高估游离睾酮。

（5）性激素结合球蛋白(sex hormone–binding globulin, SHBG):游离睾酮或 Bio-T 的测定中,由于试验的技术要求,大多数常规实验室不测量游离睾酮或 Bio-T,而间接通过方程推算。在这些计算中,SHBG 和总睾酮的浓度对计算结果有显著影响。SHBG 测量有多种免疫测定方法。研究显示这些 SHBG 测定之间存在与方法相关的较大的偏倚。因此,各个实验室应该建立自己的检测体系,基于不同的方法对 CFT 和 Bio-T 的计算方法建立参考范围值,并经过临床验证。

临床上通常只检测总睾酮与垂体激素水平,不一定检测 SHBG 浓度。由于 SHBG 浓度可影响总睾酮水平,例如患者患有 2 型糖尿病时,由于胰岛素分泌增加或类胰岛素样因子 –1(IGF–1)水平增高,可引起血清 SHBG 下降。研究发现患者患有慢性疾病(高血压病、心脏病),血清总睾酮水平会低于同年龄组 10%~15%。此外,一些慢性疾病、肥胖及代谢综合征等也可引发老年男性性腺功能低下,应进行原发病治疗。所以有条件的实验室,对于总睾酮低于同年龄组正常参考值下限的患者应检测 SHBG 以除外由于 SHBG 浓度下降造成的总睾酮水平下降(表 6–3)。

表 6–3　改变性激素结合球蛋白(SHBG)浓度的常见原因

SHBG 增加	SHBG 降低
甲状腺功能亢进症	肥胖
男性性腺功能低下症	甲状腺功能减退症
年龄增加	代谢综合征
肝硬化	糖皮质激素
雌激素	雄激素
抗惊厥药	胰岛素抵抗
神经性厌食症	糖尿病

3. 激素测定与结果分析的注意事项　为了建立激素测定与临床症状的相关性分析,有七个方面的问题需要进一步澄清。

（1）尽管普遍接受的性腺功能低下的诊断标准,是低于青年男子的血清总睾酮正常值的两个标准差以下,可以确定为性腺激素水平缺乏或低下,但还没有被完全接受,人们还不清楚血清总睾酮水平缺乏的确切界限。由于睾丸间质细胞（Leydig cell）以脉冲方式分泌睾酮,脉冲间隔约2h；并且有明显的昼夜节律性,使得成年男性血清睾酮的正常值范围较大（9~38nmol/L）,青年男性的激素水平日间波动幅度可达到35%,而老年男性的激素水平波动幅度也能达到15%~20%。因此,确定雄激素水平缺乏的诊断还比较困难,许多临床上诊断为睾酮缺乏的病例,都有可能存在误诊现象。目前仍然没有普遍接受的中老年男子的雄激素部分缺乏的标准界定值,而这正是诊断LOH的根本所在,况且不同的种族和地区还可能存在明显的差异,因此可能需要分别制定独立的诊断标准。一些实验室因此建议同时测定总睾酮、游离睾酮和生物可利用睾酮来进行综合判断,以尽量避免单一检测总睾酮水平的显著误差。

（2）考虑到不同实验室测定睾酮结果存在一定的差异,这种差异可能来源于使用的技术方法不同、试剂盒来源不同等问题,因此每个实验室应该建立自己的正常值范围。

（3）对于老年男性来说,采用青年男子的血清总睾酮正常值低限作为判断标准,往往没有进行年龄相关的调整,给临床医生带来了一定的困惑。患者可以具有偏低的睾酮水平,但是仍然在正常范围内,具有雄激素部分缺乏的临床症状和体征,并可以通过雄激素补充治疗而获得症状改善,表明了睾酮水平的正常范围具有明显的个体差异,有学者将这种现象称之为相对性腺功能低下。

（4）老年男性的靶器官（脑、骨、肌肉、前列腺等）上的雄激素受体（AR）敏感性对雄激素水平变化的反应可能存在明显的个体差异,因此血清睾酮的绝对水平有时并不一定具有相应的生物学效应。因此,单纯依靠睾酮测定的绝对值来诊断是比较困难的。

（5）靶器官的反应性还可能为许多内分泌破坏因素所影响,而我们对这些因素的研究才刚刚起步。

（6）至于睾酮水平的长期稳定性问题,很明确睾酮水平极其容易受到环境因素的影响而出现改变,不同人群在不同的生理状态下以及不同的生活环境中可以存在较大的睾酮水平差异。许多因素,例如疲乏、应激、紧张、感冒等都可能对睾酮水平有短暂的影响。

（7）经常从事剧烈运动的人群、居住在高原地区的人群以及高原地区的外来人口等的体内雄激素水平可以明显高于一般人群，对于这部分人群的雄激素缺乏的界定还需要深入研究。

充分考虑到这 7 个问题的不肯定性是十分重要的，每一个或一批患者可能在不同的激素水平上表现出明显的临床症状，这主要决定于研究者所选定的参照系统，例如雄激素水平、骨矿物质密度等。

4. 睾酮缺乏的切点值（cut off point）　中老年男子性腺功能低下诊断的关键方面是确定年龄老化相关的血清睾酮临界值。目前，对于血清睾酮水平不足的判定标准还没有肯定的结论，争议很大，缺乏统一的判断标准。由于睾酮水平呈现与年龄相关的下降趋势，因此睾酮的在不同年龄段特定人群中参考范围并不广泛存在。目前诊断的睾酮切点值主要基于健康和年轻男性的参考区间及与特定症状的关联。因此，如何从具有相关症状的中老年男性群体中准确识别性腺功能减退，这样一个睾酮切点值仍然存在争议，主要依赖于专家组提出的建议和各专业协会的共识声明。因为临床症状和睾酮降低二者同时出现较少，LOH 的诊断经常是不确定的，另外症状表现的宽泛化，症状与睾酮水平临床关联性有限，以及实验室中血清睾酮水平的测定等若干问题，导致了 LOH 评价体系缺乏标准化。目前国内外尚无统一的切点值，一般以中青年总睾酮 95% 可信区间的下限值或 2.5% 百位数作为切点值。

由于目前尚无统一的检测方法与标准，每个实验室应建立自己的实验方法并经过临床验证。此外，也应建立本实验室不同年龄段正常人群各项激素参数的实验室测定参考值范围及质量控制体系。尽管激素值的绝对水平是比较容易确定的，但是由于个体的差异很大，存在着复杂的激素和靶器官的相互作用，不同个体及不同雄激素作用的组织器官对雄激素作用的阈值有较大的差异，使得对测定的激素绝对值往往难以给出合理的解释。此外，SHBG 及白蛋白水平均可以受到许多生理和病理因素影响，SHBG 水平可以因其他临床问题而改变，例如使用胰岛素和类固醇类激素；肾病综合征以及肝脏功能异常等可以影响血清白蛋白水平，因此 SHBG 及白蛋白水平作为雄激素的重要载体也可以影响人体内的雄激素作用。使得判定睾酮正常水平范围更加困难的是雄激素的分泌具有脉冲特点和昼夜节律性，目前还不清楚男性体内的睾酮峰值与睾酮总量哪一个更加具有生理重要性。因此，任何个人或学术团体给出的睾酮低临界值都应该进行年龄和疾病状态的调整，否则将会导致 LOH 错误诊断。

充分考虑到上述的众多因素，睾酮浓度的绝对值并不能作为诊断的可靠依据，不能简单地运用睾酮水平来判定一个人是否是睾酮缺乏，而应该主要根据临床表现评估分析，并且通过睾酮补充治疗获得显著的全部或部分症状的改善,或减轻症状,才能建立男性更年期综合征的诊断,而不应该局限于对总睾酮值的绝对低下的患者进行治疗。因为影响睾酮水平和睾酮生物学功能的因素太多了。例如有人建议自身对比睾酮水平的变化作为判定标准,因为睾酮水平降低的幅度和速度可能会对患者造成更加明显的影响,而不仅仅是睾酮的绝对值。

LOH 在不同的年龄段都存在,大量研究试图通过研究睾酮缺乏的临床症状和血清总睾酮水平之间的关系,来寻找、确定某一个阈值来了解何时出现症状,何时该接受有益的治疗。但是寻找一个离散的阈值可能是徒劳的。目前治疗时应该更多地考虑症状,而不是完全依据睾酮测定或相关指标的参考阈值。此外,我国 LOH 的诊断体系还远不够完善,由于种族、年龄、检测手段互不相同,在临床工作中借用别国的标准显然是不合适的。我们需要选择标准化指数群体和睾酮测定法,了解国人各个年龄阶段男性血清睾酮的正常范围,尽快取得中国的 LOH 诊断标准。

5. 雄激素水平测定的注意事项

(1) 取材时间和选择样本:由于男性的雄激素分泌具有明显的每日节律性波动,表现为晨高夜低的特点,一般应该选择在雄激素分泌高峰的早晨 8 点(8:00~10:00)进行化验检查,结果比较准确。血清 TT, Bio-T 和 FT 呈现出昼夜变化,峰值浓度出现在 6:00~8:00,谷值浓度出现在 18:00~20:00。这些测量值在峰谷值水平之间变异可达 40%。这种昼夜变化在健康男性中保持到 70 岁以上,尽管老年男性昼夜节律不明显,峰值和谷值水平平均较低。血清 SHBG 浓度也显示出昼夜变化,峰值浓度在 16:00 左右,谷浓度在 04:00 左右。

(2) 取材间隔时间:通常建议间隔 1 周,或 2~4 周,连续测定 2 次的清晨雄激素水平,主要是游离睾酮和白蛋白结合睾酮的水平。由于短时间内在稳定状态下测定睾酮水平可能具有较大的差异,使得有必要重复测定睾酮水平。初次检测有异常值的男性中,高达 30% 的男性在重复测试中的水平会达到正常水平。因此,大多数学者认为应当第二次测定验证是有必要的。测定两次血清睾酮的情况对于那些首次检查睾酮结果在邻近睾酮低限边界水平的患者更加具有重要意义,此时应该同时检测血清 FSH、LH 和 PRL 水平。睾酮分泌还具有脉冲式的特点,脉冲时间间隔约 2h,尽管其脉冲幅度不如 LH 那样明显,尽管老年男子的脉冲幅度较青年人小,理论上仍然建议抽两次血,进行化验血清睾酮水平,两次抽血的间隔时间为 20min。

此外,总睾酮和生物可利用睾酮分泌水平也还存在着每周的不同节律性波动以及每年的节律性波动,值得深入研究。

(3) 样本的来源:测定样本主要选择血清。唾液里的睾酮水平代表了循环内的睾酮超滤液,因而睾酮的某些代谢物也可以出现在唾液内。似乎唾液内的睾酮水平比总睾酮水平与生物可利用睾酮的相关性更加密切。采用唾液来测定睾酮水平是方便患者的新方法,如果唾液分析的结果准确,其结果与游离睾酮具有很好的相关性。采用唾液来测定睾酮的方法尤其适用于大规模的临床普查和流行病学调查。研究结果表明,与总睾酮相比,唾液睾酮水平在诊断性腺功能低下中的敏感性较好而特异性较差,因此唾液睾酮水平测定可以作为性腺功能低下的良好的普查指标。

（二）其他激素水平的测定

其他的激素测定还包括黄体生成素（LH）、卵泡刺激素（FSH）、生长激素（growth hormone, GH）、雌二醇（estradiol, E_2）、泌乳素（PRL）、促甲状腺激素（thyroid stimulating hormone, TSH）、三碘甲状腺原氨酸（triiodothyronine, T_3）、甲状腺素（thyroxine, T_4）以及皮质醇等也可以出现相应的变化。血和尿中的促性腺激素水平有所升高,但是上升比较缓慢,个体差异也很大,目前主要测定血清内的相应激素水平。

1. 黄体生成素（LH）和卵泡刺激素（FSH）　多数老年男性的促激素水平在正常范围,如果总睾酮低于 5.2nmol/L 或怀疑继发性性腺功能减退,应检测 LH 并计算 TSI 和检测泌乳素,对下丘脑 – 垂体 – 性腺轴功能做出综合判断。一旦发现患者存在雄激素水平低下,应该寻找新的证据来判断是否睾酮水平低下的病因是可以逆转的,是睾丸原发性的疾病还是继发性的垂体功能异常所致,此时应该首先选择测定 LH 和 FSH。如果血清 LH 水平升高,提示存在原发性的性腺功能低下;反之,则可能为继发性的性腺功能低下。男性更年期患者的 LH 和 FSH 水平低下,提示可能存在中枢性性腺功能低下。

对于可能存在继发性性腺功能低下的患者,还应该检测血清甲状腺素、糖皮质激素、泌乳素,并需要进行磁共振成像来分析蝶鞍区域。还可以进行促性腺激素释放激素（gonadotrophin releasing hormone, GnRH）激发试验,来鉴别垂体储备功能的容量。

一般情况下青年男性的血清总睾酮和 LH 比值等于 1.55。年龄的增加让总睾酮逐年下降（0.4%）而 LH 逐年上升（1.3%）,造成了血清总睾酮和 LH 比值的逐渐降低,更年期男性的这个比值常为 0.5。因此有学者提出联合血清总睾酮和 LH 水平判断更年期诊断的方法,即观察睾酮（ng/ml）/LH（mIU/ml）的比值,如果比值在 1.0~1.55 为正常,0.5~1.0 为可疑,≤0.5 为异常。还有学者将 LH 水平增高达到 2 倍以上或睾酮/LH 比值≤正常标准的 1/3 时作为异常。但是一些学者对于 LH 在诊断 LOH 中的作用提出疑问,认为其价值不大。这是因为,尽管在老年男子的性腺功能低下患者中可能存在 LH 增高的现象,但也并不是所有的人都增高,这可能与老年男子 LH 分泌水平的脉冲幅度减小有关。

2. 泌乳素(PRL) PRL 测定可以用来普查由于泌乳素血症造成的性腺功能低下的少见病例。

3. 生长激素 请参见相关章节。

4. 促甲状腺激素(thyrotropin)和皮质醇(cortisol) 由于一些疾病可能与男性更年期综合征有彼此重叠的症状,如果有必要时,可以同时测定促甲状腺激素和皮质醇。

5. 甲状腺素 如果存在不明原因的高水平的胆固醇、肌酸酐、磷酸激酶,严重的便秘,心肌病性充血性心衰,不明原因的大细胞性贫血等,应该考虑到可能存在甲状腺素功能低下(hypothyroidism)。老年人的甲状腺功能低下可能是明显的,也可能是亚临床型的,诊断不完全依靠临床症状,仅通过生化指标来支持的怀疑指数确诊。

6. 瘦素(leptin) 其水平在性腺功能低下的老年男性中可以出现改变,激素补充治疗后有所降低。

7. 胰岛素样因子(insulin like factor3, INSL3) 由睾丸间质中的 Leydig 细胞产生。血清 INSL3 可以反映睾丸间质细胞的数量及功能状态,性腺功能减退的患者血清 INSL3 浓度出现明显的下降。研究发现 INSL3 具有表达稳定的优点,不会受到一些常见因素的干扰(如 SHBG 浓度波动、烟酒、糖尿病等),而且与血清 TT 和 CFT 有很强的相关性。目前的研究提示 INSL3 作为 LOH 的诊断指标是可行的,至于正常参考值的界定,则需要在国内中老年男性人群中开展大样本量研究来证实。

五、其他检查

全面的常规临床生化检查有助于确定疾病诊断、判断病情、鉴别诊断和指导治疗。临床生化检查包括尿酸、肌酐、电解质、空腹胆固醇和甘油三酯、肝脏功能、血尿常规等。此外,对于临床上已经符合男性更年期综合征诊断标准的患者,进行全面的体格检查和临床生化检查还有更重要的意义,可以帮助我们判定病情的严重程度和合并症,从而指导临床治疗方案的选择及判断预后。

(一)骨密度检测

LOH 是骨质疏松的危险因素,对此类患者常采用雄激素补充治疗作为预防骨质疏松、增加骨量的手段。根据观察,男性出现骨质疏松平均比女性晚10 年。考虑到男性 LOH 较高患病率,以及骨质疏松和雄激素缺乏的密切关系,对于每例男性骨质疏松患者均应该检查是否存在血清 T 缺乏,并及时采取雄激素补充治疗措施。

（二）前列腺评估

中老年男性在开始雄激素补充治疗前及治疗过程中应评估前列腺。如怀疑前列腺癌（如直肠指诊异常、PSA 水平显著升高）时，应考虑行经直肠超声检查及前列腺穿刺活检明确诊断。

1. 国际前列腺症状评分（（international prostate symptom score, IPSS）和生活质量评估（quality of life index, QoL）　IPSS 和 QoL 上问卷表是对前列腺症状发生频率和对目前症状耐受程度的定量评分系统，可以作为比较前列腺症状进展情况和治疗前后疗效对比的量化评价方法。

2. 直肠指诊（digital rectal examination, DRE）　直肠指诊作为前列腺的基本检查方法，检查内容包括前列腺大小、硬度、有无结节、表面是否光滑、有无触痛、双侧叶是否对称、中央沟是否存在等。前列腺增生时，前列腺膨隆增大，中央沟变浅或消失。如前列腺质地较硬并触及结节时，应结合其他检查排除前列腺癌。

3. 前列腺特异抗原（prostate specific antigen, PSA）　正常情况下，PSA 主要分泌到前列腺液或精液中。正常男性血液中存在微量 PSA，正常参考值范围为 0~4/ml。PSA 为前列腺特异性而非前列腺癌特异性，但前列腺癌患者 PSA 常显著升高，因此 PSA 被广泛用作前列腺癌的早期诊断、肿瘤分期及疗效评估。

4. 超声检查　前列腺超声检查常采用腹部超声或经直肠超声检查。经直肠超声检查前列腺较腹部超声检查更为精确。前列腺癌声像图回声特征与肿瘤大小、级别和分期有关，多表现为外周带低回声团块。

（三）抑郁评分

抑郁评分与雄激素水平存在部分负相关。与性腺功能正常男性相比，LOH 男性的抑郁评分显著增高，他们的焦虑程度无显著差异，但是在"躯体症状"上的得分更高。针对 LOH 抑郁的男性给了睾酮制剂或安慰剂治疗，同时维持他们试验前所接受的抗抑郁治疗，使用抑郁评分量表评估显示，接受睾酮制剂的男性比接受安慰剂的男性更显著地改善了抑郁症状。

（四）排除器质性疾病

由于更年期年龄阶段也是许多年龄相关疾病的高发阶段，许多疾病的临床症状可能与更年期综合征的症状相互重叠、彼此影响，极其容易造成误诊而延误治疗。因此，在对更年期男性诊断更年期综合征之前，必须除外［垂体和（或）睾丸］器质性疾病。详细内容参见鉴别诊断章节。

六、诊断性治疗

一旦对患者做出迟发性性腺功能低下的诊断,应该进行试验性睾酮补充治疗,如果患者的病情有明显改善,则可达到诊断和改善患者临床症状的双重目的。即通过外源性补充睾酮,使其在人体内达到正常生理浓度,从而消除由于性腺功能低下所导致的生理变化及临床症状。

由于男性雄激素水平下降的过程是比女性雌激素水平下降更为缓慢的渐进性过程,雄激素水平逐渐降低但仍然在正常范围者也可以产生相关症状,对于这类诊断存在疑问的有争议病例,也可以采用诊断性的治疗方法来进一步观察分析,作为诊断的手段之一,并且以诊断性治疗为最终依据,可以避免单纯依靠实验室检测结果和临床症状进行诊断的不足。

第三节   男性更年期综合征的鉴别诊断

一般说来,50 岁以上的男性,具有前述的典型临床症状,同时伴有雄激素水平低下的实验室证据时,基本上可以做出男性更年期综合征的诊断。但是,由于这些症状本身不具有特异性,这些症状完全可能存在于其他的一些疾病或异常中,尤其是同时合并存在的情况下,可以让男性更年期综合征的诊断更加困难,例如临床抑郁症、肥胖、药物、心理问题等,经常与男性更年期综合征的症状重叠。因此,在临床实践中进行任何治疗或处置之前都必须进行详细全面的鉴别诊断。

有时患者的临床表现不典型,临床医生对病史询问及病情分析不够,有一些疾病或异常也可以影响到睾丸雄激素的分泌,更容易造成误诊,并因此而延误对原发疾病的诊断和治疗。况且还存在许多没有雄激素水平低下的更年期综合征患者存在。因此,在鉴别诊断年龄相关的男性更年期综合征的许多情况下,明确地将其与自然的老化过程、老化的加强作用以及多种急慢性疾病区别开来还很难做到。此外,患者同时伴发的疾病以及医源性原因也可以使得男性更年期综合征的鉴别诊断更加复杂和困难。因此,注意掌握男性更年期综合征的鉴别诊断要点,并且最好选择经验丰富的男科医生或内分泌医生对病人的症状加以评分、进行必要的临床和实验室检查,对正确进行疾病的诊断、防止误诊误治非常重要。

一、经常容易与男性更年期综合征混淆的疾病

(一)明确疾病或异常引起的勃起功能障碍

勃起功能障碍(ED)是一种常见的疾病,尤其在中老年人中更为常

见。生活负担的加大、社会竞争的剧烈以及生活环境的污染等都使 ED 的发病率有逐年增长的趋势。ED 曾经被认为是心理因素所致或年龄增长的不可避免的结果。现在,通过对 ED 的深入研究,发现 70%~90% 的 ED 与躯体疾病、滥用药物或不良生活方式相关,并且可能成为某些疾病的前驱表现。

ED 实际上往往可以是男性更年期综合征患者的首发症状。对于以勃起功能障碍为主要表现的患者不进行睾酮补充治疗,而是单纯治疗性功能,往往是不会获得最满意结果的。但是 ED 还存在许多其他的病因,许多疾病或异常同样可以引起 ED,因此要做好充分的鉴别诊断。

脑下垂体发生泌乳素瘤、糖尿病患者以及其他疾病患者可以有 ED,但是泌乳素瘤患者可以伴有或不伴有头痛和视力、视野的改变,蝶鞍造影或平片可以发现肿瘤,血浆内分泌检测泌乳素水平明显增高,就可以确诊了。糖尿病患者尽管也可以通过影响睾丸血液供应而使其雄激素分泌功能也下降,但是它有糖代谢的异常,血糖、尿糖和糖耐量异常,并有胰岛素分泌减少或受体功能异常。许多用来治疗胃病、高血压、精神疾病等的药物,可能成为 ED 的原因,但是患者有明确的用药史,在给出确切诊断之前只要详细询问病史,都可以避免误诊误治的发生。

(二)抑郁症

抑郁症和老年性痴呆是最容易与男性更年期相混淆的,彼此临床症状几乎可以没有差别,有时进行鉴别十分困难。对于中老年男性出现思维、情感、行为以及社会功能方面问题时,诊断要十分慎重。20 世纪 30 年代,有学者对诊断为"男性更年期"和"老年抑郁症"患者使用睾酮补充治疗,取得了抑郁症状改善的良好疗效,推测其中部分患者实际上是属于男性更年期综合征范畴,只不过在当时还不能分析内分泌激素的改变。

抑郁症通常指的是情绪的障碍,是一种以心境低落为主要特征的综合征。这种障碍的表现形式可能从情绪的轻度不佳到严重的抑郁。抑郁症在不同的人,以不同的方式自我表现,同一个人在其一生的不同时期,对复杂事情的反应也常常表现不同。在我国抑郁症的发病率高达 5%~8%。这些病人多由社会心理因素所引起,并且与男性更年期极其难以区分,尤其是轻型的抑郁症。早期轻型抑郁症往往缺乏重型抑郁症的幻视、幻听、幻触、幻想和严重的失眠,也无食欲、体重和性欲的明显下降,缺乏明显的沮丧、悲观绝望、无用感和孤独感等。此外,轻型抑郁症患者还常有较多的躯体化不适,可以表现为体重减轻、睡眠食欲差、软弱疲惫、头痛、胸腹部不适等,往往经过综合医院的多方面检查结果多为正常,这也与男性更年期易区分。但是轻型抑郁症常伴有较多的神经症症状,只要发现其内在的心境和认知症状,注意掌握抑郁症的临床特点,一般不容易误诊。结合必要的辅助检查,区别两者会变得容易些。

(三)老年性痴呆

所谓痴呆,是指病人在大脑发育已经基本成熟、智能正常之后,由于各种有害因素引起大脑器质性损害,造成智能严重障碍。目前全世界约有 1100 万老年痴呆患者。据推测,到 2025 年这一数字几乎将翻一番。老年性痴呆是老年人所特有的,以进行性痴呆为特征的精神衰退性疾病,由于大脑神经细胞产生变化引致大脑功能衰竭,患者的思维、情感、行为及社会功能方面都会出现问题,包括记忆、学习、计算、理解、语言、判断能力和人格改变,脑组织的衰老、萎缩和变性是其发生基础。此外,外界因素的作用,如感染、中毒、遗传、精神刺激等引起机体代谢紊乱、功能减退也不可忽视,所以并不是进入老年期的人都患老年性痴呆。对这类患者的大脑结构和功能的全面分析检查,结合精神检查和精神分析都有助于鉴别诊断。

在男性更年期综合征被确定为一种明确的疾病之前,这一类患者往往会因为各自不同的临床症状而来到综合医院的各个相应科室接受检查和治疗,最可能来到精神科门诊,其中有一些人可能被诊断为老年性痴呆和抑郁症,尤其是病情较轻的患者,并且接受相应的治疗。

当然,有一些患者确实存在老年性痴呆和抑郁症,同时也可以合并雄激素低下的确切证据。对于这些患者,在采用抗精神病药物治疗的同时,适当配合睾酮补充治疗,也可以获得明显的效果,提高患者的症状改善情况,有助于疾病的康复。

(四)中年危机综合征与衰老

由于男性更年期综合征的发生经常具有隐匿和逐渐发生的特点,容易与中年男性的心理调节异常(也称中年危机)的抑郁和早衰等症状相混淆。

中年男人是人的体力充沛、精力旺盛阶段,也是最富有朝气、最出成绩的阶段,但也正处在心理和体能转折的关键阶段。因此,有人将男人从中年开始的这种危机(中年危机综合征)看作是中年男性的心理调节异常,也称男性更年期综合征或者衰老过程的启动阶段。但是严格来讲,中年危机综合征和衰老与男性更年期综合征也是不同的,中年危机更多地被看作精神心理上的改变,人到中年并不一定是一种危机,只有在过度强调心理因素而试图忽略其他方面的改变对男人身心健康所产生的不良影响时才成为一种危机,而男性更年期则更多地强调综合因素,尤其是生理因素对男人身心健康的影响;衰老是能量流失的过程,从时间概念上来看它是不可避免的,永远也不会停止,并将一直持续到死亡为止,衰老最终将使人体的组织器官功能逐渐降低(例如性腺功能进行性降低),甚至可以在没有任何疾病的情况下让人体垮掉,而男性更年期是有时间限制的一个特殊年龄阶段,男性更年期综合征患者的睾酮(来自于睾丸)、生长激素(来自于垂体)、DHEA 和雄烯二酮(来自于肾上腺)都陆续开始降低。

(五)肺结核、风湿以及晚期肿瘤患者

男性更年期综合征可以出现血管舒缩症状(如潮热、出汗等)和体能降低症状(乏力、食欲下降和体重下降等),需要与某些慢性消耗性疾病进行鉴别。

肺结核、风湿以及晚期肿瘤患者也可以出现血管舒缩症状,如潮热、出汗,并可能有体能症状,如乏力、食欲减退及体重减轻等。但是肺结核患者往往有午后低热、夜间盗汗、既往结核病史、结核菌素试验异常、体内有结核病灶、抗结核治疗有效;风湿患者也可以通过特定的病史、免疫学检查而判定;晚期肿瘤患者可发现原发癌瘤病灶、特定的肿瘤标记物和一些肿瘤相关的生化改变。

(六)甲状腺功能减退症

甲状腺功能减退症(简称甲减)是由各种原因引起的血清甲状腺激素缺乏或作用发生抵抗,而表现出的一组临床综合征,包括机体代谢、各个系统的功能减退和水电解质代谢障碍等。甲减患者的临床表现多种多样,缺乏特异性,主要表现以代谢减低和交感兴奋性减低为突出,病情较轻的早期甲减患者可以完成没有症状。甲状腺激素可以促进机体的氧化产热和新陈代谢,因此甲减患者容易表现出怕冷、少汗、皮肤苍白发凉;甲减可引起水钠潴留,组织水肿,表现为颜面水肿、声音嘶哑和体重增加;甲减可导致维生素 A 代谢障碍,表现为皮肤干燥、粗厚脱屑、毛囊角化、眉毛外 1/3 脱落,指(趾)甲脆而增厚;甲减交感神经的兴奋性降低,表现为表情呆板、反应迟钝;甲减使得对垂体 TSH 的抑制作用减弱,使患者甲状腺滤泡增生肥大,甲状腺肿大;甲减时促进胆固醇分解作用小于促进合成速度,导致血清胆固醇升高;甲减会导致智力减退、记忆力下降,尤其是近事遗忘,反应慢,抑郁;甲减患者心搏缓慢而弱,心音低钝,心肌假性肥大,心电图低电压,窦性心动过缓;甲减时胃肠活动减缓,表现为食欲减低、胃酸减少、腹胀、便秘等胃肠道症状;甲减时导致对呼吸中枢驱动力减弱,加之梯级代谢减慢、氧耗量下降、呼吸肌软弱、咽喉水肿和血流减慢等,会引起睡眠呼吸暂停;甲减时还会导致假性肌肥大和皮下水肿。

甲减是内分泌疾病中比较常见的疾病,可以发生在各个年龄段,中老年男性发生甲减极其容易与男性更年期综合征的临床症状混淆,当然两者也可以并存,使得患者的临床症状变得更加严重和错综复杂。

由于甲减是甲状腺激素分泌减少或甲状腺激素受体抵抗所引起,因此甲状腺激素及其相关实验指标测定对诊断甲减有十分重要的作用,主要包括血

清甲状腺激素（T_4 和 T_3，包括 FT_4 和 FT_3）测定、促甲状腺激素（TSH）测定、甲状腺摄 ^{131}I 率、TSH 试验和促甲状腺激素释放激素（TRH）试验、甲状腺自身抗体（甲状腺球蛋白抗体，TGAb；甲状腺过氧化物酶抗体，TPOAb）测定等。详细的相关激素及检查的正常值范围，以及甲减的诊断标准请参阅相关专著。

（七）前列腺癌和白血病

各种恶性肿瘤的晚期或转移癌都可以侵犯骨与骨关节，并常常成为某些肿瘤患者的首发症状，例如前列腺癌和白血病，可以引起骨关节的疼痛和骨质疏松，需要与男性更年期综合征/LOH 进行鉴别诊断。

晚期癌症的诊断一般并不困难，但是对于转移癌患者一定要全面检查全身各个脏器的结构和功能，不应该仅仅局限在对骨关节系统的检查，避免误诊。白血病患者的骨与关节疼痛有时可能是首发症状，但是它应该有造血和凝血机制的异常，血象分析和骨髓穿刺就可以明确诊断。

（八）糖尿病

糖尿病患者可能出现十分复杂的并发症（自身免疫性神经病理等病变），并可能产生与男性更年期综合征十分相似的临床症状，因此应该进行认真鉴别。此外，糖尿病患者也可以合并男性更年期综合征，合理地治疗糖尿病可以很容易地逆转或缓解更年期综合征的临床症状。

（九）其他内分泌系统功能紊乱

对于老年男性来说，明确存在性腺功能低下时（总睾酮 <200ng/dl）需要进行其他的检查来排除其他内分泌腺功能紊乱，主要包括甲状腺刺激激素（评估甲状腺功能低下）、促性腺激素和泌乳素水平（排除可能存在的垂体肿瘤）。这些检查也可以帮助明确睾酮缺乏的继发性病因。

二、误诊误治的防范要点及补救措施

由于男性更年期综合征的这些临床症状本身不具有特异性，这些症状完全可能存在于其他一些疾病或异常中，有一些疾病或异常也可以影响到睾丸雄激素的分泌，容易造成误诊，而延误对原发疾病的诊断和治疗，临床医生尤其是男科医生一定要有清楚的概念，如对病情不进行系统分析及做相关的检查，容易造成误诊。

（一）慢性消耗性疾病

常见的一些慢性消耗性疾病，例如肺结核、风湿以及晚期肿瘤患者，可以出现血管舒缩症状，如潮热、出汗，并可能有体能症状，如乏力、食欲减退及体重减轻等。但是肺结核患者往往有低热盗汗、既往结核病史、结核菌素试验异常、抗结核治疗有效；风湿患者也可以通过特定的病史、免疫学检查而判定；晚期肿瘤患者可发现原发病灶、特定的肿瘤标记物和一些肿瘤相关的生化改变。

（二）勃起功能障碍（ED）

ED往往是男性更年期的主要症状和促使患者就诊的原因。但是脑下垂体发生泌乳素瘤时，常常也以ED为主要表现，可以伴有或不伴有头痛和视力、视野的改变；糖尿病患者也多数有ED，一方面它影响全身血管和神经的功能，另一方面它还通过影响睾丸血液供应而使其雄激素分泌功能也下降；许多用来治疗胃病、高血压、精神疾病等的药物，都可能成为ED的原因，因此在使用任何药物之前，都应该向患者讲解清楚药物的各种不良反应，尤其是对性功能的影响，并且在诊断LOH之前充分了解患者的以往用药史。

（三）情绪障碍

中老年人出现思维、情感、行为以及社会功能方面问题时，例如注意力不集中、记忆力衰退、食欲不佳、性欲下降、容易疲倦、分析理解和判断能力下降、情绪不稳定、容易发脾气、忧虑、难于和亲友保持正常的交往等临床症状时，应该与老年性痴呆症和抑郁症相鉴别。其实老年性痴呆和抑郁症也并非是单一的一种疾病，而是一组疾病的总称。既有程度上较轻的心理障碍，又有程度上严重的精神疾患。老年性痴呆是老年人所特有的，以进行性痴呆为特征的精神衰退性疾病。一般认为，这类智能损害是全面而持久的，表现为记忆力下降、注意力不集中、思维及理解困难、情感淡漠、个性及行为改变，有时非常明显，但无意识障碍。引起老年性痴呆的根本原因，是机体的衰老，脑组织的衰老、萎缩、变性是老年性痴呆发生的基础。抑郁症是指以情绪低落为主要临床特征的一类心理障碍及精神疾病，这种障碍的表现形式可能从情绪的轻度不佳到严重的抑郁。抑郁症在不同的人，以不同的方式自我表现，同一个人在其一生的不同时期，对复杂事情的反应也常常表现不同，所以极其容易与LOH相互混淆。与正常人的情绪低落区别在于抑郁症病人的情绪低落时间较长，程度较重，影响了正常的精神活动，且抑郁症病人的情绪低落伴有躯体症状。

（四）肿瘤

骨与骨关节不明原因的疼痛和骨折常常是某些肿瘤患者的首发症状，是恶性肿瘤细胞侵犯到骨组织的临床表现，例如前列腺癌、白血病等。应该给以全面体格检查、实验室检查和对疾病的全面分析判断来进行鉴别。

第四节 男性更年期综合征的
诊断思维及诊断程序

一、诊断思维与诊断手段的权重

男性更年期综合征是一种涉及全身多器官多系统的疾病,可以有比较复杂多样的临床症状,并且可能和多种疾病极易混淆。因此,确定诊断应该十分慎重,仔细筛查雄激素水平,明确其作为病因的重要性,做好 LOH 的诊断工作,并且做好鉴别诊断。

1. 详细询问病史是诊断的第一步。中老年男性出现性功能减退症状、精神心理改变、自主神经功能紊乱及代谢方面改变时,应该想到可能出现了LOH。实际上,临床症状学和各种所谓的更年期问卷只是一种筛查手段,它们的异常结果只能简单提示可能存在性腺功能低下,事实上对于 LOH 的诊断价值有限,需要有实验室雄激素缺乏的生化证据。

2. 诊断的第二步,需要进行内分泌激素的检查,包括总睾酮、游离睾酮、生物可利用睾酮和性激素结合蛋白(SHBG),尤其是生物可利用睾酮的检查最重要,并且最好在启动雄激素补充治疗之前连续测定 2 次以上,以使诊断准确无误。如果生物可利用睾酮值降低,即可拟诊 LOH。其他的激素测定还包括黄体生成素(LH)、卵泡刺激素(FSH)、雌二醇(E_2)、促甲状腺激素(TSH)、三碘甲状腺原氨酸(T_3)以及甲状腺素(T_4)等。

尽管雄激素活性与血清睾酮水平有较强的相关性,然而两者毕竟不能等同,组织雄激素活性的临床标记物和可以检测的指标目前还处在缺乏状态,因此目前只能将血清雄激素的水平来当作衡量雄激素活性的间接证据。

3. 全面的体格检查和常规的临床生化检查有助于确定诊断、鉴别诊断和指导治疗。对于临床上已经符合 LOH 诊断标准的患者,进行全面的体格检查和临床生化检查还有更重要的意义,可以帮助我们判定病情的严重程度,从而指导临床治疗及判断预后。

4. 试验性睾酮补充治疗的有效性,也可以帮助确定 LOH 的诊断。

总之,患者在出现上述的部分或全部的重要症状和体征时,再加上低下的睾酮水平就可以基本诊断 LOH 的存在。但是在头脑中一定要清醒地认识到,由于许多症状和体征的非特异性,往往难以确定其为雄激素水平低下所产生,一些医生可能将这些症状和体征认为是男子的正常老化表现,而不考虑进行睾酮测定和治疗,并因此而延误及时的诊治。

二、诊断程序

简明的 LOH 诊断和治疗流程见图 6-1。

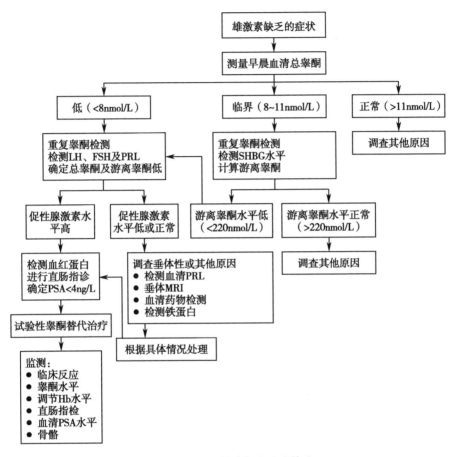

图 6-1　LOH 的诊断和治疗算法

　　如果临床医师怀疑患者有 LOH，则可以按照从上到下的流程图并根据发现选择下一步方案来获得诊断和治疗选择。出现 LOH 症状的患者应该早晨进行总睾酮测量，该测试的结果和随后的游离睾酮测量将决定患者是否继续接受睾酮替代的适用性评估。激素水平将随不同人群而变化，因此所提供的仅是说明性的，临床医生应该使用当地的参考范围以进行诊断

（陈　斌　宋　鑫）

参考文献

1. Ahmed K, Hatzimouratidis K, Muneer A.Male sexual dysfunction and hypogonadism guidelines for the aging male.Eur Urol Focus, 2017, 3（4-5）: 514-516.

2. Antonio L, Wu FC, O'Neill TW, et al.Low free testosterone is associated with hypogonadal signs and symptoms in men with normal total testosterone.J Clin Endocrinol Metab, 2016, 101（7）: 2647-2657.

3. Basaria S.Male hypogonadism.Lancet, 2014, 383（9924）: 1250-1263.

4. Bhattacharya RK, Bhattacharya SB.Late-onset hypogonadism and testosterone replacement in older men.Clin Geriatr Med, 2015, 31（4）: 631-644.

5. Buvat J, Maggi M, Guay A, et al.Testosterone deficiency in men: systematic review and standard operating procedures for diagnosis and treatment.J Sex Med, 2013, 10（1）: 245-284.

6. Corona G, Maseroli E, Rastrelli G, et al.Is late-onset hypogonadotropic hypogonadism a specific age-dependent disease, or merely an epiphenomenon caused by accumulating disease-burden? Minerva Endocrinol, 2016, 41（2）: 196-210.

7. Decaroli MC, Rochira V.Aging and sex hormones in males.Virulence, 2017, 8（5）: 545-570.

8. Hsu B, Seibel MJ, Cumming RG, et al.Progressive temporal change in serum shbg, but not in serum testosterone or estradiol, is associated with bone loss and incident fractures in older men: the concord health and ageing in men project.J Bone Miner Res, 2016, 31（12）: 2115-2122.

9. Huhtaniemi I.Late-onset hypogonadism: current concepts and controversies of pathogenesis, diagnosis and treatment.Asian J Androl, 2014, 16（2）: 192-202.

10. Khera M, Adaikan G, Buvat J, et al.Diagnosis and Treatment of Testosterone Deficiency: Recommendations From the Fourth International Consultation for Sexual Medicine（ICSM 2015）.J Sex Med, 2016, 13（12）: 1787-1804.

11. Livingston M, Kalansooriya A, Hartland AJ, et al.Serum testosterone levels in male hypogonadism: Why and when to check-A review.Int J Clin Pract, 2017, 71（11）doi: 10.1111.

12. Lu T, Hu YH, Tsai CF, et al.Applying machine learning techniques to the identification of late-onset hypogonadism in elderly men.Springer Plus, 2016, 5（1）: 729.

13. Lunenfeld B, Mskhalaya G, Kalinchenko S, et al.Recommendations on the diagnosis, treatment and monitoring of late-onset hypogonadism in men - a suggested update.Aging Male, 2013, 16（4）: 143-150.

14. Lunenfeld B, Mskhalaya G, Zitzmann M, et al.Recommendations on the diagnosis, treatment and monitoring of hypogonadism in men.Aging Male, 2015, 18（1）: 5-15.

15. McBride JA, Carson CC 3rd, Coward RM.Testosterone deficiency in the aging male.Ther Adv Urol, 2016, 8（1）: 47-60.

16. Montagna G, Balestra S, D'Aurizio F, et al.Establishing normal values of total testosterone in adult healthy men by the use of four immunometric methods and liquid chromatography-mass spectrometry.Clin Chem Lab Med, 2018, 56（11）: 1936-1944.

17. Pye SR, Huhtaniemi IT, Finn JD, et al.Late-onset hypogonadism and mortality in aging men.J

Clin Endocrinol Metab, 2014, 99（4）: 1357-1366.

18. Samaras N, Samaras D, Lang PO, et al.A view of geriatrics through hormones.What is the relation between andropause and well-known geriatric syndromes? Maturitas, 2013, 74（3）: 213-219.

19. Samipoor F, Pakseresht S, Rezasoltani P, et al.The association between hypogonadism symptoms with serum testosterone, FSH and LH in men.The Aging Male, 2017, 21（1）: 1-8.

20. Seftel A.How best to measure and test for androgen deficiency.J Urol, 2016, 195（5）: 1329-1330.

21. Seftel AD, Kathrins M, Niederberger C.Critical update of the 2010 endocrine society clinical practice guidelines for male hypogonadism: a systematic analysis.Mayo Clin Proc, 2015, 90（8）: 1104-1115.

22. Wu FC, Tajar A, Beynon JM, et al.Identification of late-onset hypogonadism in middle-aged and elderly men.N Engl J Med, 2010, 363（2）: 123-135.

23. Zakharov MN, Bhasin S, Travison TG, et al.A multi-step, dynamic allosteric model of testosterone's binding to sex hormone binding globulin.Mol Cell Endocrinol, 2015, 399: 190-200.

24. 杜杰平.迟发性性腺功能减退症诊断标准的初步研究.中华男科学, 2016, 22（11）: 979-983.

25. 高丰衣.中老年男性迟发型性腺功能减退症的研究进展.中华老年医学杂志, 2017, 36（11）: 1267.

26. 郭应禄, 李宏军.男性更年期综合征.北京: 中国医药科技出版社, 2005.

27. 姜辉.中国男科疾病诊断治疗指南与专家共识.北京: 人民卫生出版社, 2016.

28. 梁国庆.男性迟发性性腺功能减退症患者血清性激素分析.实用老年医学, 2016, 30（9）: 723.

29. 刘星辰.迟发性性腺功能减退的研究进展.中国男科学杂志, 2016, 30（8）: 65.

30. 吴旻, 梁国庆, 王波, 等.男性性功能症状评分联合游离睾酮水平预测迟发性性腺功能减退症的研究.实用老年医学, 2014, 28（3）: 221.

31. 熊世敏.老年男性症状量表评分预测社区中老年男性血清睾酮相关指标异常的价值研究.中国全科医学, 2017, 20（33）: 4130.

第七章

男性更年期综合征的治疗

第一节　雄激素补充治疗

一、雄激素补充治疗的历史与现状

早在 18 世纪,英国的 William Hunter 就证明了睾丸移植可以使阉鸡重新恢复雄鸡的能力。1869 年法国生理学家 Brown-Sequard 认为给老年男性血液内注射精液可以改善精神状态、增加生理体能。1889 年 Brown-Sequard 给已经 72 岁高龄的自己皮下注射了一种混合物(包括两岁龄的强健狗睾丸和豚鼠睾丸提取物、睾丸静脉血、精液),他认为此举明显改善了自己的性欲、情绪、精力和排尿能力。虽然众多生理学家认为,Brown-Sequard 注射雄性动物睾丸提取物的研究结果与安慰剂效应有很大关系,但他的研究却启动了睾丸提取物的现代治疗,同时促进了"内分泌"概念的提出。他提出的"内分泌液"能充当"生理调节器"的见解(1905 年被命名为激素),使他成为现代内分泌学的创始人之一,也由此开启了激素治疗的时代。

由于认识到睾丸对男性的重要作用,人睾丸移植甚至异种睾丸移植一度成为治疗男性性腺功能减退症的方法之一。1911 年 Levi Hammond 和 Howard Sutton 首次在美国费城给一名 19 岁男性患者移植了人的睾丸。随后美国学者进行了一系列的人睾丸移植手术。研究表明,睾丸移植使得男人的勃起功能明显改善,性欲增强。但当时人们对睾丸细胞的实际功能认识尚不清楚,甚至认为睾丸移植后所获得的改善与手术带来的强烈精神刺激有一定关系。睾丸移植手术需要大量的供体,而这显然是不容易实现的,必须寻找其他的替代方法。

激素治疗时代的开始促使科学家们寻找睾丸提取物中的活性成分。从 1911 年开始,科学家们通过给阉割的公鸡注射动物睾丸或尿液中分离得到的不同物质,然后观察不同成分对公鸡鸡冠的作用,以探索这些物质是否具有生物活性。1931 年 Adolf Butenandt 从 15 000L 警察的尿液中提取到 15mg 的一种非睾丸雄性激素—雄甾酮(androsterone)。随后,Lemuel Clyde McGee 首先从公牛睾丸中分离到具有活性的脂类成分。1935 年 Ernst Laquer 从公牛睾丸中分离到一种比尿液中提取的激素更有效的晶状激素，并将其命名为睾酮（testosterone）。大约在同时，Leopold Ruzicka 则由胆固醇合成了雄激素。自从 1935 年睾酮和其他固醇类激素的生化特性的发现及成功合成，雄激素的研究进展突飞猛进，最终使睾丸移植几乎完全地退出了雄激素补充治疗的应用领域。

由于睾酮制剂合成的初衷，是代替睾丸移植，治疗男性性腺功能减退症，因此睾酮在早期主要用于性腺功能减退的男性，使他们发育完全或保持第二性征，并改善雄激素缺乏的相关症状。而在几乎与睾酮合成同时，有学者就发现部分中老年男性会出现体能下降、性功能减退、心理障碍、潮热、注意力不集中、记忆力减退及情绪不稳定等症状，并首次使用"男性更年期综合征"（male climacteric syndrome）这一术语。此后，又出现了许多描述"男性更年期"的文章，其中 Heller 和 Myers 于 1944 年证明"男性更年期"可以用睾酮逆转。另外，由于睾酮的广泛作用，睾酮还被用于某些女性疾病的治疗，如月经过多、痛经和雌激素引发的乳腺癌；而睾酮可以促进肌肉组织的生长，因此睾酮还被一度用于提高运动员的体能。随着对睾酮认识的加深，现代医学对睾酮的应用逐渐趋于合理。

目前认为，雄激素补充治疗是治疗男性性腺功能减退症的有效方法，但雄激素补充治疗对男性更年期综合征 /PADAM 的治疗面临着许多挑战。2018 年 AUA 指南指出，睾酮缺乏症的诊断，不应仅满足血睾酮水平降低这一条件，还必须满足出现与之相应的临床症状这一标准；而满足睾酮缺乏症诊断标准的患者，方可开始睾酮治疗。然而，相比于其他类型的男性性腺功能减退症，男性更年期综合征 /PADAM 患者血清睾酮缺乏比较轻微，而血清睾酮值在人群中本身分布宽泛；这类患者又缺乏特异性的临床症状，临床上血清睾酮水平降低程度与症状评分的严重程度也不十分吻合；不同研究机构确立的男性更年期综合征 /PADAM 的激素水平和临床症状诊断标准和进行雄激素补充治疗的参考标准并不完全一致，目前仍未达成共识。这些原因无疑增加了临床医生在诊治男性更年期综合征 /PADAM 中的困难。

2018 年 AUA 指南指出，近年来临床医生对疑似患者进行血清睾酮检测筛查及进行睾酮治疗较以往大幅增加，但仍然存在诸多不规范之处。研究显示约 25% 的接受睾酮治疗的患者没有在治疗前很好地进行睾酮检测，并且有近一半的患者在接受睾酮治疗后没有进行睾酮水平的监测。有 1/3 接受睾酮治疗的患者并没有达到睾酮缺乏症的诊断标准。虽然目前的研究表明，在无禁忌证的情况下，雄激素补充治疗具有明显的益处。但值得注意的是，目前还缺少睾酮补充治疗（testosterone supplement therapy，TST）在大样本的老年人群中长期应用的安全性数据,因此,TST 仍然存在着相关风险,值得广大临床医生高度重视。

此外,目前学术界对于采用雄激素进行的治疗存在多种称呼,例如雄激素治疗(androgen therapy)、睾酮治疗(testosterone therapy)、雄激素替代治疗(androgen replacement therapy,ART)、睾酮替代治疗(testosterone replacement therapy,TRT)、雄激素补充治疗(androgen supplement therapy,AST) 和 TST。一般而言,对于体内激素严重缺乏者,采用"激素替代治疗"以完全取代内源性激素的功能;而轻度缺乏,则采用"激素补充治疗"。而男性更年期综合征 /PADAM 患者睾酮水平下降比较轻微,而睾酮又是最主要的补充雄激素的制剂,因此本文采用 TST 这一概念。

二、睾酮补充治疗的目的及适应证

TST 的主要目的是通过维持血清睾酮在正常生理水平的稳定状态以改善男性患者因睾酮缺乏所引起的临床症状和体征。目前,不同机构对于血清睾酮低于何切点值时应该进行 TST,目前仍未达成共识。由于缺乏大样本的中国人群中的研究数据,关于 TST 的切点值多参考国外指南。

2008 年 ISA、ISSAM、EAU、EAA 和 ASA 联合制定的诊疗指南认为,血清总睾酮水平若低于 8nmol/L(230ng/dl),TST 往往能够使患者获益。若血清总睾酮水平处于 8~12nmol/L,需重复测定血清总睾酮及 SHBG 水平,并计算游离睾酮的水平以帮助判断,并在排除其他致病因素与完全知情同意的情况下可以尝试进行 TST。目前血清游离睾酮水平尚无统一的正常下限值,但一般将血清游离睾酮在 225pmol/L(65pg/ml) 以下作为 TST 的依据。也有共识认为游离睾酮水平低于 180pmol/L(52pg/ml) 时需要 TST。

2016 年来自 European Male Aging Study(EMAS)的研究数据认为,对于 50 岁以上的男性,如果同时具备以下 3 种情况,应该采用 TST:①有血清睾酮缺乏的临床表现;②生物活性睾酮或游离睾酮水平低下;③不存在 TST 治疗的禁忌证。该研究将男性更年期综合征 /PADAM 的血清睾酮水平定义为总睾酮在 11nmol/L(3.2ng/ml) 以下,并游离睾酮在 220pmol/L(64pg/ml) 以下。最近,国内一项尚未发表的大型横断面研究中,有望提出中国人群中男性更年期综合征 /PADAM 患者的切点值,将来可为我国男性更年期综合征 /PADAM 患者的 TST 提供重要的参考。

2018 年 AUA 诊疗指南则认为,如果患者的血清总睾酮水平低于 10.43nmol/L(300ng/dl),该患者很可能会出现与之相关的表现,并且进行睾酮治疗后,症状可以得到明显改善。血清游离睾酮水平也应该作为睾酮缺乏症的一项指标,因为血清中游离的睾酮才是具有生物活性的部分。但是由于检测手段的限制,血清游离睾酮水平检测结果往往不准确,并且现在也没有明确的数据提示按照血清游离睾酮水平进行睾酮治疗,所以不推荐将血清游离睾酮水平作为诊断指标。但当血清总睾酮水平处于 230~317ng/dl 之间时,可以把血清游离睾酮水平作为诊断的参考。同时,如果患者有明显的睾酮缺乏的临床表现,但血清总睾酮水平处于略低或正常这样模糊的界限,诊断时也可以参考血清游离睾酮水平。

TST 近年来逐渐为多数的专科医生和学者所接受,并在临床上广泛应用。但值得注意的是,到目前为止还缺乏关于在大样本的 60 岁以上的男性更年期综合征 /PADAM 患者人群中进行 TST 的疗效及风险的随机、安慰剂对照试验;而现存的研究则存在样本量少、观察时间过短等问题。因此,临床医生必须在获得雄激素缺乏的客观证据,并排除继发性原因引起的内分泌异常的情况下,充分了解 TST 的优点和缺点的基础上,与患者充分沟通 TST 的风险和预期收益权衡之后,并使患者充分理解与知情同意后,方可开始 TST。TST 一般是相对长期的任务,治疗开始后,还需对病人进行密切随访。

三、睾酮补充治疗的禁忌证

自 1941 年 Huggins 报道采用手术切除双侧睾丸的方法治疗进展期前列腺癌取得成功以来,前列腺癌就列为雄激素补充治疗的绝对禁忌证。但近年来,在多项大样本的临床研究及荟萃分析中,并未能确立雄激素水平与前列腺癌发病风险的相关性;目前也无证据证明 TST 能促使亚临床型前列腺癌转换为临床可测性前列腺癌;使用 TST 的男性,前列腺癌发病率并不增高。相反,有研究表明睾酮水平低者,患前列腺癌的风险,尤其是患高 Gleason 评分的前列腺癌和进展性前列腺癌的风险,都有所增高。目前能确定的是,睾酮能够促进本身处于进展期的前列腺癌的进展,抗雄激素及内分泌治疗仍然是治疗局部进展性及转移性前列腺癌的重要方法,因此局部进展性及转移性前列腺癌仍然是雄激素补充治疗的禁忌证。

多项临床研究结果表明,接受过根治性治疗的前列腺癌患者中使用 TST 不会提高其生化复发的风险;在接受主动监测的局限性前列腺癌患者中使用雄激素补充治疗,并不增加肿瘤局部进展及远处转移的风险,不会导致 Gleason 评分及 PSA 水平的进展,不会导致总死亡率及癌症相关死亡率的增加,也不影响下一步进行雄激素剥夺治疗。因此,接受根治性治疗后的前列腺癌患者,接受主动监测的局限性前列腺癌患者,不再是 TST 的禁忌证。

多项小样本的非对照的临床研究表明,接受放射治疗后(包括内照射和外照射治疗)的前列腺癌患者,接受雄激素补充治疗并不增加其生化复发,虽然这一结论还有待大样本的对照研究进一步证实,但目前也不再将其列为雄激素补充治疗的禁忌证。

另外,有基础研究发现,对于转移性去势抵抗性前列腺癌,高剂量 TST 可以恢复其对去势治疗的敏感性,而高剂量睾酮治疗用于治疗转移性去势抵抗性前列腺癌的临床研究正在进行中,前期结果认为该疗法安全性良好。高剂量睾酮治疗可能是转移性去势抵抗性前列腺癌有效的治疗方法,尚需进一步研究证实。

基于以上理由,2017 年 EAU 制定的男性性腺功能减退症指南中仅将局部进展性及转移性前列腺癌患者列为睾酮治疗的禁忌证,而对于其他类型的前列腺癌患者,可以在监测下使用 TST。其他 TST 的禁忌证还包括:男性乳腺癌;期望生育的男性;血细胞比容 >0.54;严重慢性心力衰竭 / 纽约心脏协会分级 IV 级。

四、睾酮补充治疗应该遵循的一般原则

在进行 TST 时,应遵循一些治疗原则。

(一)明确适应证

男性更年期综合征 /PADAM 进行雄激素补充治疗时,不一定完全以测定的睾酮指标为准,可以适当放宽,对于睾酮水平在接近正常低限水平但有相关临床症状者,也可以考虑进行 TST。

(二)恢复血浆睾酮的正常水平

TST 的目标是尽可能恢复血浆睾酮的正常水平,并避免睾酮浓度过高或过低,以减少雄激素缺乏的临床表现,同时避免因雄激素水平过高带来的不良反应。药物的剂量和给药的间隔时间可以根据患者的临床治疗反应进行调整,遵循剂量个体化的原则,推荐使用低剂量的 TST。

2018 年,AUA 指南提出,应该通过 TST 将患者的血清睾酮水平恢复至正常值范围的中间水平,也就是将正常值范围分为高、中、低三段的中间段。推荐患者采用最小有效剂量使得血清睾酮水平达到 450~600ng/dl,这也是大部分检验科室睾酮检测正常水平的中间值。血清睾酮达到这个水平后,相关的临床表现一般会得到较好的改善。

(三)使用天然睾酮制剂

TST 应尽可能使用天然睾酮制剂。目前市场上存在天然睾酮制剂及其分子经过改造的人工合成雄激素制剂。由于人体内仅特定器官能够直接利用睾酮,而其他一些器官则需要将睾酮转化为 5α-DHT 或 E_2 等活性代谢产物从而加以利用。天然睾酮制剂可以使睾酮和其活性代谢产物达到生理平衡,使机体最大限度从 TST 中受益,同时最大限度减少不良反应;而合成雄激素制剂会

代谢成其他形式或变成代谢产物的直接衍生物,因而不具有睾酮的全部生物学作用,从而会减弱 TST 的效果同时增加不良反应。因此,治疗过程中,应尽可能使用天然结构的睾酮制剂来进行睾酮替代治疗,避免使用睾酮分子结构被改造的人工合成雄激素制剂。

(四)睾酮剂量、疗程及患者的顺应性

一般而言,男性更年期综合征 /PADAM 患者的睾酮缺乏是部分性的,且部分患者经过一段时间治疗可以自行恢复。因而不需要超生理剂量的长期补充,应尽量保留下丘脑 – 垂体 – 睾丸轴的自然调节规律,不要抑制内源性睾酮的分泌。对于不能自行恢复的患者,为了减少某些老龄化相关疾病的严重程度,例如骨质疏松和心血管疾病,TST 可能需要持续终生。因此患者对治疗药物的顺应性也应该考虑。所以,选择使用的雄激素制剂应该具有经济、方便、剂量易于调节的优点,副作用应该控制在最小,且最好同时还能模拟人体雄激素分泌晨高、晚低的自然节律。

(五)治疗遵循个体化的原则

由于不同患者对治疗方式的偏好不同,对治疗药物和剂量的反应也存在个体差异,因此在选择治疗方式时需要与患者商讨,尽量选择容易为患者所接受而又反应良好的治疗方式。一般而言,青壮年(<50 岁)男性进行雄激素补充治疗安全性有保障,因而他们在进行 TST 过程中多数要求尽量减少到医院的就诊次数,因而更愿意选择长效雄激素制剂;老年男性使用雄激素制剂的安全性问题不容忽视,因此而更加偏爱选择短效睾酮制剂,可以随时调整药物剂量且容易在必要时迅速撤药,例如半衰期较短的口服十一酸睾酮胶囊(安特尔胶囊),一旦发生严重不良反应,血清睾酮水平在停药后可以迅速降低。

(六)重视对伴随疾病的诊治

研究表明,男性更年期综合征 /PADAM 的发病除了与年龄的增长有密切关系外,还与肥胖、代谢综合征及其他系统性疾病、药物及生活习惯等密切相关。在诊断男性更年期综合征 /PADAM 后,TST 实施之前,应注意评估患者是否有导致男性更年期综合征 /PADAM 的其他疾病存在。一旦发现这些情况,应首先针对这些状况进行相应的治疗,再评估是否需要 TST。经过这些治疗后,一些病例的血清睾酮水平可恢复正常水平。亦有研究表明,肥胖与男性更年期综合征 /PADAM 的发生存在着互为因果的关系。对于伴有肥胖的男性更年期综合征 /PADAM 患者,采用 TST 的不良反应发生率高于不伴随肥胖的患者。而 2016 年发表的一项有欧洲 8 个国家的 3200 名男性参与的欧洲男性老龄化研究(European Male Aging Study, EMAS)的结果提示,男性体重的变化与血清睾酮水平成反比。因此,虽然对于肥胖或超重的男性更年期综合征/PADAM患者,TST可少量减少身体脂肪,但通过对生活习惯的指导以达到稳定的减肥效果,仍然是治疗男性更年期综合征/PADAM患者的核心内容。

五、TST的疗效评估与监测

由于TST并不能完全解决男性更年期综合征/PADAM的所有症状,所以认为男性更年期综合征/PADAM的发生,还有雄激素水平降低以外的其他原因参与。因此,治疗过程中应该对患者的睾酮水平及疗效进行监测与评估,必要时应该对治疗剂量进行适当的调整;或者终止TST,重新审视患者产生临床症状的真正原因,并对这些原因进行相应的处理。

在TST过程中,血清睾酮水平控制的目标应该是正常年轻男性参考值的中间水平。目前,治疗随访期间应该间隔多长时间测量一次睾酮,尚缺少相关数据。患者使用不同的睾酮制剂时,睾酮检测的时间间隔也不相同。

TST治疗期间疗效评估的内容包括睾酮缺乏相关症状和体征的改善情况评估,如性欲、性功能、肌肉功能、身体脂肪及骨密度的改善情况。值得注意的是,在进行TST的最初几周内,患者的临床症状改善情况可能并不十分明显。目前认为,TST后患者的性欲、性功能、肌肉功能及身体脂肪在3~6个月内可得到改善,而骨密度则需要2年左右可得到改善。若超过这个时间患者相关症状无改善,则需要调整药物剂量或再次评估患者有无其他病因。

如果经过评估后认为治疗有效,则患者应在治疗开始后的第3、6、12个月时定期监测血细胞比容、血红蛋白及PSA水平,并做直肠指诊,以后转为每6~12个月1次,进行以上的检查。同时,患者应在治疗开始后的第6、12个月时分别进行骨密度测定,之后第2年进行一次骨密度测定。

在治疗与监测过程中,需要考虑到患者可能发生的自发缓解情况,因此根据情况停药适当的时间后,检测患者的症状、血清睾酮水平,以判断患者是否自发缓解。

六、睾酮补充疗法的常用制剂

睾酮和其他所有雄激素类药物一样,均由基本结构雄甾烷演变而来。睾酮的生物活性是由雄甾烷决定的,包括三号位上的酮基、4号位上的双键和17号位上的羟基。天然睾酮口服后经肠道吸收或注射后,很快被肝脏代谢,无法维持其生物活性。解决这一问题的办法是通过对睾酮分子17β-位进行酯化而增加脂溶性,使之可通过淋巴系统吸收;或通过改变给药方式,避免肝脏的"首过效应"。睾酮分子的17β-位酯化后,可以减慢睾酮制剂释放入血的速度,从而产生长效的睾酮制剂。目前的睾酮制剂根据化学结构的差异,可以分为以下 3 类。

第一类：睾酮分子的第 17β- 位羟基上的氢原子被 1 个长链脂肪酸基团所酯化。用长链脂肪酸对睾酮分子进行酯化后，碳链越长，分子的极性就变得越小，脂溶性就越高，就越易溶于油剂。这样，溶于油剂的睾酮衍生物，在进入人体后，可缓慢地释放到血液循环中，成为长效制剂。一旦被人体所吸收，睾酮衍生物的酯结构就被水解，从而释放出具有生物活性的游离睾酮，最后通过与内源性睾酮一样的途径被代谢。睾酮分子 17β- 位羟基上酯化的碳链长，睾酮的作用就越持久。庚酸睾酮和丙酸睾酮曾经是应用最广泛的 17β- 位羟睾酮酯的睾酮衍生物注射液。丙酸睾酮每周需要注射 2~3 次；庚酸睾酮（testosterone enanthate，TE）则延长到间隔 2~3 周肌注 1 次。目前常用的十一酸睾酮（testosterone undecanoate，TU）是一种长效注射用睾酮制剂，目前应用最广泛。TU 还可以口服，其胶囊制剂与含脂肪食物一道口服后，与乳糜微粒一同通过小肠淋巴管吸收，随后直接进入体循环，绕过了肝脏的"首过效应"，在体内可使睾酮达到生理浓度并减少对肝脏的不良反应。

第二类：睾酮分子的第 17α- 位被甲基化。17α- 位甲基化形成的睾酮衍生物，代表药物为甲睾酮（methyltestosterone）和氟羟甲睾酮。1935 年合成睾酮不久后便合成了 17α- 甲基睾酮。口服后经肠道吸收后自门静脉入肝，由于 17α- 位的甲基化改变，可减少肝脏对其分解，故服用后维持一定的血药浓度。但既往临床实践表明，长期使用此类睾酮可以导致肝酶增高、胆汁淤积和紫癜。氟羟甲睾酮除了含有氟原子和羟基外，同样包含 17α- 位甲基。该化学修饰使得氟羟甲睾酮成为一种非常有效的口服雄激素药物，但 17α- 位甲基化同样带来了肝脏毒性。事实上，所有 17α- 位甲基化的睾酮衍生物都具有肝脏毒性。虽然目前《中华人民共和国药典》还收录有此药，目前已逐渐被临床弃用。

第三类：对睾酮的 A、B、C 环进行修饰，修改甾体的环结构，如美睾酮（mesterolone）。美睾酮来源于 T 的 5α- 还原产物 5α-DHT，从结构来讲单纯地修饰了环结构。美睾酮作为 5α-DHT 的衍生物，口服吸收后可同样不被肝脏代谢，但从药理学上，它只能补偿 5α-DHT 缺乏相关机体功能，不能补偿睾酮的即刻效应，也不能通过芳香化作用转化为雌激素。因此，美睾酮并不具有睾酮的所有生理作用，按照睾酮补充的一般原则，不应该作为雄激素补充治疗的药物。

根据给药途径，目前常用的睾酮制剂又可分为：口服睾酮制剂、肌内注射睾酮制剂、睾酮凝胶或经皮给药睾酮和皮下埋植睾酮制剂等。它们各有优缺点和适应证，需要临床医生根据患者实际情况进行个体化选择（表 7-1）。

表 7-1　2018 年 AUA 推荐的常用睾酮制剂及其推荐使用剂量

药名	商品名	规格	开始剂量	剂量范围	使用部位	监测
局部用药						
1% 凝胶	Testim	每支 5g	50mg	50~100mg	肩、上臂	4 周后查血清睾酮
1% 凝胶	Vogelxo	每支 5g	50mg	50~100mg	肩、上臂	4 周后查血清睾酮
1% 凝胶	Androgel	每支 5g	50mg	50~100mg	肩、上臂	4 周后查血清睾酮
1.62% 凝胶	Androgel	每包 40.5mg	40.5mg	20.25~81mg	肩、上臂	4 周后查血清睾酮
2% 凝胶泵	Fortesta	每泵 10mg	40mg	10~70mg	大腿	4 周后查血清睾酮
2% 溶液	Axiron	每泵 30mg	60mg	30~120mg	腋窝	4 周后查血清睾酮
贴片	Androderm	每片 2 或 4mg	4mg	2~6mg	背、腹、上臂、大腿	4 周后查血清睾酮
含服						
口腔含服剂	Striant	每片 30mg	每 12h 一片	无	腭或口腔内转动	4 周后查血清睾酮
鼻腔用药						
鼻腔凝胶	Natesto	每泵 11mg	每 8h 一泵	无		4 周后查血清睾酮
肌内注射						
环戊丙酸睾酮			100mg	每 7~14d，50~200mg	臀大肌或大腿上侧部	注射 4 次后查血睾酮
庚酸睾酮			100mg	每 7~14d，50~200mg	臀大肌或大腿上侧部	注射 4 次后查血睾酮
十一酸睾酮	Aveed	每支 750mg	4 周后第二次注射，以后每 10 周注射一次，每次注射 750mg	750mg	臀大肌	注射 4 次后查血睾酮
皮下植入剂						
睾酮	Testopel	每片 75mg	10 片	每 3~4 个月，6-12 片	皮下（臀部、侧腹部）	每次植入后 2~12 周

（一）经口腔用睾酮制剂

1. **烷基化睾酮**　睾酮 17-α 位的烷基化，延缓了药物在肝脏的代谢，使其口服后可以在体内达到有效的睾酮水平。目前，由于它们具有严重的肝脏毒性，已被临床逐渐废弃。

2. **十一酸睾酮**　十一酸睾酮口服剂是目前世界上应用最广泛、最安全的口服睾酮给药系统。目前国内的十一酸睾酮口服剂有十一酸睾酮胶丸（TU capsules），商品名安特尔，是由荷兰研制，并于 1992 年在中国上市；国产的十一酸睾酮口服剂商品名是诺仕。两者的有效成分均为睾酮的十一酸酯，化学名为 17β- 羟基雄甾 -4- 烯 -3 酮十一烷酸酯，是睾酮的衍生物。该制剂是将十一酸睾酮溶于油剂后装入软胶丸，每粒重 40mg，其中睾酮占 63%，故每一粒胶丸含 T 为 25mg。储存方便，在 30℃以下避光保存于铝箔板包装中即可，无须冷藏，有效期达 36 个月。因其 17β- 位羟基上的氢原子被 1 个长链脂肪酸基团所酯化，故脂溶性加强，可通过淋巴液的脂类输送，经胸导管最后到达体循环，从而发挥睾酮的生物活性，同时又避免了经肝脏的首过代谢和肝毒性。口服十一酸睾酮携带方便，给药剂量可以通过调节给药粒数快速调整，停药后作用迅速消失，不存在长期不良反应。使用时，还可以通过清晨给予较大口服剂量，晚间给予较小剂量，实现对人体内睾酮清晨高夜间低这一生理节律的模拟。口服十一酸睾酮胶丸最适合于自身尚能部分合成与释放睾酮的患者。另外，对于存在凝血功能障碍不能进行肌内注射或因故不能到医院接受注射治疗的患者尤其适用。缺点是服用该药物后的吸收依赖于食物中的脂肪，其吸收率取决于食物中的脂肪含量。因此，该制剂使用后个体间甚至同一个体内不同给药时间的药代动力学差异较大。单剂口服后 2~6h 血浆睾酮达到峰值，可在较高水平维持至少 8h，10h 后降低到服药前水平。因此该制剂每天需要多次给药，2017 年 EAU 制定的男性性腺功能减退症指南中，推荐安特尔给药间隔为每 6h 一次。

十一酸睾酮口服制剂是目前唯一安全有效的口服睾酮酯，超过 35 年的临床长期应用结果及多项临床表明，十一酸睾酮是治疗各种类型男子性腺功能低下的有效药物。十一酸睾酮治疗男性更年期综合征 /PADAM 患者，可以提高患者的生活质量，包括提高性欲、改善勃起功能和一般的健康感觉、改善情绪、增加骨矿物质密度、改善身体的构成成分。

3. **口腔含化剂**　含于舌下使用的环糊精睾酮（T cyclodextrin）是口服睾酮制剂的新药之一，2.5~5mg，每天含服 2~3 次，可迅速增高睾酮水平，并达到生理范围内，这一给药方式也比较符合人体的生理特点，但因其在体内很快经过肝脏代谢，不容易达到靶器官，故不作为常规使用。目前仅有比较有限的疗效评定,还缺乏进一步观察和长期治疗效果研究,尤其缺乏与其他雄激素制剂的疗效比较。

（二）肌内注射睾酮制剂

注射用的睾酮制剂是补充睾酮的重要手段,根据半衰期长短可分为短效、中效、长效制剂,常用制剂包括环戊丙酸睾酮注射液（T.cypionate, TC）、庚酸睾酮注射液（T.enanthate, TE）、十一酸睾酮注射液（T.undecanote, TU）等,都为 T 衍生物。睾酮注射剂注射间隔长,没有严重不良反应;缺点是需要到医疗机构进行深部肌内注射,且患者会出现注射局部不适感;且某些种类的肌内注射剂用药后血清睾酮浓度可出现大幅波动,可能会引起患者情绪和症状的明显起伏;发生不良反应时无法立即撤药。

庚酸睾酮是既往最常用的肌内注射睾酮之一,单次注射 250mg 庚酸睾酮,可以在注射 10h 后达到最大的睾酮浓度,半衰期 4.5d, 13d 左右降至正常水平。使用 200~250mg 的庚酸睾酮,最适注射间隔 2~3 周,但是睾酮的高峰和低谷水平明显高于或低于正常范围,因而注射期间内只有 45%~55% 时间内的血清睾酮水平在正常的生理范围。

肌内注射用的庚酸睾酮、环戊丙酸睾酮疗效是公认的,同时也具有许多明显的缺陷。首先是给药途径不如口服睾酮制剂方便,需要定期（一般每 2~3 周）进行深部肌内注射,给使用者带来一定的疼痛不适和不便。其次,注射用睾酮制剂补充睾酮没有血清睾酮自然分泌的每日节律性,多数的长效睾酮针剂在注射后 72h 达到最大浓度,此时（注射后 1~4d）血清睾酮往往是超生理水平的,此后的 10~14d 内逐渐降低, 14~21d 后达到基线水平,往往在下一次注射前达到最低浓度。血清睾酮水平的显著变化,可以让患者产生明显的情绪波动、潮红、健康状况变化,性欲与性功能的变化也会很大,注射后超生理水平的血清睾酮偶尔可以产生胸部触痛、男性乳腺发育和攻击性的性行为。

十一酸睾酮注射液的出现进一步提高了睾酮注射液的注射间隔时间。国内率先上市了以茶籽油为溶剂的肌内注射用十一酸睾酮,商品名思特珑,每支 2ml,含有 250mg 十一酸睾酮,需每 4 周注射一次。继而以蓖麻油为溶剂的十一酸睾酮注射液出现进一步延长了其注射间隔时间。该制剂是将 1000mg 的 TU 溶解于 4ml 蓖麻油中,缓慢注射到臀部肌肉后,形成了一个药物池,睾酮逐步从药物池释放进入血液,可以提供给人体满意水平的药物。以蓖麻油为溶剂的十一酸睾酮注射液是目前半衰期最长的肌内注射睾酮制剂,注射间隔时间最长,通常每隔 10~14 周注射一次,最少一年仅需注射 4 次,注射后可使患者体内睾酮血浓度维持在正常生理范围内,无须经常注射,而普通注射剂平均每年需注射 22 次。该制剂因注射间隔时间长,用药后体内睾酮水平稳定而受到患者欢迎,被国外多个指南推荐为男性更年期综合征/PADAM治疗的首选用药。缺点是在发生不良反应的情况下无法及时撤药,需要大剂量(4ml)肌注,有极少患者在注射后立即出现咳嗽反应。目前暂未在国内上市。

(三)经皮肤途径睾酮制剂

经皮肤途径睾酮治疗是一种比较接近生理状态的睾酮补充方法,传送的睾酮浓度是可以控制地经过完整的皮肤而进入血液循环内(没有较大的浓度波动),避免了药物的肝脏首过效应。经皮肤途径补充睾酮可分为经阴囊皮肤和非阴囊皮肤两种途径的贴片或凝胶形式。使用后患者可获得正常的血清睾酮水平,并可产生同正常人十分接近的睾酮分泌的24h昼夜生理节律。且一旦因某种原因而希望终止治疗,停药后24~72h血清睾酮可恢复到治疗前水平。

阴囊贴片有Testoderm,直径6cm,薄层胶膜,每贴含10~15mg T,每日释放药物4~6mg,贴后2~4h血中T达峰值,其后22~24h维持在正常中等水平。于早晨贴于阴囊皮肤上,每日1贴。缺点是使用不太方便,例如药物难以长时间(24h)保留或黏附在局部,需要阴囊相对光洁,以及需要经常(每周)剔除阴囊上的阴毛(需要足够大的无毛阴囊皮肤)等,有近半数的经阴囊途径使用者(皮肤敏感者)在局部会出现皮炎反应。由于阴囊皮肤含有较高的5α-还原酶活性,能将皮肤吸收的睾酮转化为DHT。因此,在应用阴囊贴剂期间,DHT的浓度明显增加,可比正常男子高12倍。

非阴囊途径的经皮肤贴片有Androderm及Testoderm TTS,以及由我国生产的起立睾酮贴剂。有一个可以加强渗透的睾酮储液囊和凝胶剂。贴片晚间使用,每天大约可以传送自然的睾酮5mg。将非阴囊途径的经皮贴片1~2片,贴在非骨性凸起的皮肤区域(后背、腹部、上肢、大腿),累积传送的睾酮水平达到(5.48±2.48)mg,其中60%的睾酮转送是在最初的12h内完成。贴片可以产生正常的血清睾酮水平和日间节律性分泌,雌二醇和DHT的水平也是正常的,与经阴囊途径不同的是可以产生正常水平的DHT。非阴囊途径的经皮贴片可以引起10%以上的使用者局部皮肤刺激,大约半数使用者在治疗过程中出现短暂的、轻中度的红斑,造成终止治疗的过敏性皮炎偶尔发生,烧灼样水疱反应发生率约12%。值得注意的是,睾酮贴剂在男性更年期综合征/PADAM中应用的有效性及安全性尚需进一步验证。

睾酮凝胶(testosterone gel)是一种含有T的凝胶,通过涂搽于皮肤而吸收。早期临床资料表明,睾酮凝胶似乎保留了经皮肤途径贴片的全部优点,但是局部的皮肤刺激作用发生率较经皮睾酮贴片明显减少。睾酮凝胶使用时方便调整剂量,允许发生不良反应时快速撤药,停药后不造成长期不良后果;但缺点是患者用药后数小时内不能洗澡或游泳,同时存在人际间传播的风险。

已经商品化的睾酮凝胶产于法国巴黎、由美国供应的睾酮凝胶（AndroGel），一种含有 1% 睾酮（每克凝胶内含 10mg 睾酮）的水酒精性凝胶，涂抹在皮肤上 5min 内迅速变干，皮肤表面不遗留残余物，每天使用 1 次，使用 5~10g 凝胶，剂量可以达到 50~100mg 睾酮，睾酮凝胶制剂可以进行剂量调节（50~75~100mg 睾酮凝胶）。近年来，研制了一种新的凝胶剂型（Testim™），它的有效性相似于睾酮凝胶，是一种 1% 的睾酮凝胶。目前已被美国 FDA 批准上市。值得注意的是，睾酮凝胶在男性更年期综合征 /PADAM 中应用的有效性及安全性尚需进一步验证。

（四）皮下埋植睾酮制剂

睾酮皮下植入物在 1940 年就已经建立，通过套管针将皮下植入物插入，缓慢释放睾酮，避免肝脏首过效应，是一种较理想的长期 TST 的有效方法。目前国际上使用的皮下埋植剂商品名为 Testosterone implants。呈短棒状药丸，活性成分为 T，可被埋植在皮下（通常腹部、臀部皮下），能够缓慢释放 T，埋植 3~6 个药丸即可使性腺功能低下患者的血 T 升到生理水平并维持长达 4~5 个月，患者性欲、体力均可改善。但埋植药丸需要施行非常小的手术，棒状药丸可能被折断、穿孔影响药效以及出现感染和瘢痕，部分患者难以接受。目前该药在国内尚未上市。

七、睾酮补充疗法的益处

自从睾酮应用于临床开始，人们就对 TST 的益处进行了研究。如早在 20 世纪 40 年代，Werner 和 Heller 等分别对有男性更年期综合征 /PADAM 的中老年男子进行雄激素补充治疗的临床效果进行了报道。从 20 世纪 90 年代开始，就不断有 TST 益处的前瞻性研究发表。最近的一项前瞻性研究证实，TST 可以有效缓解男性更年期综合征 /PADAM 患者症状，包括恢复性欲、性功能，改善情绪、改善大脑的敏感度、增加瘦体重和体力、减少脂肪组织及其分布、减少心血管疾病的危险性、改善骨密度、恢复肌肉张力、改善胰岛素的抵抗性以及提高精神心理的健康感觉，因而改善生活质量，并可以提高工作效率和事业进取能力。

（一）改善性功能

长久以来的研究表明，睾酮在男性性功能中具有关键的作用，但睾酮低于何阈值时出现相应的性功能症状并不清楚。2010 年发表的一项欧洲老龄化的研究中，纳入了 3219 名 40~79 岁的男性，采用量表评估患者的症状，并测量其血睾酮值。研究结果提示，患者出现性幻想频率减少的睾酮阈值为 8nmol/L（2.3ng/ml），出现勃起功能障碍的睾酮阈值为 8.5nmol/L（2.5ng/ml），出现晨勃频率下降的阈值为 11nmol/L（3.2ng/ml）。线性回归分析提示低于阈值水平,患者出现性功能障碍的相对危险性显著增加。最近 2016 年发表的意大利佛罗伦萨大学的 Giulia Rastrelli 等对 4890 例不同程度的勃起功能障碍、晨勃障碍和性欲低下的性功能障碍患者进行睾酮水平测量,结果发现重度性功能障碍的患者,其睾酮水平相比轻度性功能障碍患者或正常人显著降低,这种睾酮水平的降低与年龄无关。该项研究还发现,晨勃障碍及性欲降低患者,睾酮水平的下降更显著,相对而言,勃起功能障碍者睾酮水平下降较少。该研究还提示,中老年男性的性功能障碍并不完全只与睾酮水平降低有关。这可以用勃起功能障碍与男性更年期综合征两种疾病同时存在于同一患者中来进行解释。总之,这些研究提示了睾酮水平降低是在男性更年期综合征 /PADAM 患者性功能障碍的发生中起到重要的作用。

TST 对更年期综合征 /PADAM 男性性欲的改善很早就被临床研究所证实。研究表明,对于患有性腺功能减退的青年男性患者使用睾酮治疗,可有效改善总体性活动评分、提高性欲和性幻想频率、提高对情色刺激的注意力,并且提高夜间勃起的频率和持续时间。对于患有更年期综合征 /PADAM 的男性,TST 可以改善其性欲的结论得到了多项随机对照研究及荟萃分析的证实。

然而,由于男性勃起功能障碍与更年期综合征 /PADAM 可以是两种独立的疾病同时存在于同一患者当中,因此,补充睾酮并不总是能够改善患有更年期综合征 /PADAM 男性的勃起功能。如最近一项系统性回顾提示,既往 12 项涉及了男性勃起功能的随机对照研究中,约一半报道 TST 有效改善了患者的勃起功能,而另一半研究则认为无效。有研究认为,部分对于使用枸橼酸西地那非(万艾可)无效的患者,联合使用 TST 后,可以恢复勃起功能;联合使用 TST,可以显著提高伴有更年期综合征 /PADAM 的 ED 患者对西地那非的反应性。究其原因这可能与睾酮具有加强一氧化氮(NO)合成的作用有关。而最近一项雄激素补充治疗对阉割大鼠勃起功能的影响及机制的研究中发现,睾酮可以抑制阉割大鼠阴茎活性氧的生成,从而对勃起功能具有保护作用,这可能是睾酮治疗改善勃起功能的另一个机制。

(二)其他方面的改善

雄激素及其活性代谢产物不仅对老年男子的生殖系统有重要作用,而且在维持肌肉块、骨质密度和精神心理的功能状态有重要意义,而这些方面是老年男性健康的重要组成部分。对雄激素缺乏的 TST 目的还包括:

1. 减少脂肪组织并改变其分布,增加瘦体重以及肌肉力量、改善体能研究表明,睾酮水平降低与肥胖的发生存在一个互为因果的双向关系,形成了一个所谓的睾酮降低 – 肥胖循环。一方面,脂肪组织中芳香化酶呈高表达,过多的脂肪导致雌激素水平增高,从而反馈抑制下丘脑垂体性腺轴,导致睾酮水平降低;过多的脂肪组织还通过释放内分泌物质,参与对下丘脑垂体性腺轴的抑制。另一方面,雄激素作用于脂肪酸代谢相关酶类如脂蛋白脂肪酶,后者参与脂肪细胞脂质的摄取,腹部脂肪组织的脂蛋白脂肪酶的活性在睾酮水平低下时显著升高,从而导致肥胖及向心性肥胖的发生。另外,与中老年男性血睾酮水平逐年下降类似,男性在 50 岁之后,瘦体重每年大约减少 0.4kg。大量临床研究、文献荟萃分析及观察性研究表明,TST 可增加肌肉量,减少脂肪含量,改善体内脂肪的分布状态,改善向心性肥胖。另外,有少量研究表明,TST 还能显著提高患者握力,接受 TST 后,多数患者可主观体验到体能得到改善。

2. 对糖尿病患者的改善作用   现有的大量证据表明,TST 可以改善代谢综合征,改善血脂,降低血糖和糖化血红蛋白,改善胰岛素敏感性,降低收缩压和舒张压,并改善心脏代谢功能。睾酮水平高者患 2 型糖尿病风险降低 42%,而且 2 型糖尿病与睾酮水平降低相关。

3. 预防骨质疏松并增加骨密度   最近多项临床试验、观察性研究及荟萃分析已证实 TST 后骨密度明显增加,有研究报道这一增加的速度为每年增加约 5%。最近多项研究显示,TST 显著增加骨小梁的结构和机械性能。而且,与骨小梁结构和机械性能改善相伴随的,骨吸收标志物也同时降低,而成骨细胞活性标志物升高,相伴随的是骨密度显著升高。

4. 对血脂代谢的影响   多项临床研究及荟萃分析提示,TST 可以降低血总胆固醇水平、低密度脂蛋白结合的胆固醇及甘油三酯,提高高密度脂蛋白水平。

5. 纠正贫血状态   研究表明,睾酮可通过促进肾脏分泌促红细胞生成素,其代谢产物可直接刺激骨髓,增加血红蛋白酶活性,从而增加红细胞数量、比容及血红蛋白含量。多项研究包括最近一项长期随机双盲临床研究结果表明,TST 可以增加血红蛋白含量,减缓年龄相关的有氧运动能力的下降。有荟萃分析综合 14 项独立的随机对照研究,结果显示睾酮治疗组相对于安慰剂组 Hb 升高 1.2g/dl,Hct 升高 3.2%。

6. 减少心血管疾病的发生   多项研究表明,包括一项纳入了随访时间长达 10 年的,总计包括 16 184 名社区男性的荟萃分析,证实睾酮水平下降与心血管疾病的发病率和死亡率增加有关。而多项观察性研究表明,TST 可以降低总死亡率及心肌梗死发生率;TST 后,死亡率可下降 39%。但最近有一项研究表明,TST 可增加心血管内非钙化斑块的体积,但作者认为这一结论可能需要进一步的研究确定。

另外,有研究表明,约有 25% 的充血性心力衰竭患者伴有睾酮水平低下,睾酮水平低下与心力衰竭进展相关,这些发现之间的因果关系尚存在争议。最近有研究结果提示,TST 可以改善心衰的症状,改善患者的活动能力。另外有研究表明,联合 TST 及传统治疗心衰药物,可以增加肌肉量、改善运动能力、减轻胰岛素抵抗、增强压力反射,但并不改善心肌收缩能力。提示 TST 对心衰的治疗作用并不是通过直接提高心肌收缩力实现的,而是通过其他尚未完全明了的机制实现的。

7. 其他改善作用　研究表明,睾酮缺乏会对心境产生不良影响,并促进抑郁状态的发生。多项临床研究及荟萃分析提示,TST 可以显著改善患者心境相关量表评分,改善抑郁状态。睾酮还可以通过直接的作用,或者通过芳香化后的雌激素的间接作用来影响大脑功能,多项研究表明,TST 可以改善患者大脑敏度、记忆力和认知功能。

临床前研究表明,睾酮水平下降可以导致膀胱容量减少,改变膀胱的组织结构,导致膀胱壁内平滑肌与结缔组织比例下降。睾酮水平下降幅度与最大尿流率、逼尿肌压力及输尿管闭合功能呈负相关性,睾酮水平下降可降低膀胱逼尿肌功能。研究表明,TST 可改善膀胱容量,并恢复膀胱壁平滑肌与结缔组织的比例。TST 还可以保护下尿路因代谢综合征所导致的相关改变。这些结果都提示 TST 可以改善下尿路症状。多项临床研究表明,TST 可以显著降低患者的国际前列腺症状评分,改善下尿路症状,而并不增加前列腺的体积。

TST 可改善与生活质量密切相关的症状,如改善抑郁状态,降低患者体重指数,改善能量代谢,提高性欲,改善勃起功能,增加肌肉质量,改善胰岛素抵抗,并改善下尿路症状,直接的效果是显著改善老年患者生活质量相关量表评分,说明 TST 可显著改善患者的生活质量。

八、睾酮补充治疗风险

(一)对肝脏的毒性作用

17- 烷基化睾酮口服制剂,如甲睾酮、氟羟甲基睾酮和类似的其他制剂对肝脏产生严重的副作用,包括肝细胞腺瘤、胆汁淤积性黄疸和出血性肝囊肿等,并损害肝脏功能和使肝扫描影像异常,已被多项指南禁止继续应用于临床。

(二)对心血管系统的影响

多项临床研究表明,睾酮水平低下与心血管疾病的危险性增加有关;对于冠状动脉造影证实患有冠状动脉疾病的男性,睾酮水平低的患者死亡风险更高。内源性睾酮位于睾酮正常值的中间水平时,心血管疾病的风险相对较低。多数临床研究也表明,TST 对心血管存在明显的益处。事实上,自睾酮制剂进入临床应用以来的很长一段时间内,并无临床研究证实睾酮治疗会增加严重心血管疾病的风险(心衰除外)。虽然最近有三项研究(一项安慰剂对照研究,2 项观察性研究)认为 TST 会增加心血管疾病的风险,但这三项研究被美国 FDA 进行了重新审查,结论是这三项研究都存在重大缺陷,不具备得出明确结论的能力。这一观点也得到了论文作者回信的承认。而有关研究者再次对相关的随机对照研究进行了一项系统性评价与荟萃分析,结论认为现有的证据表明 TST 不会增加患者不良心血管事件的风险。

另外,目前研究已经明确的是,TST 可引起暂时性的体液潴留,因而严重充血性心力衰竭患者禁用睾酮。

(三)对血液系统的影响

TST 可以增加血红蛋白浓度,偶尔增加程度会达到红细胞增多症水平,而血红蛋白浓度增加可能导致血栓发生率增加。因而,治疗过程中需要监测患者血红蛋白浓度。

(四)对前列腺增生的影响

多年来,TST 一直被认为会加剧前列腺增生和下尿路症状,多数睾酮制剂的说明书中,提示临床医生应该注意前列腺增生患者体征和症状的恶化,并且认为使用睾酮治疗的老年患者患前列腺增生的风险增加。然而,最近的多项研究包括荟萃分析表明,TST 不会增加前列腺体积,也不会加重前列腺相关症状,但这一结论还需要进一步研究证实。

(五)前列腺癌的危险性

自 1941 年 Huggins 和 Hodges 报道采用手术切除双侧睾丸的方法治疗进展期前列腺癌取得成功以来,前列腺癌就列为雄激素补充治疗的绝对禁忌证,但近年的临床研究包括多项荟萃分析中,未能确定睾酮水平增加与前列腺癌的发生及 PSA 水平上升的相关性。而最近的多项临床研究表明,雄激素补充治疗并不增加前列腺癌的发病率。这一现象可以部分用前列腺饱和模型来解释:前列腺内雄激素受体数目有限,去势水平的睾酮即可使前列腺内雄激素受体到饱和,睾酮水平超过饱和点水平,睾酮不再促进前列腺癌的发生和发展。甚至有研究表明,睾酮水平低者,患前列腺癌及高 Gleason 评分的前列腺癌和进展性前列腺癌的风险增高。

临床研究结果表明,接受过根治性治疗的前列腺癌患者中使用 TST 不会提高其生化复发的风险;在接受主动监测的局限性前列腺癌患者中使用 TST,并不增加肿瘤局部进展及远处转移的风险,不会导致 Gleason 评分及 PSA 水平的进展,不会导致总死亡率及癌症相关死亡率增加,也不影响下一步进行雄激素剥夺治疗。对于接受放射治疗的前列腺癌患者,多项小样本的非对照的临床研究表明,接受放射治疗后(包括内照射和外照射治疗)的前列腺癌患者,接受 TST 并不增加其生化复发的风险。

值得注意的是,尽管没有直接证据来证明 TST 导致前列腺癌的发生,但睾酮可以促进进展期前列腺癌的发展这一点却是确定的。

（六）对男性乳腺的影响

睾酮可在体内经芳香化酶的作用下转化为雌二醇，因此 TST 有可能使体内雌激素水平明显升高，由于接受 TST 的中老年男性血清雌激素水平增加的相对百分率高于睾酮，因而可由此引发乳腺的改变。理论上，TST 有导致男性乳腺发育的可能，而实际情况少见，仅在小部分接受 TST 的中老年男性报道了乳腺触痛和男性乳腺发育，尤其是患有肝脏疾病和肾脏疾病的男性更容易出现男性乳腺发育。睾酮补充导致乳腺癌的病例十分罕见，仅在 Klinefelter 综合征中偶尔可以见到。目前，虽然有少量报道认为睾酮治疗与男性乳腺癌相关，但在未有大样本的临床研究结果出现之前，乳腺癌仍然是 TST 的绝对禁忌证。

（七）对情绪与行为的影响

人们已经观察到使用超生理剂量的睾酮可以发生明显的行为改变，因而普遍关心补充睾酮后男子的攻击性性行为的发生情况。雄激素补充治疗的目的是在维持生理水平的血清睾酮水平，严格掌握治疗剂量的情况下，出现破坏性或危险性情绪与行为极为罕见。

（八）对呼吸的影响

目前，仅有少量个案报道认为 TST 可以导致老年男性产生睡眠呼吸暂停综合征。但目前并没有确定的临床证据证明 TST 与阻塞性睡眠呼吸暂停综合征有关，也没有证据表明 TST 可导致阻塞性睡眠呼吸暂停综合征病情发作或恶化。

（九）对皮肤的作用

雄激素对皮肤有着深刻的影响，通过皮肤组织内的雄激素受体来调节皮脂腺分泌和毛发生长。由于睾酮具有促进皮脂腺分泌的作用，因此长期使用睾酮制剂者容易出现痤疮，尤其是对皮脂腺分泌旺盛的青壮年男性中更容易出现。

（十）对生育能力的影响

睾酮作为男性避孕药已经被研究应用了近半个世纪，但补充生理剂量的睾酮对精子发生的影响目前尚存在争议。理论上，TST 可以负反馈抑制下丘脑和垂体轴系统，GnRH 脉冲释放受到抑制，从而降低 FSH 和 LH 水平，导致内源性睾酮水平降低。而睾丸的精子生成要求生精小管内源性睾酮水平100 倍于血清睾酮水平。因此，男性更年期综合征患者使用外源性睾酮，理论上可以通过这一途径从而对精子生成产生不利影响。在促性腺激素缺乏病人的研究中，有学者发现外源性睾酮的使用是导致生育概率降低的独立危险因素，而这类患者生理性 GnRH 脉冲缺乏，提示外源性睾酮有可能直接损害睾丸生精功能。

最近几年的 EAU 男性性腺功能减退症指南中,均将期望生育的男性列为 TST 的禁忌证。因而对于有生育需求的患者,应该停用睾酮,改用 HCG 及 FSH 制剂,以恢复生精能力。

九、展望

随着我国老龄化社会的到来及人民生活水平的提高,人民群众日益增长的医疗需求与医学研究与服务相对滞后之间的矛盾,将成为我国医疗界的主要矛盾。男性更年期综合征是影响我国中老年男性身心健康的重要疾病,对该疾病的认识和诊治水平,关乎健康中国的建设。对于我国男性更年期综合征的诊治,笔者认为,首先要着眼解决两个问题。一是要通过大样本的流行病学研究,建立中国人群中的男性更年期综合征的诊断标准;二是通过大样本的、随机、双盲、长期 TST 的对照研究,确定 TST 的安全性及有效性,从而规范男性更年期综合征诊治,造福于我国中老年男性。在世界范围内来看,研制更加经济高效、克服现存睾酮制剂的缺点的新型睾酮制剂,应该成为未来研究的重要内容。

(徐　浩　刘继红　李宏军)

第二节　男性更年期综合征的
症状学治疗

女性更年期综合征的发生与体内卵巢功能的衰竭和雌激素水平的突然大幅度降低有明确的对应关系,因而补充雌激素可以显著改善更年期症状。男性更年期综合征 /PADAM 的发生虽然也与体内雄激素水平下降有一定的关系,但不如女性那样直接和显著,毕竟有众多的因素可以产生男性更年期综合征 /PADAM 的相关症状和体征,或诱导其发生与加重,况且体内雄激素水平的下降除了与性腺轴功能下降有关外,还在很大程度上受到其他内分泌功能变化及疾病、药物、不良饮食习惯和生活方式等因素的广泛影响。所以,尽管当前睾酮补充治疗(TST)在男性更年期综合征 /PADAM 的治疗中占有首要的主导地位,但它并不是唯一治疗男性更年期综合征的措施,而且单纯依靠补充睾酮并不能解决所有男性更年期综合征 /PADAM 患者的全部问题,因为许多更年期患者体内并不缺乏雄激素。此外,TST 引起的副作用,例如红细胞增多症、对前列腺的潜在危害等也引起了密切的关注。部分患者,例如进展期或转移性前列腺癌患者等,还应该坚决避免睾酮补充治疗。因此,TST 之外的疗法在男性更年期综合征的治疗中占有重要地位,值得深入研究,例如去除或缓解原发性疾病、针对更年期病症的症状治疗学等。

一、症状治疗学

（一）性功能障碍

处在更年期阶段男性的性问题或性功能障碍现象十分复杂，原因众多，但是绝大多数的男性仍希望改善性能力。一旦中老年男子诊断为男性更年期综合征/PADAM 合并性功能障碍，则需判定造成性功能障碍的主要原因，然后才可能采取针对性措施来合理治疗。

1. 勃起功能障碍　对于男性更年期综合征/PADAM 合并勃起功能障碍（ED）的中老年男子，通过检查患者的夜间阴茎勃起情况（勃起的次数和质量）可以判断 ED 是心理性的还是器质性的。对于器质性 ED 患者，要进行激素水平测定以及其他相应检查来进一步明确病因和病情。治疗上，可以首先给予枸橼酸西地那非治疗；对于单纯使用枸橼酸西地那非没有反应的患者，联合使用口服十一酸睾酮胶囊和西地那非，可促进勃起功能的恢复。对于老年患者，因该注意枸橼酸西地那非的给药剂量。虽然老年人可能存在海绵体病变，使得治疗所需的药物剂量有所增加，但由于老年人肝组织内的酶活性降低，老年人血清中游离西地那非的浓度比青年人要高出 40%。因此，对超过 65 岁的老年男子服用西地那非的剂量应该从 25mg 开始。对于存在冠心病需要服用硝酸甘油类药物的男性更年期综合征/PADAM 患者，不能使用西地那非治疗。

一般认为，男性的性欲、夜间勃起和晨勃依赖于雄激素，但阴茎对视觉色情刺激的勃起反应却不依赖雄激素，治疗更年期男性的性功能障碍也不一定完全依赖雄激素。另一方面，在某些特殊情况下禁止使用雄激素制剂，例如进展期及转移性前列腺癌。

对于接受雄激素剥夺治疗的前列腺癌患者的性功能康复，可以考虑使用负压吸引装置，海绵体内注射血管活性药物，也可以考虑使用口服药物如枸橼酸西地那非等药物治疗，必要时可以考虑阴茎假体植入手术。

2. 射精障碍　对于患有早泄的更年期阶段的男性，推荐口服盐酸达泊西汀（必利劲）进行治疗，效果满意。有些更年期阶段的男性可能患有逆行射精，可能是特发性的，也可能是药物的副作用，或者是由于糖尿病、前列腺等手术后的并发症等，一般通过调整或停止某些药物、治疗原发性疾病，可逐渐恢复。不射精症可以用拟交感类药物、抗组织胺药或丙米嗪治疗。

（二）骨质疏松

性激素水平对骨质代谢有明显的影响。与女性一样，男性随着年龄的增长骨质丢失逐渐加重，并容易发生骨质疏松的严重并发症：髋部骨折。近年来，对于睾酮降低而又有雄激素补充治疗禁忌证的骨质疏松患者，二膦酸盐（bisphosphonates）和选择性雌激素受体调节剂为其治疗提供了新方向。研究显示，阿仑膦酸钠能显著提高老年男性骨质疏松患者的腰椎骨密度，且能明显缓解骨痛。对于接受前列腺癌雄激素剥夺治疗所导致的骨密度降低的患者，二膦酸盐也有较好的疗效，另外，选择性雌激素受体调节剂、维生素 D 等药物也有较好的疗效。

预防中老年男子（尤其是接受雄激素剥夺治疗的前列腺癌患者）骨质疏松的措施包括：规律的运动锻炼、摄入足量的钙和蛋白质、避免维生素 D 的缺乏，不吸烟、不饮酒，多晒太阳，尽量限制使用治疗精神病的药物。

（三）精神症状的治疗

1. 抑郁症 研究发现，60%~80% 的抑郁症患者从来没有得到过专业人员的帮助。许多患有抑郁症的男人，即使他们知道自己患有抑郁症，也不愿意寻求帮助。然而，一旦抑郁症患者积极地寻求医疗帮助，80%~90% 的患者的症状将得到缓解。

对于更年期男子的抑郁症，尤其是男性更年期综合征 /PADAM 患者，使用 TST 本身也可以使抑郁症状有所改善，说明雄激素也具有一定的抗抑郁疗效，但 TST 不是本节的范围，请参阅其他章节。此外，与治疗女性更年期综合征相同，还可以用心理疗法和抗抑郁药物进行治疗。

2. 认知能力降低 年龄增长所引起的认知能力下降不可避免，但大脑半球高级皮质中枢的损害可以通过药物或非药物途径延缓。

研究表明，增加血清雄激素水平可以改善老年男性的认知功能。枸橼酸氯米芬（clomiphene citrate, CC），也称克罗米芬，可以竞争性地作用于垂体，促进释放促性腺激素，已经有研究报道将其用于逆转性腺功能低下，可以用来治疗认知功能障碍，但仍需要进一步研究。黄酮（flavones）等芳香化酶抑制剂可以抑制睾酮向雌激素的转化，降低雌激素水平，减少雌激素对性腺轴的抑制，可以通过增加内源性睾酮从而维持机体的睾酮水平，也可以治疗认知功能障碍。运动可以通过减少体内脂肪等作用而增加睾酮水平，进而改善患者的情绪和精神状态，因此是治疗轻度认知功能障碍患者的重要策略。使用与雄激素受体具有较高亲和性的非固醇类小分子成分的选择性雄激素受体激动剂（selective androgen receptor agonists, SARM）是目前大有前途的药物，可以通过活化雄激素受体，起到雄激素的作用，进而影响大脑内的合成代谢途径，可能在轻度认知功能障碍甚至痴呆的治疗中有重要意义。

（四）血管舒缩症状

男性更年期综合征 /PADAM 患者的血管舒缩症状主要表现为潮热和多汗。潮热程度可以具有较大的差异，有些患者较为明显，尤其是（因前列腺癌等疾病）化学或手术去势后的患者更加明显，甚至可以严重影响到正常生活。

针对患者潮热症状的治疗和预防措施有很多，雄激素补充治疗就是其中的一种。研究表明，雄激素补充治疗可以明显减轻或缓解患者的潮热症状。非激素疗法也是缓解潮热问题的重要方法，主要通过非雄激素类药物，改变生活、饮食习惯及环境因素等诱发条件而达到治疗的目的。

1. 药物治疗

（1）可乐亭（clonidine）：是第一个提出来用于治疗潮热的非激素类药物，具有中枢 α 受体拮抗活性，可以降低血管的反应性，治疗潮热症状有一定的效果，但是伴有较明显的副作用。

（2）激素类药物：雌激素、醋酸氯羟甲烯孕酮、甲地孕酮等激素类药物对潮热均有一定的疗效。众所周知，雌激素撤退可导致女性潮热，因此雌激素替代成为更年期女性治疗潮热的重要手段。有研究发现，小剂量的己烯雌酚可以使 75%~90% 的更年期男性的潮热症状得到缓解，但是痛性乳腺发育是其常见的副作用。由于雌激素与心血管疾病以及血栓栓塞性疾病有关，因此在用雌激素治疗更年期男子的症状时还是要谨慎为好。(醋酸)甲地孕酮（megestrol acetate）是一种合成的孕激素，对于去势后男性的潮热症状有显著疗效。

（3）抗抑郁药物：由于副作用较少，抗抑郁药物在治疗更年期男性的潮热症状中具有一定的良好前景。文拉法新（venlafaxine）可以抑制 5- 羟色胺和去甲肾上腺素的再摄取，低剂量的文拉法新（25mg）对于雄激素剥夺治疗后潮热的男性，有较好疗效。其他选择性 5- 羟色胺再吸收抑制剂（SSRI）类的抗抑郁药物也有应用，例如舍曲林（sertraline）也可以改善前列腺癌进行去势治疗后出现的潮热症状。调节中枢 5- 羟色胺和去甲肾上腺素分泌的米氮平（mirtazapine）也可以选择使用。

（4）gabapentin：gabapentin 是一种 γ- 氨基丁酸类似物，用于治疗多种神经异常，包括癫痫、神经病理性疼痛，已有个案报道可以缓解前列腺癌去势后出现的潮热症状。gabapentin 的作用机制还不清楚，有人认为与它降低非肾上腺素（noradrenergic）的过度作用有关。

2. 其他治疗方法 研究表明，更年期男性的潮热症状可由于应激、特殊饮食及不利的环境因素所诱发：在应激状态下的患者，特别容易出现潮热；食用过热的食物、有刺激性的食物、饮酒、热饮料（热咖啡、热茶）、进食过多等，均与发生潮热有关；衣着过多也容易因为热而引发潮热；做事情过急或来到一个温热的环境中，也可诱发潮热。因此，针对性治疗主要包括以下几个方面：

（1）精神调节：首先要学会在神经处于紧张状态下时的自我控制和保持冷静，尽量避免应激反应；其次，学习一些让精神放松的技能，例如静坐等调节方式。潮热出现之前常会有先兆，当先兆出现而潮热还未到时，可以想象一些愉快美好的事情或说说笑笑来转移注意力。

（2）准备好降温的设备、衣着和冷饮：经常为自己准备一些冷食和冷饮，例如冷开水、冰镇饮料及食物等，当潮热先兆出现而潮热还未到时食用有一定效果。衣着应该简单，根据温度调节。

（3）运动解热：运动对于潮热具有明显的影响，更年期男性适当参加力所能及的运动，对于控制潮热的发作和潮热症状的严重程度具有积极的意义。运动对于潮热的调节作用主要表现在以下几个方面：①运动可以降低人体的应激性，而应激是触发潮热的主要原因之一。②运动可以使循环中的雄激素及其他部分激素水平升高，并使得组织对激素的敏感性增强，即对这些激素的利用状况改善。③运动可以改变男子对潮热的知觉，经常参加体育锻炼的人对高温都有较高的耐受性和调节能力，当温度增高时人体并不会感觉到特别的难受，并可以比较快速地冷却。④经常运动的人可以将人体温度增高（潮热）和出汗看作是某种享受，并可以清除皮肤毛发中的代谢废物，对人体健康具有积极意义。⑤保持足够的运动量还可以调节人体的精神状态，有助于解除抑郁状态，因而改变男子对潮热的思想认识。⑥白天有充分的运动，可以使夜间的睡眠质量改善。⑦性生活对更年期男性的身心健康影响日益受到重视，从某种意义上讲，性活动也是一种全身性的运动，改善人体对潮热的耐受性，性活动还可以增加男性雄激素的分泌，促进睡眠。

（4）调整生活习惯并戒除不良嗜好：多注意日常生活中的许多细节，均可以促进一般身心健康，例如戒除烟酒嗜好，食用平衡膳食，增加饮食中的新鲜蔬菜和水果的含量，尽量减少盐、糖、咖啡等的摄取，保持适当的休息来恢复体力，安排好休息和运动的关系。

（5）针灸治疗：针灸对于缓解潮热有一定的效果，但尚需大样本随机对照试验来进行验证。

（五）男性乳腺发育

男性乳腺发育是男性更年期的常见症状，甚至可以让个别接受抗雄激素治疗的前列腺癌患者终止治疗。这主要是由于雌激素/雄激素的比值增高所致。通常在接受抗雄激素治疗的第一年内，男性开始出现乳房女性化（gynecomastia），此时是可以恢复的。可以采用选择性雌激素受体调节剂如他莫昔芬，来阻断雌激素对乳腺的刺激作用。亦可选择芳香化酶抑制剂如阿那曲唑，以减少雄激素向雌激素的转化。此外，还可以通过放疗来使乳腺萎缩。当男性乳房女性化存在1年以上时，由于玻璃样化和纤维化，使得乳腺发育成为不可逆，需通过整形手术来矫正。

（六）脱发

雄激素是毛发生长的最重要调节激素，主要通过皮肤中的5α-还原酶

（可以将睾酮转化为双氢睾酮）活性的高低来实现。人体内存在两种类型的 5α-还原酶同工酶,即 5α-还原酶 1 型和 5α-还原酶 2 型,起生理作用的主要是同工酶 2 型。5α-还原酶的活性增高是体毛增多的原因,但超过一定程度就会走向另外的极端,引起脱发和秃顶,男性的秃发与头皮的 5α-还原酶活性过高有关。因此,采用小剂量的 5α-还原酶抑制剂(非那雄胺,finasteride,商品名:保列治),1mg/d,主要抑制 5α-还原酶 2 型的活性,可以用来治疗中老年男子的更年期脱发和秃发,并取得了良好的效果,尤其是对于同时遭受前列腺增生困扰的男性可以起到一举两得的效果。此外,还可以选择生物学反应调节剂,如米诺地尔、维 A 酸等药物。严重者可行毛发移植术。

（七）贫血

自从 1990 年以来,使用人重组促红细胞素(rHuEpo)纠正因为肿瘤治疗所诱发的症状性贫血就已经成为标准的治疗方法。多项研究显示,皮下给予 rHuEpo 可以改善前列腺癌患者的贫血症状。

（八）肌容量减少

肌容量减少(sarcopenia)是随着老龄化而发生的肌肉块和肌张力的丧失。对于老年男性出现肌容量减少,考虑到疗效和风险不明确的情况下,一般不建议常规进行睾酮补充治疗。运动是对抗肌容量减少的最好方法。许多研究都证实运动计划(特别是抵抗力训练)可以改善老年男性肌肉块的萎缩状况。因此,建议所有的男性更年期综合征 /PADAM 患者,尤其是进行雄激素剥夺治疗的前列腺癌患者,一定要保持活跃的运动锻炼项目,抵抗力训练似乎是最好的运动方式,健康饮食(包括维生素 D 的摄入)也要坚持。

（九）钙的缺乏

补充钙剂有助于改善骨质疏松,预防骨折;钙可以止痛,还可以在骨折一旦发生后立即使用。在给更年期男子处方钙的时候,泌尿男科医生应该考虑到每个患者的饮食习惯,处方剂量必须达到个体每天钙摄入的推荐水平。典型患者并不一定需要同时补充镁。体内的钙可以通过喝牛奶或口服钙剂进行补充。为了减少胃肠道的副作用并加强钙的吸收,患者应该与食物一同服用钙。补充钙的同时应该适当补充维生素 D 以保证钙的吸收。

二、前列腺疾病患者的更年期症状治疗方法

目前,男性更年期综合征 /PADAM 的主要治疗方法是睾酮补充治疗,更年期男性进行睾酮补充治疗所担心的主要是激发或加重良性前列腺增生(BPH)、激发新的前列腺癌或促进隐匿型前列腺癌向临床型前列腺癌的转化。

虽然最近有研究表明,TST 不会增加男性前列腺体积及加重下尿路症状。但对于合并前列腺增生的男性更年期综合征 /PADAM 患者,仍需警惕前列腺

增生进展的可能。前列腺增生的病理变化均与前列腺组织局部的 5α- 还原酶活性增高有关。通过给予 5α- 还原酶抑制剂，可以抑制 5α- 还原酶的活性。因此，合并前列腺增生的男性更年期综合征 /PADAM 患者，建议在进行 TST 的同时加入 5α- 还原酶抑制剂，例如采用保列治 5mg/d，连续应用 3 个月以上，可以使增大的前列腺体积缩小 20%~30%。

虽然近年来的研究表明，睾酮补充治疗不会激发新的前列腺癌，也不会促进隐匿型前列腺癌向临床型前列腺癌的转化，但雄激素可以促进进展期和转移性前列腺癌的发展却是不争的事实，去势治疗仍然是前列腺癌患者重要的治疗选择。对于采用去势治疗的前列腺癌患者，包括接受化学去势（抗雄激素类药物的 LHRH 拮抗剂或激动剂，以及联合用药的完全去除雄激素）或手术去势（切除双侧睾丸），都可以使患者产生比普通更年期综合征患者更加强烈和明显的雄激素缺乏症状，其中比较明显的症状包括潮红、骨质疏松 / 骨折、性功能障碍、贫血、乳腺发育、认知功能降低、肌容量减少、抑郁以及全面的生活质量（quality of life, QOL）降低。如何既能够有效地治疗前列腺癌，又不至于让男性的内分泌激素水平产生明显的波动或对人体生理功能造成显著影响，已经成为近年来的研究热点。间歇性内分泌治疗是目前指南推荐的可减轻患者雄激素缺乏症状的有效方法。研究表明，内分泌治疗的间歇期间，因雄激素剥夺所出现的临床症状多数可以逐渐恢复或不同程度地缓解，例如性功能障碍、潮热症状等可以获得明显改善或完全消除。EAU 指南也指出间歇性内分泌治疗在心理健康、勃起功能、骨代谢等方面可长期获益。但在采用间歇性内分泌治疗时，应遵循严密的停药、重新用药、疗程和监测原则，防止停药期间病情恶化。

（汪道琦　刘继红　李宏军）

第三节　男性更年期的
心理变化与心理调节

众所周知，女性会在 50 岁左右经历一次明显的生理和心理转折，随着当前医学对更年期认识的日益加深，大多数女性会在更年期到来前做好应对的准备。然而，随着研究的进展，越来越多的人开始认识到，男性的确存在一个和女性更年期类似的阶段。但长久以来，人们一直没有认识到男性更年期的存在。男性的更年期不像女性的"绝经期"那样具有明显的生理特征的改变，男性雄激素水平的下降过程也是十分缓慢的，每年下降 1%~2%，仅仅在部分患者体内雄激素下降水平较大，并导致性腺功能减退症等疾病的出现。现在家庭中,40~50岁的中年男人往往面对来自工作生活各个方面的压力,出现脾气暴躁、情绪波动、焦虑或抑郁时,家人和社会可能把这些改变当作正常的压力反应,殊不知可能是男性更年期综合征导致的一系列生理心理表现。根据国家人口计划生育委员会科学技术研究所男性临床研究室对国内40~69岁的男性调查显示:我国40~49岁男性的男性更年期综合征患病率为19%,50~59岁男性患病率上升至38%,60~69岁男性的患病率则高达56%。

男性更年期是每个男人从中年走向老年的一个必经阶段,这些改变迟早会或多或少出现在每个男人身上,只不过在不同个体上表现出的强度不同而已。长久以来忽视、否认这个阶段的存在,不仅给男性本身造成了很多不必要的烦恼和痛苦,同时给家庭、单位、社会带来各种不和谐不稳定因素。男性对于更年期的到来缺乏正确的认识,缺乏必要的准备和引导,不能正确认识自己出现的种种身心反应原因何在,对一系列剧烈的心理反应感到十分茫然。他们的妻子、家人、朋友也很难理解男性在这段时间的变化,为何突然变得容易激动、坏脾气、情绪波动、感情用事、孤僻、自我中心,这种变化甚至对夫妻双方以及其他家庭成员带来了很多的痛苦。更为糟糕的是,往往与此同时,妻子也正处于更年期阶段,于是情况变得更加复杂。

要解除这样的痛苦,首先需要正确认识男性更年期,男性更年期是男性一生发展过程中一个多维变化的阶段,这个阶段的男性经历的不仅仅是内分泌的改变,还包括躯体变化、家庭变化、事业变化、人际关系及情感变化等。此外,我们也必须注意,根据某个年龄界限定义男性更年期的到来具有一定局限性,因为不同个体不仅在生理方面存在个体差异,同时受到外界因素的影响也不尽相同。随着男性群体生活压力加大,越来越多的男性更早地表现出了更年期的各种特征。

一、男性更年期心理功能的变化

男性进入更年期后,心理功能会发生一些变化,主要表现在认知和情绪两个方面。

(一)认知方面

认知是指机体认识和获取知识的智能加工过程,涉及学习、记忆、语言、思维、精神、情感等一系列心理和社会行为。由于大脑的功能逐渐衰退,男性进入更年期后认知功能会不可避免地衰退。主要表现为反应速度下降、知觉的速度和准确性下降、短期记忆力减退、容易疲劳等,尤其是注意力集中困难、工作记忆和情景记忆明显下降。但是,这一阶段男性的整体智力水平往往没有明显变化,并且更年期男性往往在处理同类事件时,更加依附于以往的经验和技巧,在判断事件性质和解决问题方面的效率和准确度更高。

（二）情绪方面

情绪，是对一系列主观认知经验的通称，是多种感觉、思想和行为综合产生的心理和生理状态，受到外界因素和自身因素的双重影响。更年期内，血睾酮的水平呈下降趋势，而睾酮恰恰是与人体情绪、精力和性欲密切相关的激素，所以更年期男性更可能出现烦躁、易怒、多疑、缺少自信心、情绪低落、精神紧张、神经过敏等问题。抑郁症在这个阶段非常常见，研究表明抑郁症是男性在更年期阶段的一个重要心理表现。这一阶段的男性经常感到疲惫不堪、精神不振、对周围事物缺乏兴趣、精力不集中、无价值感等。而这个阶段的男性在社会生活中仍然承担着过多重任，他们的失去信心、多疑、不合群、孤独感会严重影响他们的工作质量和人际关系。不过，这些情绪的变化往往被误认为来源于外界因素，真正很少意识到这是自身问题，往往把这些不良情绪归罪于他人，经常责备、厌恶他人又会进一步加重自己的情绪变化，形成一个恶性循环。

更年期男性可能出现的种种心理症状严重影响工作、家庭乃至社会的稳定，提前了解这些心理症状有助于男性及其家人、朋友更好地辨认男性更年期的到来，培养自身积极的心态，并积极准备相应的措施去应对各方面挑战。

二、男性更年期的心理困扰

每个男人的更年期经历并非完全一致，与个人心理和社会因素相互关联，所以心理症状、持续时间和强度也因人而异。大致而言，这个阶段的男性会有以下几方面的困扰。

（一）身体功能衰老

衰老是不以人的意志为转移的生理现象，是生命活动的客观规律。进入更年期的男性，身体外貌和内在功能的变化都在提醒他衰老的到来，面对自己生理功能的下降倍感忧虑。男人一旦发现自己的生理功能减退，需要休息的时间增加，并开始感到性功能衰退、耐力下降、身高降低，最终在思想层面意识到正在衰老时，部分男性会感到非常恐惧。尤其是性功能的下降，使得男性对自己的信心也逐渐下降，担心夫妻关系不和谐。很多处于衰老过程中的男性都无法接受正在衰老的事实，想尽方法延迟衰老的进程，但是这一过程往往是不可逆的，同时这一过程往往也是最让人焦虑和抑郁的。

（二）事业工作的变换

事业工作是男人生活的重要组成部分，事业工作的变换会让男人的身心都承受着巨大的压力，一旦丧失工作，还有可能失去了生活的原动力。一般而言，进入更年期阶段的男性，事业很难有进一步提高的希望。在这个阶段，很少有男性能像年轻人一样充满对事业的热情和信心，往往更多地被动面临着更换自己的事业方向或者退休,感到自己不再有价值,即使还有机会改变和发展,也可能感到力不从心或者为时已晚。如果不能及时排解,他们会感到失望、无奈、悲哀和彷徨,但往往现实逼迫着他们需要努力适应,无形中再一次增加了内心的焦虑和压力。

（三）家庭生活的变迁

家庭生活时时刻刻都在改变,但在男性更年期阶段,家庭生活的变化往往是根本性的。当男人进入更年期的时候,孩子们大多已经长大,往往是孩子们在外开辟事业、寻找生活伴侣、开始独立生活的时机。随着孩子越来越独立,更年期的男性与孩子们的沟通也会迅速减少。与孩子的情感联系的缺乏会让很多男性感到他们生活被剥夺了一部分,不再被需要,他们常常感到失落、沮丧和难过。随着最后或者唯一的孩子离开家庭,家庭生命周期进入了"空巢期"。这个阶段的夫妻双方都需要适应一种新的生活方式,重新回到"丈夫"和"妻子"的两人生活位置,有着更多的时间对自己的婚姻重新审视。他们可能发现,彼此不再有很多的共同点,彼此已经变得生疏和不适应,情况严重的话甚至可能导致离婚。空巢期的到来对于婚姻有什么样的影响,众说纷纭。有些研究表明婚姻的满意度随着孩子的离家而增加。也有些研究发现,空巢阶段开始时,婚姻破裂的危险的确有所增加。

此外,孝敬父母是中华民族的传统美德,男性作为家中的顶梁柱,需要照顾自己年迈的父母,需要抽出更多的是时间和精力关注父母的健康和安全,关注父母的情感需求。这些任务会给处于更年期的男性带来更大的冲突和压力。

（四）疾病的负担与困扰

随着年龄的衰老和机体内分泌的变化,进入更年期的男性往往被一种或者多种疾病所困扰,除自身机体的内在改变外,家庭婚姻及社会各方面的压力、过度肥胖、不良的生活方式如吸烟、大量饮酒、生活不规律、过度疲劳和环境污染等,引起以生殖系统和自主神经系统功能紊乱为主的症候群。常见的症状有:①泌尿生殖系统症状,表现为性欲减低、勃起功能障碍、早泄、排尿困难;②胃肠道症状,表现为食欲不振、腹胀、便秘、腹泻;③心血管系统症状,表现为心悸、心前区不适、血压波动、眩晕、耳鸣、燥热出汗;④其他方面,表现为肌力下降、易疲劳、背及四肢疼痛、内脏脂肪沉积等。这一些疾病和症候群的出现不仅给更年期的男性造成了身体上的痛苦,同时也极大地加重了经济上的负担,高额的医疗费用使他们变得更加焦虑、抑郁和愤怒,并容易把这样的情绪转移给身边的家人、朋友以及工作伙伴,让关系越来越疏离,造成婚姻关系、亲子关系以及社会工作关系的破裂。

其实,更年期男性可能感受到了自己有问题,但他们往往不愿意承认和面对。他们觉得承认自己的问题很令人尴尬。许多男性试图通过表现出一种表面的自信,对抗内心的担忧和焦虑。他们会试图和衰老进行一场比赛,延缓衰老的到来,超负荷地工作和从事各种活动。最后,往往采取一种逃避的方式加以应对。更年期男性常常感到需要得到他人的帮助,而需要帮助的感觉让他们更加愤怒。别人越是关心,他们就越是暴躁。男人往往通过行动而不是话语来表达他们的痛苦。他们的易怒正是发泄自身不愉快的方式。然而,发脾气并不能使痛苦的情绪得到合理的宣泄。总之,处于这个阶段的男性感到需要新的生活方式。他们清楚地觉察到自己已经度过青春盛年,也认识到生活方式不可避免地需要改变,但却又不知道如何改变他们的生活方式和心理状态。

三、为男性更年期的到来做好准备

如果能够早期预防,家庭成员之间相互理解、相互支持,共同学习如何适应新的生活方式,男性更年期的上述痛苦是可以避免或减轻的。为了对更年期做好准备,男性必须接受现实,认识到正在发生的事情。更年期男性和家庭成员应当共同成长,共同度过。他们需要正确的信息、适当的治疗、深入的交流、关切的支持、高度的耐心和不断的自觉努力。

(一)正视男性更年期的存在

很多的研究和临床实践证明,男性更年期是真实存在的。如果忽视这一点,更年期男性可能对自己的变化不知所措,无法采取有效措施加以应对;可能会由于不了解变化的真正原因而陷入家庭矛盾、婚外情、不良情绪,甚至酗酒和吸毒,适当的心理准备有利于更好地适应。充分了解身体的变化有时可以解决相当一部分问题,越是否认和逃避,就越没有控制力。了解这一阶段的有关知识,有助于更年期男性更好地应对所发生的一切,更好地控制情绪和行为。不仅仅是更年期男性要正视更年期的存在,作为家人、妻子也需要提前做好准备,忽视会使妻子在完全没有准备的情况下面对丈夫的变化,让妻子感到莫名其妙或者惊慌失措,让夫妻生活变得混乱不堪。妻子应尽可能多地了解有关的信息,了解的信息越多,就越有能力理解这个阶段丈夫的种种表现,可以更好地帮助自己和丈夫解决生活中的危机,更好地帮助他面对生命中这一重要的转折点。

(二)健康合理的生活方式

健康的饮食和合理的锻炼有助于身体的健康。多吃蔬菜和水果,适当吃肉,不抽烟,少喝酒,都可以保持身体健康,减少某些疾病的发生率。锻炼也是保持身体健康的重要手段之一,对于个体的身心健康大有裨益。从身体健康角度看,加强锻炼能够促进全身的血液循环,使机体器官发挥正常的功能,加强心肺耐力,增加肌肉的力度和柔韧性。从心理健康的角度看,体育锻炼可以缓解压力,改善睡眠,对抑郁症也有治疗作用。此外,健康的身体、优美的体态,也有助于个体维持较高的自信,摆脱烦躁抑郁的情绪状态。

(三)真诚深入的沟通交流

处于更年期的男性,内心中的不安全感、无价值感、烦躁、抑郁等情绪让他非常痛苦。然而,对于男性而言,表达情感往往比较困难。在我们的文化传统中,男人应当把情感埋在心底。因此,男性往往会通过责备他人的方式来表达内心的痛苦。然而,这样做不仅不能解决问题,而且会引起人际关系的新问题,从而使生活问题更加难以处理。倾诉,尤其是向亲近的人倾诉,可以成为一种治疗方法。学会表达情感,尤其是学会表达痛苦的情感,获得亲人的理解和安慰,才能让更年期的男性获得心灵的抚慰。同样,作为妻子也要学会安慰、支持和关怀。开始时,男性可能会拒绝帮助,他们觉得不需要别人的帮助。他可能需要一段时间来接受需要帮助的事实。不要催促他,不要给他压力,耐心倾听他的忧虑,让他根据自己的速度进行调节。男性在开始接受现实和采取措施以前,往往会有大量的抱怨、牢骚,这是更年期的常有表现,不要对他过分责备。处于更年期的男性应该与同年龄阶段或者年龄更大的男性进行交流。了解到其他男性也经历了同样的痛苦,会让你感到安心。同性的支持非常重要,从一个年龄更大的男性那里得到理解和支持,这是非常有帮助的,可以帮助成功度过更年期。

(四)药物治疗

男性更年期出现的种种变化,是多因素综合作用的结果。其中内分泌方面的改变在男性更年期的发病机制中占有重要地位。虽然目前在精神心理方面,针对男性更年期患者采用睾酮补充治疗的文献报道不多,但仍有研究表明男性更年期患者采用睾酮补充治疗后,其认知功能、精神抑郁状态可得到一定程度的改善,但仍存在争议。Cherrier 等研究表明,给予 57 例年龄为 50~90 岁的男性睾酮补充治疗,随着血睾酮水平的适度改善,他们的语言记忆和空间记忆可等到明显改善。另外,一些间接的证据显示,在精神分裂症患者中,睾酮可能是潜在的治疗用药。Ko 等分析了在 30 例男性精神分裂症患者中采用抗精神病药物联合睾酮治疗的效果,可发现补充睾酮能明显改善精神分裂症患者的阴性症状。Seidman 等和 Shores 等研究表明,相比于安慰剂,睾酮补充治疗对于低血睾酮水平患者的轻度抑郁症状具有明显改善作用,具有潜在的抗抑郁效能。值得注意的是,Susan 等研究表明,针对伴有年龄相关记忆障碍的低血睾酮水平患者,睾酮补充治疗对记忆和认知功能的改善作用是十分有限的,不具有显著差异。综上所述,男性更年期发病机制复杂,目前睾酮补充治疗对认知、精神、心理的改善作用仍具有一定争议,但对于睾酮水平低、临床症状明显、无禁忌证的患者,可在医生指导下进行睾酮补充治疗。

(五)心理咨询

心理咨询是指运用心理学的方法,对心理适应方面出现问题并祈求解决问题的求询者提供心理援助的过程。处于男性更年期的男性往往不明白自身精神心理症结来源于何处,更不知道如何调整自身的精神心理状态和生活方式。通过寻求专业的心理咨询帮助,可以帮助更年期男性着眼于当前的情绪问题和行为问题,进一步改变思维、信念和行为来改变不良认知,达到消除不良情绪和行为的目的,并给予理解、真诚、支持、接受和积极的评价,可以有效减轻和消除更年期男性情绪低落、紧张、焦虑、抑郁、愤怒等心理症状。

（陈胤伟　刘继红　李宏军）

参考文献

1. Baumgarten L, Dabaja AA.Diagnosis and management of gynecomastia for urologists.Curr Urol Rep, 2018, 19(7): 46.

2. Cornford P, Bellmunt J, Bolla M, et al.EAU-ESTRO-SIOG guidelines on prostate cancer.part ii: treatment of relapsing, metastatic, and castration-resistant prostate cancer.Eur Urol, 2017, 71(4): 630-642.

3. Morales A, Lunenfeld B.Investigation, treatment and monitoring of late-onset hypogonadism in males.Aging Male, 2002, 5(2): 74-86.

4. Mottet N, Bellmunt J, Bolla M, et al.EAU-ESTRO-SIOG guidelines on prostate cancer.part 1: screening, diagnosis, and local treatment with curative intent.Eur Urol, 2017, 71(4): 618-629.

5. Poon Y, Pechlivanoglou P, Alibhai SMH, et al.Systematic review and network meta-analysis on the relative efficacy of osteoporotic medications: men with prostate cancer on continuous androgen-deprivation therapy to reduce risk of fragility fractures.BJU Int, 2018, 121(1): 17-28.

6. Wong SK, Mohamad NV, Jayusman PA, et al.The use of selective estrogen receptor modulators on bone health in men.Aging Male, 2018, doi: 10.1080/13685538.2018.

7. 王祥立,平少华,张彪,等.阿仑膦酸钠治疗老年男性骨质疏松患者的效果观察.中国医药导报, 2013, 10(24): 103-105.

8. 吴承艳,孙世发,周雯.脱发治疗研究进展.中药药理与临床, 2015, 31(2): 238-239.

9. Boyle P, Koechlin A, Bota M, et al.Endogenous and exogenous testosterone and the risk of prostate cancer and increased prostate-specific antigen(PSA)level: a meta-analysis.BJU Int, 2016, 118(5): 731-741.

10. Dimopoulou C, Ceausu I, Depypere H, et al.EMAS position statement: Testosterone replacement therapy in the aging male.Maturitas, 2016, 84(1): 94-99.

11. Drobnis EZ Nangia AK.Exogenous androgens and male reproduction.Adv Exp Med Biol, 2017, 1034(1): 25-28.

12. Fugh-Berman A.Testosterone and sexual function.Curr Opin Urol, 2017, 27 (6): 516-518.

13. Golla V, Kaplan AL.Testosterone therapy on active surveillance and following definitive treatment for prostate cancer.Current Urol Rep, 2017, 18 (7): 49.

14. Grossmann M.Hypogonadism and male obesity: Focus on unresolved questions.Clin Endocrinol (Oxf), 2018, 89 (1): 11-21.

15. Huhtaniemi I.Late-onset hypogonadism: current concepts and controversies of pathogenesis, diagnosis and treatment.Asian J Androl, 2014, 16 (2): 192-202.

16. Huo S, Scialli AR, McGarvey S, et al.Treatment of men for 'low testosterone': a systematic review.PLo S One, 2016, 11: e0162480.

17. Kacker R, Hult M, San Francisco IF, et al.Can testosterone therapy be offered to men on active surveillance for prostate cancer? Preliminary results.Asian J Androl, 2016, 18 (1): 16-20.

18. Kaplan AL, Hu JC, Morgentaler A, et al.Testosterone therapy in men with prostate cancer.Eur Urol, 2016, 69 (5): 894-903.

19. Kaplan AL, Lenis AT, Shah A, et al.Testosterone replacement therapy in men with prostate cancer: a time-varying analysis.J Sex Med, 2015, 12 (2): 374-80.

20. Kelly DM.Testosterone and obesity.Obes Rev, 2015, 16 (7): 581-586.

21. La Vignera S, Condorelli RA, Cimino L, et al.Late-onset hypogonadism: the advantages of treatment with human chorionic gonadotropin rather than testosterone.Aging Male, 2016, 19 (1): 34-39.

22. Li R, Meng X, Zhang Y, et al.Testosterone improves erectile function through inhibition of reactive oxygen species generation in castrated rats.Peer J, 2016, 4: e2000.

23. Mirone V, Debruyne F, Dohle G, et al.European association of urology position statement on the role of the urologist in the management of male hypogonadism and testosterone therapy.Eur Urol, 2017, 72 (2): 164-167.

24. Khera M.Controversies in testosterone supplementation therapy.Asian J Androl, 2015, 17 (2): 175-176.

25. Ohlander SJ, Lindgren MC.Testosterone and male infertility.Urol Clin North Am, 2016, 43 (2): 195-202.

26. Pastuszak AW, Khanna A, Badhiwala N, et al.Testosterone therapy after radiation therapy for low, intermediate and high risk prostate cancer.J Urol, 2015, 194 (5): 1271-1276.

27. Pastuszak AW, Rodriguez KM, Nguyen TM, et al.Testosterone therapy and prostate cancer. Transl Androl Urol, 2016, 5 (6): 909-920.

28. Rastrelli G, Corona G.Testosterone and sexual function in men.Maturitas, 2018, 112: 46-52.

29. Rastrelli G, Maggi M, Corona G.Pharmacological management of late-onset hypogonadism. Expert Rev Clin Pharmacol, 2018, 11 (4): 439-458.

30. Seftel AD, Kathrins M, Niederberger C.Critical update of the 2010 endocrine society clinical practice guidelines for male hypogonadism: a systematic analysis.Mayo Clin Proc, 2015, 90 (8): 1104-1115.

31. Traish AM.Benefits and health implications of testosterone therapy in men with testosterone deficiency.Sex Med Rev, 2018, 6 (1): 86-105.

32. Traustadóttir T, Harman SM, Tsitouras P, et al.Long-term testosterone supplementation in

older men attenuates age-related decline in aerobic capacity.J Clin Endocrinol Metab, 2018, 103（8）: 2861-2869.

33. Warburton D, Hobaugh C, Wang G, et al.Testosterone replacement therapy and the risk of prostate cancer.Asian J Androl, 2015, 17（6）: 878-881.

34. Dumas JA.Strategies for preventing cognitive decline in healthy older adults.Can J Psych, 2017, 62（11）: 754-760.

35. Giagulli VA, Guastamacchia E, Licchelli B, et al.Serum testosterone and cognitive function in ageing male: Updating the evidence.Recent Pat Endocr Metab Immune Drug Discov, 2016, 10（1）: 22-30.

36. Resnick SM, Matsumoto AM, Stephens-Shields AJ, et al.Testosterone treatment and cognitive function in older men with low testosterone and age-associated memory impairment.JAMA, 2017, 317（7）: 717.

37. Seidman SN, Weiser M.Testosterone and mood in aging men.Psychiatric Clinics of North America, 2013, 36（1）: 177-182.

第八章

精神心理因素与男性更年期综合征

第一节　精神心理因素在男性更年期
综合征病因中的作用

一、概述

1939 年,西方学者伊斯坦布尔的心理学家海勒首次提出"男性更年期"这一概念,他采用"男性更年期"一词来描述发生在中老年男性身上的不适,即一些 40~70 岁的男性先后表现出精神紧张或抑郁、易于疲劳、记忆力下降、注意力不集中、失眠、阵发性潮热、出汗、性欲下降和勃起功能障碍等现象,称为"男性更年期综合征"(male climacteric syndrome)。此后,有学者认为"男性更年期"这一名称不够精确和科学,因为男性表现出的不适不像女性那么明显和广泛,所以不适合用"更年期"来命名。直到 1994 年,奥地利男科学会提出了"中老年男子雄激素部分缺乏症"的概念,以求精确地反映出"男性更年期综合征"发生的主要原因,"男性更年期综合征"才开始被医学界逐渐广为接受。当然,据国际中老年男子健康研究协会主席 Bruno 教授的介绍,随着研究的深入,人们发现"中老年男子雄性激素部分缺乏症"这一命名仍然不精确,更科学的名称应是"迟发性性腺功能减退"。这一名称目前已经得到医学界的认可。

芬兰的一项调查显示,40~70 岁的男性多半会出现不同程度男性更年期综合征的表现,且年龄越大,症状越显著。"男性更年期综合征"一般发生于45~55 岁以上的中、老年男性,50~65 岁是该病的高峰年龄。近年来,随着人类社会的持续发展,经济发达程度和人们对物质、精神水平要求的不断提高,社会竞争、生活节奏的日益加剧,工作压力的增大、生活负担的加重,男性更年期综合征的发病年龄有提前的趋势。男性更年期综合征带给人们的困扰越来越受社会各界的关注,已成为医疗保健工作中不容忽视的问题。

到目前为止,从男性更年期综合征病因学的研究来看,该综合征的发病被认为是以雄激素缺乏为主,涉及年龄、遗传、心理素质、生活方式、环境因素、躯体状况、社会心理因素等综合性因素所导致。雄激素缺乏是产生男性更年期综合征的最主要原因,但不是出现男性更年期症状的唯一原因。这也就解释了为什么同样经历了性激素水平下降至缺乏的过程,但只有部分人群会表现为更年期综合征的原因。因此可以看出,心理、社会因素在男性更年期综合征的发生发展过程中,起到了深远的影响。以下内容仅从精神心理因素的角度来探讨其对男性更年期综合征的影响。

二、精神心理因素的表现形式

精神心理因素包括心理素质因素和心理应激两个方面,主要包括了人格特征、生活方式、人际关系、生活工作压力、环境因素以及精神疾病的影响等。

(一)人格特征

人格是个体心理素质的体现。一方面,人们在认识和改造世界的劳动过程中产生心理过程,产生对客观事物的认识、对客观事物的态度体验所形成的情绪和情感、对客观事物进行改造的意志活动,在此基础上逐渐形成了个人独有的人格特征、人格倾向性。另一方面,已形成的人格(包括性格特征)又制约着个人日常的心理过程,必然影响个人在日常生活中各个方面的认识、情感和意志行为。

Eysenck 人格测验的结果表明:神经质(neuroticism)特征突出的人容易产生各种神经症性障碍。而精神质(psychoticism)特征突出者容易产生精神分裂症等精神病性障碍。童年遭受躯体和性虐待者,成年以后容易患抑郁症和分离障碍等神经症性障碍。童年期受到过分保护,其应对机制往往不健全,处于应激状态时容易产生应激障碍。这两种情况表明童年早期受到不利环境的影响,可形成对某些精神障碍的易感素质。近来的研究还表明既往精神障碍史对以后发病也构成一种易感因素。例如应激性事件对抑郁症复发所起的致病作用比第一次发病时要强得多。

心理因素包括内在的心理素质和来自外界的精神刺激。心理素质主要表现为人格特征,以及对有害因素的心理承受能力和对困难处境的应对能力。

在发病机制中主要作用方式有:①心理素质缺陷常常为各种有害因素,特别是精神刺激作用个体致病提供有利条件。②健全的心理素质则对个体抵御有害因素的侵袭起到保护作用。③人格特征对精神障碍的发病和症状表现起赋形或修饰作用。例如,具有表演性人格特征的人,受到强烈精神刺激发生精神障碍时,多突然起病,表现为具有丰富情感性、夸张性和戏剧性色彩的癔症。具有分裂性人格特征的人,多隐渐起病,常无外界诱因,逐渐出现乖僻、冷漠、退缩等行为异常,发展而为精神分裂症。

对于步入更年期的男性来说,个体本身的人格素质,对生理状态出现更年期变化的认识和应对方式将会起到深远的影响。例如,男性至一定年龄后睾丸的内分泌功能及精子生成能力自然衰退,或因睾丸本身病变、全身严重疾病引起睾丸内分泌功能及精子生成功能障碍,个体可能感受到生理方面的一些变化,体能和精力下降、睡眠减少、失眠、容易疲劳、食欲减退、便秘或腹泻、骨骼与关节疼痛、肌容量和肌力下降、性毛脱落和腹型肥胖、性功能下降等。这些变化可能本身并不严重和突出,对个体的身体和生活的影响比较轻微。对于人格相对健全的人群来说,他们能够坦然面对,接受这种因为年龄、生理变化而带来的自然的身体感受,采用积极、健康的心态去面对,从而他们并不会感受到太多的症状和不适,最后的结果是能够顺利度过更年期,逐渐适应改变。相反,对于个体本身人格素质缺陷突出,面对这些自然的变化,表现出过分的敏感和担心、缺乏安全感,进而产生显著的焦虑情绪,过分的关注又使那些躯体不适感进一步放大,从而更加强烈地感受到症状的影响,这种症状的暴露,又加重了焦虑、抑郁等负性的情绪,最终形成一个恶性循环,结果个体陷入到更年期综合征的困扰之中。

(二)生活方式

生活方式指人们一切生活活动的典型方式和特征的总和,包括个人及其家庭的日常生活的活动方式,如衣、食、住、行以及闲暇时间的利用等。

不同的生活方式通过影响性激素结合球蛋白(sex hormone-binding globulin,SHBG,又称睾酮–雌二醇结合球蛋白)水平,间接影响男性雄激素水平的高低。研究发现,长期进食大量纤维素的患者,其SHBG和总睾酮水平偏高;膳食大量肉食和脂肪者,其SHBG和总睾酮水平偏低。肥胖是男性体内雌激素水平升高、雌/雄激素比例明显增加的重要原因。肥胖时,脂肪细胞内存在的芳香化酶的活性明显增强,它可以将雄激素转变为雌激素,于是体内雌激素水平增高,并因此而改变了中老年男性的下丘脑–垂体–肾上腺轴的调节功能。雌激素水平增高又反过来对抗雄激素的作用、促进脂肪组织形成和男性乳房发育。

Haffner等(1993年)、Vermeulen等(1996年)和Ukkola等(2001年)等研究者发现,中老年男性体内的SHBG可以结合睾酮,SHBG水平与年龄呈正相关,却与肥胖程度呈负相关,即肥胖者体内的SHBG水平降低。因此,睾酮水平轻中度缺乏的中度肥胖者,SHBG水平降低而仅可以表现为血总睾酮水平下降,但游离睾酮水平一般是正常的,这并不属于真正的性腺功能低下;体重指数(BMI)>35~40时的重度肥胖者,由于神经内分泌功能紊乱,表现为低促性腺型性腺功能低下,不仅总睾酮水平降低,血中游离睾酮水平也出现明显下降。因此对于肥胖者的性腺功能评价应该注意对检测结果的合理解释。

Bergendahl 等（1998 年）发现，青年男性长久节食或饥饿，可引起中枢性睾酮分泌抑制作用，影响垂体促性腺激素的分泌，因而使睾丸分泌的雄激素减少。有些食品在制作过程中加入的食品添加剂、着色剂、防腐剂等物质可以引起睾丸生殖细胞变性，长期食用也会影响睾丸激素的分泌。一些农副产品可能含有大量的有机磷、有机氯等农药，以及某些重金属，例如铅、镉、锰、汞等，对人类的健康和环境形成了巨大的威胁，并可以使睾丸的精曲小管变性、坏死。

对人类生殖健康造成巨大威胁的激素调节污染物和环境中的化学物品中可含有雌激素类似物，它们主要来源于自然饮食和合成化学污染物，包括杀虫剂、除草剂、塑料器皿、包装塑料、某些植物、某些水产品养殖物等，可以引起类似内源性雌激素的作用。化学工业在给日常生活带来益处的同时，也带来了空气、水源等方面的环境污染与毒害环境中的有害化学物质，包括汽车废气、含苯油漆、香烟烟雾、有毒的装饰材料和涂料、家用煤气等，都可以引起男性睾丸萎缩。

吸烟者体内雌二醇（E_2）水平增高，并使卵泡刺激素（FSH）下降，促性腺激素释放激素（GnRH）脉冲式释放减少，抑制睾酮的合成，每天吸烟 10 支以上者可以使部分雄激素缺乏综合征（PADAM）的发生年龄明显提前，尼古丁直接使睾丸和附睾的血流动力学发生改变，影响睾丸的功能和睾酮合成能力。无论是主动还是被动性吸烟，烟草内的尼古丁都可以直接使睾丸和附睾的血流动力学发生改变，影响睾丸的功能。

酗酒可以加速中老年男性雄激素水平的下降，促进雌激素水平的升高。酒精的主要成分乙醇可以直接或通过其代谢产物乙醛抑制参与睾酮合成的酶，而抑制睾丸合成与分泌睾酮；通过损害肝脏功能，而使雌激素水平增加。但酗酒是否是导致 PADAM 的原因还有争议。

此外，无论是生理还是病理性的应激反应，以及高强度的体力活动都会使睾酮水平出现一过性降低。去除这些影响因素，则睾酮水平往往可以恢复正常。

（三）心理应激

正常的心理压力是建立在个体心理与社会要求相适应基础之上的，当个体对压力的耐受能力下降，或压力的强度和持续时间超出个体的耐受范围，就会造成心理和生理的损害，导致各种疾病的发生。

心理应激的发病机制主要表现为心理和生理应激反应。具有疑病素质的个体在受到强烈的精神刺激之后，常迅速出现一系列心理和生理变化。

①心理应激反应：最初出现的是对精神刺激（应激源）的认知与精神刺激相应的情感反应。继而产生心理适应过程，表现为意识领域的心理应对机制（psychological coping mechanism）或无意识领域的心理防御机制（psychological defense mechanism），以消除精神刺激的有害影响，恢复心理平衡。②生理应激反应：在认识到个体安全受到威胁时，机体立即进入"战斗或逃跑"（fight or flight）的准备状态。此时表现出警觉性增高、瞳孔扩大、心跳加速、血压上升、呼吸加深、肾上腺素分泌增加等一系列交感神经功能亢进的表象，入睡困难或睡眠节律紊乱等。

中老年男性由于其特殊的社会属性和心理生理特点，他们面临各种生活压力和困境，例如人际关系问题、家庭婚姻关系、生活工作压力、身体健康状态的下降、各种环境因素的影响等等，使得他们在精神上显得更加脆弱，更容易引起一系列病理生理反应，其病理变化过程可以用心理应激理论来说明。当一个人感受到压力、恐惧和焦虑时，他的身体将发生一系列生理变化，以调动体内各种功能储备，为应付可能发生的伤害做准备。对压力状况产生反应的主要腺体是肾上腺，它在下丘脑和脑垂体的控制下分泌两种激素，一种是肾上腺素，另一种是去甲肾上腺素。肾上腺素可以促使心率加快，使血液分布到心脏、肺、中枢神经系统等，同时还有凝血作用，在受伤的情况下尽量减少出血。去甲肾上腺素可以升高血压，配合肾上腺素调节血液中的脂肪酸含量，为机体提供能量。最初很多医学家都认为，只有肾上腺参与了压力反应，Selye 等在 1936 年证明了垂体－肾上腺皮质轴的存在，1959 年又创立了被称为一般适应性综合症状理论，他认为最初的压力反应和惊恐反应过去后，就出现了第二阶段，即抗拒阶段，此时以脑垂体前区和肾上腺皮质活动的增加为主，如果压力持续不能消除，儿茶酚胺在脑内的储备耗竭，不仅肾上腺皮质功能下降，整个内分泌系统的功能均受到影响，机体的生理反应就出现第三阶段的衰竭阶段。

1977 年，Basedovsky 提出的"神经－内分泌－免疫网络系统"学说，为揭示不良心理因素造成人体多个系统生理病理反应的现象提供了依据。内分泌系统和免疫系统在身体对精神压力的生理反应中承担着重要的角色，大脑皮质接受外界紧张信息后，引起供给下丘脑、垂体等神经内分泌器官功能活动的单胺类、肽类等神经递质的释放和代谢功能改变，通过影响下丘脑－垂体－甲状腺轴、下丘脑－垂体－肾上腺轴、下丘脑－垂体－性腺轴的功能来调节机体的生理状态。男性睾丸的性腺功能无疑会在这种精神压力所引起的生理和病理反应的过程中受到干扰，其作用的途径主要有三个方面：①一是外界的不良刺激和内在的精神心理压力直接作用于大脑皮质，通过性欲的抑制作用，使男性性腺产生的正反馈效应受到抑制。②二是心理应激所产生的防御机制主要引起肾上腺系统的兴奋,肾上腺皮质激素的大量分泌,通过负反馈作用抑制了下丘脑和脑垂体的功能,黄体生成素分泌的减少又引起睾丸间质细胞分泌睾酮的功能下降。有关的研究还证明了精神心理压力与垂体和泌乳素之间的关系,情绪的急剧变化可引起垂体的泌乳素分泌升高,造成高泌乳素血症,同样可通过负反馈作用抑制睾酮的分泌。③三是持续的精神心理压力和反复的心理应激反应可造成下丘脑和垂体内的单胺类等物质的大量消耗,其结果是导致内分泌功能衰竭,睾丸的内分泌功能减退。三者的作用途径虽然不同,但最终的结果均是造成睾酮分泌的降低。同时,精神心理压力还通过不同途径而造成其他系统的功能失调,如免疫系统、心血管系统的功能失调,引起中老年时期的多种疾病。

(四)抑郁症与睾酮水平的关系

抑郁症多起病于青壮年,常为间歇性病程。在青壮年起病者,经药物治疗缓解以后,由于各种原因未能依从维持治疗,多数患者有抑郁症反复发作。

1. 中年起病的抑郁症　中年起病的抑郁症其临床表现和青年起病的抑郁症相近似,有相当大数量的病例是由于病情反复发作可延续到老年,发作的间歇时间随年龄的增长而缩短。

2. 老年首发的抑郁症

(1)躯体疾病伴发抑郁症:躯体疾病如心脏病、癌症或外科手术后,常出现抑郁症状。在综合医院内科住院的患者中约有30%的病例伴有抑郁症状,他们有可能出现自杀观念或自杀行为,所以在综合医院中,非精神科病房中出现患者自杀事件并非罕见。

(2)雄激素缺乏症与抑郁症:随着年龄的增长,睾酮的血浓度也随之下降。从50岁以后,男性群体的睾酮分泌逐年下降,超过60岁者约有20%病例的睾酮水平低于正常。临床可表现为性功能障碍,如阴茎勃起障碍、性欲下降等。Seidman等(2002年)发现,雄激素缺乏症有很高的抑郁症同病率。睾酮缺乏引起抑郁的机制尚不清楚,但有的临床观察资料表明,单用雄激素可能产生抗抑郁作用。

(3)中老年期抑郁症对治疗的反应:中老年期所患抑郁症的部分病例是在中老年期首发的,另一部分是由青年期发病的抑郁症延续到中老年期的。其中的原因可能在于中老年患者的躯体疾病患病的机会比青年患者要高得多,并受物质滥用、肝功能下降、动脉硬化和脑功能下降等影响,抑郁症的临床表现有所变化,如出现反应迟钝、精神运动迟滞、激越、疑病妄想和假性痴呆等。

以上情况的出现,中老年抑郁症的发病机制仍是以中枢神经5-羟色胺/去甲肾上腺素能的功能低下为主,因此主要治疗手段仍然是应用抗抑郁药,并辅以社会心理干预和其他治疗手段,如睾酮补充治疗等。

（4）恶劣心境与低睾酮:恶劣心境指的是慢性心境低落,表现为长时间（如数年）心情不好、疲倦,患者感到万事都是负担、任何事情都不能给自己带来乐趣,经常郁闷沉思、诸多抱怨、睡眠不好、自感能力不足,但是患者仍能勉强应付日常生活或工作事务。有时可能患者自述短时间（如数天）心情较好。诊断要点为长时间的低落心境,但是不符合轻度或中度复发性抑郁障碍的标准,恶劣心境常起病于成年早期,可持续数年或终生。在老年期起病的恶劣心境,常是抑郁症发作的后果,也可能与居丧、其他明显的应激有关。一般病期在 2 年以上。近年研究发现,老年恶劣心境患者伴有睾酮水平低下,平均为 295ng/dl,而抑郁症患者和非抑郁症者分别为 425ng/dl 和 423ng/dl。Seidman 等（2002 年）认为,恶劣心境和下丘脑－垂体－性腺轴的功能低下有关。

（5）雄激素的变化和其他心境障碍

1）男性易激惹综合征（irritable male syndrome, IMS）:易激惹综合征表现为多疑敏感、过于警觉、易激怒、嗜睡和抑郁。当快速睾酮分泌减少或睾酮用药快速撤药,可以诱发男性易激惹综合征（Lincoln, 2001 年）。

2）睾酮所致情感障碍:在 20 世纪 80 年代后期和 90 年代早期以前,睾酮对心境障碍的影响未予详细观察。近年来,对田径运动员进行研究,发现甾醇类激素对运动员的心境有明显影响。用药相当于睾酮低于 300mg/周雄激素的个例,极少产生心境障碍,用药在 300~1000mg/周者,心境障碍较为常见,用药在 1000mg/周以上者,则心境障碍相当常见,而且症状严重。在用药 500mg/周以上者,有 1% 出现躁狂（mania）、8% 出现轻躁狂（hypomania）、1 % 出现抑郁症样精神障碍（major depressive disorder）。停用睾酮者有 7% 出现抑郁症样精神障碍,其中多数患者出现自杀企图。有的用药者,在突然停药后出现精神病性症状,包括幻觉、妄想等症状（Pope, 1994 年）。但是,有的文献报道的结果与上述内容分歧很大。

3）雄激素和攻击、杀人行为:对没有犯罪史、无谋杀犯罪记录的男性进行研究,在用睾酮后出现攻击和杀人行为,被认为上述行为与大量用雄激素有关。

4）快速撤用雄激素和自杀:有的运动员长期使用雄激素,在赛事终止后突然停药,有部分运动员自杀身亡。可能与突然停药后所出现的重度抑郁有关。

5）雄激素所致精神病性症状:在用雄激素后可能出现幻觉、话多、夸大妄想、被害妄想和情感高涨等精神病性症状。雄激素引起上述症状的机制尚不清楚,推测可能与性激素的化学结构和皮质醇类药物相近有关,皮质醇类是较易引起精神障碍不良反应的药物。

第二节　男性更年期综合征精神
心理症状的特点和诊断

男性更年期综合征（male climacteric syndrome）由睾丸功能退化所引起，而睾丸的退化萎缩是缓慢渐进的，性激素分泌减少也是缓慢的，精子的生成在更年期也不完全消失，因此相对女性来说，男性更年期来得较晚，出现的时间很不一致，发病年龄一般在 45~55 岁，但也有早自 35 岁或迟至 65 岁，甚至 70 岁的，临床表现轻重不一，轻者甚至无所觉察，重者影响生活及工作，患者感到很痛苦。

但并非所有男性步入更年期后都会出现临床症状，也就是说，这个过渡时期可以是一个正常老化的生理过程，也可以是一个伴随着临床症状的疾病过程。如果该变化过程显得比较和缓、平坦则可不表现有临床异常。

据统计 30%~40% 的中老年男性可能会出现不同程度的更年期症状和体征。

一、主要临床表现

男性更年期综合征是由诸多因素共同作用造成的一种临床症候群，其临床表现复杂多样，缺乏特异性。归纳起来主要有以下几个方面。

（一）生理体能症状

体能和精力下降、睡眠减少、失眠、容易疲劳、食欲减退、便秘或腹泻、骨骼与关节疼痛、肌容量和肌力下降、性毛脱落和腹型肥胖等。

（二）精神心理症状

1. 情绪体验性症状　一定程度的心情差、心情低落、心情压抑、烦躁感、紧张感、焦虑感、恐惧感、兴趣下降或者丧失、以前喜欢做的事情不想做了，或者做了也没有了愉快感，高兴不起来、快感缺乏。

2. 情绪稳定性症状　易怒、易发脾气、容易被激惹、情绪具有波动性。

3. 认知症状　记忆力下降、注意力不易集中。

4. 自我认同感下降　自我评价降低、无用、无助、无望、自卑，自信心缺乏，感精力不足、敏感多疑、过分担心、对生活失去信心。

5. 社会功能受损　一定程度的工作能力下降、对生活失去信心、自觉痛苦或者回避社交、人际关系受到一定影响等。

（三）神经系统症状

呼吸不畅感、兴奋过度、局部麻木、刺痛感、四肢发凉、部位不定的疼痛、周身乏力、皮肤有蚁行感；自主神经功能紊乱方面主要是心血管系统症状，如心悸怔忡、心前区不适，或血压波动、头晕耳鸣、眼前有黑点、潮热、阵汗；神经衰弱表现，如失眠、少寐多梦、易惊醒、健忘、反应迟钝等。

（四）性功能减退

性欲减退、性活动减少、勃起功能障碍、性高潮及性欲下降、射精无力和精液量减少等。

二、男性更年期综合征精神心理症状的特点

1. 症状多较为轻微，为非特异性心理症状为主。
2. 最常见为抑郁症、焦虑症状等情绪症状，往往焦虑症状比较突出。
3. 伴随症状常见的有认知症状，主要表现为记忆力和注意力障碍。
4. 常伴随非特异性的多种躯体不适主诉，这些躯体主诉更多和情绪症状相关，躯体检查缺乏相应的阳性体征发现。这些躯体症状有时会掩盖情绪体验，也是这样的很多个体反复就诊于综合医院各个临床科室的原因。
5. 症状具有波动性的特点，容易随着一些小的环境、生活事件发生波动性变化。
6. 症状的表现形式和严重程度受个体人格特征的影响，具有典型神经质、敏感多疑个性特征的个体往往症状较为突出。
7. 抗抑郁药物、抗焦虑药物治疗对男性更年期综合征精神心理症状有效。
8. 心理咨询、心理治疗对男性更年期综合征精神心理症状有较好疗效。
9. 如果社会功能严重受损，通常要考虑到共病其他更为严重的精神疾病（例如共病抑郁症）的可能。

三、男性更年期综合征精神心理症状的识别、评估与鉴别诊断

男性更年期综合征的临床诊断，根据病史、临床症状、体格检查、实验室化验和相关物理检查，不难作出确诊。

男性更年期综合征精神心理症状的诊断更多侧重于精神心理症状的识别和评估，更为重要并更具有临床意义的事情是做鉴别诊断，以除外精神心理症状可能是其他精神疾病的表现。因此在此做一个较为详细的阐述和说明。

（一）男性更年期综合征精神心理症状的识别

男性更年期综合征精神心理症状的识别信息，主要来自三个方面。

1. 病史中倾听患者的主诉　患者就医求治时，首先是带着他 / 她的主诉来到医院救治的，患者主动寻求帮助的症状，正是患者感受到对他影响最大、最明显的症状，也是患者求治行为中最关注的问题，医生应该首先给以足够的

重视,这样也更容易获得患者的信任和对检查治疗的配合。医生要根据医学知识,进一步补充和了解是否存在一些相关的、具有协同诊断或者鉴别意义的症状。

2. 医生完善病史询问   患者报告病史后,医生还应根据医学知识、临床经验,对一些有临床意义的内容予以询问。

3. 分析病情及疾病的相关因素   判断症状的严重程度,是否影响到患者的生活、工作或人际关系。

4. 使用一些具有筛查作用的量表进行心理测查。

(二)男性更年期综合征精神心理症状的评估筛查

对男性更年期综合征精神心理症状的筛查评估,借助一些公认的心理测查量表来进行量化评估,这里就非精神专科医生最简便常用的相关心理测查量表简单介绍如下:

1. 评估抑郁症状的量表   抑郁自评量表(SDS),见表8-1。

下面有二十条文字,请您仔细阅读每一条,把意思弄明白,然后根据您的实际感觉,在适当的地方画一个√。

表8-1   抑郁自评量表(SDS)

	偶或无	有时	经常	持续
1. 我感到情绪沮丧,郁闷	1	2	3	4
2. 我感到早晨心情最好	4	3	2	1
3. 我要哭或想哭	1	2	3	4
4. 我夜间睡眠不好	1	2	3	4
5. 我吃饭像平时一样多	4	3	2	1
6. 我的性功能正常	4	3	2	1
7. 我感到体重减轻	1	2	3	4
8. 我为便秘烦恼	1	2	3	4
9. 我的心跳比平时快	1	2	3	4
10. 我无故感到疲劳	1	2	3	4
11. 我的头脑像往常一样清楚	4	3	2	1
12. 我做事情像平时一样不感到困难	4	3	2	1
13. 我坐卧不安,难以保持平静	1	2	3	4
14. 我对未来感到有希望	4	3	2	1
15. 我比平时更容易激怒	1	2	3	4

续表

	偶或无	有时	经常	持续
16. 我觉得决定什么事很容易	4	3	2	1
17. 我感到自己是有用的和不可缺少的人	4	3	2	1
18. 我的生活很有意义	4	3	2	1
19. 假如我死了别人会过得更好	1	2	3	4
20. 我仍旧喜爱自己平时喜爱的东西	4	3	2	1

说明:

（1）SDS 采用四级评分,主要评定项目为所定义的症状出现的频度,其标准为:"1"表示从无或偶尔;"2"是有时;"3"是经常;"4"是持续

（2）SDS 的主要统计指标为总分,从量表中直接统计出来的总分为"粗分",经过下公列式换算,γ=int（1.25x）,即用粗分乘以 1.25 以后取整数部分,就得到标准分（index score, y）

（3）按照中国常模结果,SDS 标准分的分界值为 50 分,其中 50~59 分为轻度抑郁,60~69 分为中度抑郁,70 分以上为重度抑郁

2. 评估焦虑症状的量表　焦虑自评量表（SAS）,见表 8-2。

下面有二十条文字,请您仔细阅读每一条,把意思弄明白,然后根据您最近一个星期的实际感觉,在适当的地方画一个√。

表 8-2　焦虑自评量表（SAS）

	1	2	3	4
	没有或很少时间	少部分时间	相当多时间	绝大部分或全部时间
1. 我觉得比平常容易紧张或着急	☐	☐	☐	☐
2. 我无缘无故地感到害怕	☐	☐	☐	☐
3. 我容易心里烦乱或觉得惊恐	☐	☐	☐	☐
4. 我觉得我可能将要发疯	☐	☐	☐	☐
5. 我觉得一切都很好,也不会发生什么不幸	☐	☐	☐	☐
6. 我手脚发抖寒颤	☐	☐	☐	☐
7. 我因为头痛、颈痛和背痛而苦恼	☐	☐	☐	☐
8. 我感觉容易衰弱和疲乏	☐	☐	☐	☐
9. 我得心平气和,并且容易安静坐着	☐	☐	☐	☐
10. 我觉得心跳得很快	☐	☐	☐	☐

续表

	1	2	3	4
	没有或 很少时间	少部分 时间	相当多 时间	绝大部分或 全部时间
11. 我因为一阵阵头晕而苦恼	☐	☐	☐	☐
12. 我有晕倒发作,或觉得要晕倒 　似的	☐	☐	☐	☐
13. 我吸气呼气都感到很容易	☐	☐	☐	☐
14. 我的手脚麻木和刺痛	☐	☐	☐	☐
15. 我因为胃痛和消化不良而苦恼	☐	☐	☐	☐
16. 我常常要小便	☐	☐	☐	☐
17. 我的手脚常常是干燥温暖的	☐	☐	☐	☐
18. 我脸红发热	☐	☐	☐	☐
19. 我容易入睡并且一夜睡得很好	☐	☐	☐	☐
20. 我做噩梦	☐	☐	☐	☐

说明:

(1) SAS采用四级评分,主要评定项目为所定义的症状出现的频度,其标准为:"1"表示没有或很少时间有;"2"是小部分时间有;"3"是相当多时间有;"4"是绝大部分或全部时间都有

(2) SAS的主要统计指标为总分,从量表中直接统计出来的总分为"粗分",经过换算 $y=int$ (1.25x),即用粗分乘以1.25以后取整数部分,就得到标准分(index score, y)

(3) 按照中国常模结果,SAS标准分的分界值为50分,其中50~59分为轻度焦虑,60~69分为中度焦虑,70分以上为重度焦虑

3. 症状自评量表(SCL-90)　指导语:表8-3中列出了有些人可能有的病痛或问题,请仔细阅读每一条,然后根据最近1星期以内(或过去____)下列问题影响你或使你感到苦恼的程度,请在每个问题选择最合适的一个,画一个"√"。请不要漏掉问题。

表8-3　症状自评量表(SCL-90)

1. 头痛。	7. 感到别人能控制您的思想。
2. 神经过敏,心中不踏实。	8. 责怪别人制造麻烦。
3. 头脑中有不必要的想法或字句盘旋。	9. 忘性大。
4. 头晕和昏倒。	10. 担心自己的衣饰整齐及仪态的端正。
5. 对异性的兴趣减退。	11. 容易烦恼和激动。
6. 对旁人责备求全。	12. 胸痛。

续表

13. 害怕空旷的场所或街道。	45. 做事必须反复检查。
14. 感到自己的精力下降,活动减慢。	46. 难以作出决定。
15. 想结束自己的生命。	47. 怕乘电车、公共汽车、地铁或火车。
16. 听到旁人听不到的声音。	48. 呼吸有困难。
17. 发抖。	49. 一阵阵发冷或发热。
18. 感到大多数人都不可信任。	50. 因为感到害怕而避开某些东西、场合
19. 胃口不好。	或活动。
20. 容易哭泣。	51. 脑子变空了。
21. 同异性相处时感到害羞不自在。	52. 身体发麻或刺痛。
22. 感到受骗、中了圈套或有人想抓住您。	53. 喉咙有哽塞感。
23. 无缘无故地突然感到害怕。	54. 感到没有前途、没有希望。
24. 自己不能控制地发脾气。	55. 不能集中注意。
25. 怕单独出门。	56. 感到身体的某一部分软弱无力。
26. 经常责怪自己。	57. 感到紧张或容易紧张。
27. 腰痛。	58. 感到手或脚发重。
28. 感到难以完成任务。	59. 想到死亡的事。
29. 感到孤独。	60. 吃得太多。
30. 感到苦闷。	61. 当别人看着您或谈论您时感到不自在。
31. 过分担忧。	62. 有一些不属于您自己的想法。
32. 对事物不感兴趣。	63. 有想打人或伤害他人的冲动。
33. 感到害怕。	64. 醒得太早。
34. 我的感情容易受到伤害。	65. 必须反复洗手、点数目或触摸某些
35. 旁人能知道您的私下想法。	东西。
36. 感到别人不理解您、不同情您。	66. 睡得不稳不深。
37. 感到人们对您不友好,不喜欢您。	67. 有想摔坏或破坏东西的冲动。
38. 做事必须做得很慢以保证做得正确。	68. 有一些别人没有的想法或念头。
39. 心跳得很厉害。	69. 感到对别人神经过敏。
40. 恶心或胃部不舒服。	70. 在商店或电影院等人多的地方感到不
41. 感到比不上他人。	自在。
42. 肌肉酸痛。	71. 感到任何事情都很困难。
43. 感到有人在监视您、谈论您。	72. 一阵阵恐惧或惊恐。
44. 难以入睡。	73. 感到在公共场合吃东西很不舒服。

续表

74. 经常与人争论。	82. 害怕会在公共场合昏倒。
75. 单独一人时神经很紧张。	83. 感到别人想占您的便宜。
76. 别人对您的成绩没有作出恰当的评价。	84. 为一些有关"性"的想法而很苦恼。
77. 即使和别人在一起也感到孤单。	85. 您认为应该因为自己的过错而受到惩罚。
78. 感到坐立不安、心神不定。	86. 感到要赶快把事情做完。
79. 感到自己没有什么价值。	87. 感到自己的身体有严重问题。
80. 感到熟悉的东西变得陌生或不像是真的。	88. 从未感到和其他人很亲近。
81. 大叫或摔东西。	89. 感到自己有罪。
	90. 感到自己的脑子有毛病。

说明：

本量表共 90 个项目，包含有较广泛的精神症状学内容，从感觉、情感、思维、意识、行为甚至生活习惯、人际关系、饮食睡眠等，均有涉及

每一个项目均采取 5 级评分制，具体说明如下：

（1）无：自觉并无该项症状（问题）

（2）轻度：自觉有该项症状，但对受检者并无实际影响，或影响轻微

（3）中度：自觉有该项症状，对受检者有一定影响

（4）相当重：自觉常有该项症状，对受检者有相当程度的影响

（5）严重：自觉该症状的频度和强度都十分严重，对受检者的影响严重

因子分：共包括 9 个因子，其因子名称及所包含项目为：

（1）躯体化：包括 1、4、12、27、40、42、48、49、52、53、56 和 58，共 12 项。该因子主要反映主观的身体不适感

（2）强迫症状：3、9、10、28、38、45、46、51、55 和 65，共 10 项，反映临床上的强迫症状群

（3）人际关系敏感：包括 6、21、34、36、37、41、61、69 和 73，共 9 项。主要指某些个人不自在感和自卑感，尤其是在与他人相比较时更突出

（4）抑郁：包括 5、14、15、20、22、26、29、30、31、32、54、71 和 79，共 13 项。反映与临床上抑郁症状群相联系的广泛的概念

（5）焦虑：包括 2、17、23、33、39、57、72、78、80 和 86，共 10 个项目。指在临床上明显与焦虑症状相联系的精神症状及体验

（6）敌对：包括 11、24、63、67、74 和 81，共 6 项。主要从思维、情感及行为三个方面来反映病人的敌对表现

（7）恐怖：包括 13、25、47、50、70、75 和 82，共 7 项。它与传统的恐怖状态或广场恐怖所反映的内容基本一致

（8）偏执：包括 8、18、43、68、76 和 83，共 6 项。主要是指猜疑和关系妄想等

（9）精神病性：包括 7、16、35、62、77、84、85、87、88 和 90，共 10 项。其中有幻听、思维播散、被洞悉感等反映精神分裂样症状项目

（三）男性更年期综合征与精神心理障碍的鉴别诊断

当临床上男性更年期综合征表现出诸多精神心理症状时，需要和这个年龄段常见的几种精神障碍相鉴别，包括抑郁发作、焦虑障碍、创伤后应激障碍。

1. 抑郁发作（depressive episode）　表现概括地称为"三低"，即情绪低落、思维迟缓和意志消沉。这三种症状是典型的重度抑郁的症状，不一定出现在所有的抑郁症患者，甚至并非出现于多数抑郁发作中。

抑郁发作的表现可分为核心症状、心理症状群与躯体症状群三方面。

（1）核心症状：抑郁的核心症状包括心境或情绪低落、兴趣缺乏以及乐趣丧失。这是抑郁的关键症状。

1）情绪低落：患者体验到情绪低落、悲伤。情绪的基调是低沉、灰暗的。患者常常诉说自己心情不好，高兴不起来。在抑郁发作的基础上患者会感到绝望、无助与无用。

绝望（hopelessness）：对前途感到悲观失望，认为自己无出路。此症状与自杀观念密切相关，在临床上应注意鉴别。

无助（helplessness）：是与绝望密切相关的症状，对自己的现状缺乏改变的信心和决心。常见的叙述是感到自己的现状如疾病状态无法好转，对治疗失去信心。

无用（worthlessness）：认为自己生活毫无价值，充满了失败，一无是处。认为自己对别人带来的只有麻烦，不会对任何人有用。认为别人也不会在乎自己。

2）兴趣缺乏：是指患者对各种以前喜爱的活动缺乏兴趣，如文娱、体育活动、业余爱好等。典型者对任何事物无论好坏都缺乏兴趣，离群索居，不愿见人。

3）乐趣丧失：是指患者无法从生活中体验到乐趣，或曰快感缺失（anhedonia）。

以上三组症状是相互联系的。有的患者不认为自己情绪不好，但却对周围事物不感兴趣。有些抑郁症患者有时可以在百无聊赖的情况下参加一些活动，主要是自己单独参与的活动，如看书、看电视，从事体育活动等，表面看来患者的兴趣仍存在，但进一步询问可以发现患者无法在这些活动中获得乐趣，从事这些活动主要目的是为了消磨时间，或希望能从悲观失望中摆脱出来。

（2）心理症状群：可分为心理学伴随症状（焦虑、自责自罪、精神病性症状、认知症状以及自杀观念和行为、自知力等）和精神运动性症状（精神运动性兴奋与精神运动性激越等）。

1）焦虑：焦虑与抑郁常常伴发，而且经常成为抑郁症的主要症状之一。主观的焦虑症状可以伴发一些躯体症状，如胸闷、心跳加快、尿频、出汗等，躯体症状可以掩盖主观的焦虑体验而成为临床主诉。

2）自罪自责：患者对自己既往的一些轻微过失或错误痛加责备，认为自己的一些作为让别人感到失望。认为自己患病给家庭、社会带来巨大的负担。严重时患者会对自己的过失无限制"上纲上线"，达到妄想程度。

3）精神病性症状：主要是妄想或幻觉。如罪恶妄想、无价值妄想、躯体疾病或灾难妄想、嘲弄性或谴责性的听幻觉等；被害或自我援引妄想，没有情感色彩的幻听等。这些妄想一般不具有精神分裂症妄想的特征，如原发性、荒谬性等。

4）认知症状：抑郁症伴发的认知症状主要是注意力和记忆力的下降。这类症状属于可逆性，随治疗的有效而缓解。认知扭曲也是重要特征之一，如对各种事物均作出悲观的解释，将周围一切都看成灰色的。

5）自杀观念和行为：抑郁患者半数左右会出现自杀观念。轻者常常会想到死亡有关的内容，或感到没有意思、没劲；再重会有生不如死的感觉，希望毫无痛苦地死去；之后则会主动寻找自杀的方法，并反复寻求自杀。抑郁症患者最终会有 10%~15% 死于自杀。偶尔患者会出现"扩大性自杀"，患者可在杀死数人后再自杀，导致极严重的后果。

6）精神运动性迟滞或激越（psychomotor retardation, psychomotor agitation）：精神运动性迟滞患者在心理上表现为思维发动的迟缓和思流的缓慢。患者将之表述为"脑子像是没有上润滑油"，同时会伴有注意力和记忆力的下降。在行为上表现为运动迟缓，工作效率下降。严重者可以达到木僵的程度。激越患者则与之相反，脑中反复思考一些没有目的的事情，思维内容无条理，大脑持续处于紧张状态。但由于无法集中注意来思考一个中心议题，因此思维效率下降，无法进行创造性思考，在行为上则表现为烦躁不安、紧张激越，有时不能控制自己的动作，但又不知道自己因何烦躁。

7）自知力：相当一部分抑郁症患者自知力完整，主动求治。存在明显自杀倾向者自知力可能有所扭曲，缺乏对自己当前状态的清醒认识，甚至完全失去求治愿望。伴有精神病性症状者自知力不完整甚至完全丧失自知力的比例增高。

（3）躯体症状群：睡眠紊乱，食欲紊乱，性功能减退，精力丧失，非特异性躯体症状如疼痛、周身不适、自主神经功能紊乱等。

1）睡眠紊乱：是抑郁状态最常伴随的症状之一，也是不少患者的主诉。表现为早段失眠、中段失眠、末段失眠、睡眠感缺失等。其中以早段失眠最为多见，而以末段失眠（早醒）最具有特征性。与这些典型表现不同的是，在不典型抑郁患者可以出现贪睡的情况。

2）食欲紊乱：主要表现为食欲下降和体重减轻。食欲减退的发生率约为

70%。轻者表现为食不甘味,但进食量不一定出现明显减少,此时患者体重改变在一段时间内可能不明显;重者完全丧失进食的欲望,体重明显下降,甚至导致营养不良。不典型抑郁症患者则可见有食欲亢进和体重增加。

3)性功能减退:可以是性欲的减退乃至完全丧失。有些患者勉强维持有性行为,但无法从中体验到乐趣。

4)精力丧失:表现为无精打采、疲乏无力、懒惰、不愿见人。有时与精神运动性迟滞相伴随。

5)晨重夜轻:即情绪在晨间加重。患者清晨一睁眼,就在为新的一天担忧、不能自拔。在下午和晚间则有所减轻。此症状是“内源性抑郁症”的典型表现之一。有些心因性抑郁患者的症状则可能在下午或晚间加重,与之恰恰相反。

6)非特异性躯体症状:抑郁症患者有时以此类症状作为主诉,因而长期在综合医院门诊游荡。与疑病症状不同的是这类患者只是诉说这类症状,希望得到相应的治疗,但并未因此而产生牢固的疑病联想,认为自己得了不治之症。当然,抑郁症伴发疑病症状的并不少见。这类非特异性症状包括头痛或全身疼痛,周身不适,胃肠道功能紊乱,心慌气短乃至胸前区痛,尿频、尿急等,常在综合医院被诊为各种自主神经功能紊乱。

(4)抑郁症诊断标准(ICD-10):①持续发作须持续至少2周;②不是由于精神活性物质或器质性精神障碍所致;③轻度抑郁发作:具有核心症状至少2条,核心与附件症状共计至少4条。

中度抑郁发作:具有核心症状至少2条,核心与附加症状共计至少6条。

重度抑郁发作:具有全部3条核心症状,核心症状与附加症状共计8条。

(5)男性更年期综合征与抑郁症相鉴别的要点

1)从起病时间上看,男性更年期综合征首次发病在步入更年期之后,而抑郁症患者在步入更年期年龄前往往可能就有过抑郁发作史。

2)从病程特点来看,抑郁发作多为间歇性病程,间歇期会恢复到病前水平,而男性更年期综合征为持续性病程,尽管情绪症状具有一定波动性的特点。

3)从严重程度来说,男性更年期综合征往往症状较轻微,社会功能受损程度较轻,而抑郁症相比较而言,社会功能受损更严重,更多发生轻生厌食甚至自伤自杀行为。

(6)在这里还有必要特别强调,老年期抑郁症的临床表现和在中青年起病的抑郁症有所不同。老年期抑郁症指的是在60岁以上首发的抑郁症。

1)疑病性:在遇到常有的躯体症状时,如头痛、胸闷、便秘、心悸等,患者常认为重病缠身,但是,躯体症状随着抑郁症状的好转而好转或消失。老年期抑郁症患者躯体症状的主诉很多，而感到非常痛苦。如偶染感冒，有流涕、低热等症状，患者可以对这些症状极度夸张。有的患者在躯体病治愈以后，仍过度关心自己的健康。例如，一个患者因患眼疾而视力下降，经治疗后视力恢复，但患者仍担心以后是否会"瞎眼"而反复求医。在此情况下应考虑是否患有抑郁症的可能性。

2）激越性：激越性指的是易激动。患者可因细小的缘故或自认为不顺心而出现过激言语或情绪反应。抑郁症可伴有激越症状，老年抑郁症则随年龄的增长而加重。55岁以上的患者，60%有激越症状，患者反复诉说自己不幸的经历和体验、搓手顿足、坐卧不宁，认为将大祸临头，喋喋不休地反复找人申诉。有时出现触电、勒颈、撕衣服、揪头发等行为。

3）隐匿性：患者以躯体症状主诉为主，不主动诉说抑郁情绪，经询问后甚至可能否认自己心情不好，经过仔细精神检查，部分病例可能发现抑郁症状。部分坚持否认抑郁症状的患者，经详细体检或实验室检查，仍不能发现与主诉相关的躯体疾病，在用抗抑郁药治疗后可获得良好的疗效。

4）妄想性：在老年性抑郁症中，常见妄想症状，其中疑病妄想较为多见，其次为虚无妄想。虚无妄想患者认为自己的内脏已经不存在，如认为自己的心脏或肝脏已经消失，甚至认为本人已经不存在了。还有其他妄想，如被害妄想、罪恶妄想和贫穷妄想等。

5）抑郁症性假性痴呆：假性痴呆表现为痴呆样症状，和痴呆不同之处为其可逆性。老年期抑郁症可见类似痴呆症状，包括记忆障碍、智能障碍，和痴呆不同的是抑郁症性假性痴呆进展较快，患者自知近来记忆力明显减退。痴呆患者常否认记忆力障碍，而且是渐进性的，在出现记忆缺损时用虚假的故事或别人的经历来补充自己记忆缺失所致的经历空白。

2. 焦虑障碍 焦虑症（anxiety）是一种以焦虑情绪为主要表现的神经症，包括急性焦虑和慢性焦虑两种临床相，常伴有头晕、胸闷、心悸、呼吸困难、口干、尿频、尿急、出汗、震颤和运动性不安等。焦虑并非实际威胁所引起，其紧张程度与现实情况很不相称。

（1）临床表现：主要症状为焦虑的情绪体验、自主神经功能失调及运动性不安。临床上常见有急性焦虑和慢性焦虑两种表现形式。

1）急性焦虑：即惊恐发作。这是一种突如其来的惊恐体验，表现为严重的窒息感、濒死感和精神失控感。患者宛如濒临末日，或奔走，或惊叫，惊恐万状、四处呼救。惊恐发作时伴有严重的自主神经功能失调，主要有三个方面：①心脏症状：胸痛、心动过速、心跳不规则；②呼吸系统症状：呼吸困难；③神经系统症状：头痛、头昏、眩晕、晕厥和感觉异常，也可以有出汗、腹痛、全身发抖或全身瘫软等症状。

急性焦虑发作通常起病急速,终止也迅速。一般持续数十分钟便自行缓解。发作过后患者仍心有余悸,不过焦虑的情绪体验不再突出,而代之以虚弱无力,需经若干天才能逐渐恢复。

2)慢性焦虑:又称广泛性焦虑或自由浮游性焦虑,是焦虑症最常见的表现形式。患者长期感到紧张和不安。做事时心烦意乱、没有耐心;与人交往时紧张急切、极不沉稳;遇到突发事件时惊慌失措、六神无主,极易朝坏处着想;即便是休息时,也可能坐卧不宁,担心出现飞来之祸。患者如此惶惶不可终日,并非由于客观存在的实际威胁,纯粹是一种连他自己也难以理喻的主观过虑。

自主神经功能失调的症状经常存在,表现为心悸、出汗、胸闷、呼吸急促、口干、便秘、腹泻、尿频、尿急、皮肤潮红或苍白。有的患者还可能出现阳痿、早泄、月经紊乱等症状。

运动性不安主要包括坐立不安、搓手顿足、肢体发抖、全身肌肉跳动、肌肉紧张性疼痛及舌唇、指肌震颤等。

(2)男性更年期综合征与焦虑症相鉴别的要点:焦虑症是神经症性障碍的亚型之一,符合神经症性障碍的一般特点,把握这几个神经症性障碍的特点,男性更年期综合征与焦虑症相鉴别就不是困难的事了。①发病常与心理社会因素有关;②患者常具有某种个性特征;③症状没有相应的器质性病变作基础;④社会功能相对完好;⑤自知力充分完整。另外,从病程特点来看,焦虑障碍起病于青春期,逐渐缓慢起病,而男性更年期综合征往往具有一个相对明确的起病期,在中老年期起病。

3. 创伤后应激障碍(post-traumatic stress disorder) 是由于异乎寻常的威胁性或灾难性的心理创伤,导致延迟出现和长期、持续的精神障碍,主要表现为:

(1)遭受异乎寻常的创伤性事件或处境。

(2)反复出现创伤性体验,并至少有以下1项:①不自主地出现回想受打击的经历;②反复出现有创伤性内容的噩梦;③反复出现重演创伤内容的错觉或幻觉;④反复发生触景生情的精神痛苦,如目睹死者的遗物、旧地重游,或遇死者忌日时会出现异常的痛苦和产生明显的生理反应,表现为心悸、出汗和面色苍白等。

(3)持续性的警觉增高,并至少有下列一项:①入睡困难或睡眠不深;②易激惹;③注意力集中困难;④过分担惊受怕。

(4)对于刺激相似或有关情景的回避,并至少有下列2项:①鼓励不去想有关创伤经历的人或事;②避免参加能引起痛苦回忆的活动,或避免到会引起痛苦回忆的地方;③不愿与人交往、对亲人变得冷淡;④兴趣爱好范围变得狭窄,但是对与创伤内容无关的某些活动仍有兴趣;⑤选择性遗忘;⑥对未来失去希望和信心。

可见,创伤后应激障碍有明显的认知障碍,如注意障碍,选择性遗忘,对创伤内容有关信息的过度敏感,对与创伤体验有关的字形和颜色的描述明显缓慢。

创伤后应激障碍经历异乎寻常的威胁性或灾难性的心理创伤,是与男性更年期综合征相鉴别的重要要点。

第三节   男性更年期综合征的精神心理治疗

一、男性更年期综合征的治疗原则

男性更年期综合征精神心理症状的治疗应该遵循综合性治疗的原则。

1. 针对男性更年期性激素缺乏的对症治疗原则。

2. 必要时针对男性更年期综合征精神心理症状的抗抑郁药、抗焦虑药干预治疗。

3. 疾病知识的健康教育。

4. 给予积极的心理咨询与心理治疗。

二、心理咨询与心理治疗

心理咨询与心理治疗是由具有专业资质的心理咨询师、心理治疗师,运用心理学理论知识,有计划有步骤地对来访者进行咨询与治疗,以帮助来访者摆脱症状、人格成长。

(一)常用心理学基础理论介绍

心理治疗的方法多种多样,每个心理学家都有自己独具个性的治疗风格,但比较常用的方法大致可分为精神分析疗法、行为疗法、认知疗法和支持疗法等,临床上可根据患者的具体情况选择一种或两种以上方法进行整合性心理治疗。

(1)精神分析疗法(psychoanalysis therapy):是19世纪奥地利心理学家弗洛伊德创立的一种心理治疗方法。它强调无意识的欲望、动机或不能解除的情结对人心理的影响,治疗者通过挖掘和分析患者"潜意识"的心理活动,帮助患者重新认识那些被自己忽略的情感和思维,洞察和体会自己对困难的适应模式,从而改善患者的心理状态、行为方式和处理各种困难的能力。在精神分析过程中,不仅间接地解除了患者的精神症状,而且促进了患者人格的进一步完善。因此,了解人的思维就像了解浮在海面上的冰山一样,只有潜入海底探察到冰山的水下部分,才能了解冰山的全貌。其实,对患者心理"潜意识"的分析并没有像了解冰山这么具体和直接,治疗者只能从患者零零碎碎的语言和行为的无意识流露中去捕捉其心理上的阴影,需要治疗者具备敏锐的观察力和判断力。分析的目的在于治疗,而分析的同时,治疗也就寓于其中,通过交谈、启发、情感交流和指点诱导,使患者比较容易地发现自己心理问题产生的原因,在交流的同时,潜在的心理情结得到释放。这样经过多次反复、循序渐进的分析治疗,就能逐步解决患者的心理问题。

(2)行为疗法(behavior therapy):是把治疗的着眼点放在可观察到的外在行为或可具体描述的心理状态上,帮助患者消除不适应性行为,建立良性行为,从而影响其心理活动,达到改善其思维模式的一种心理治疗方法。其基本理论主要来源于行为主义的学习原理,它包括三个部分:经典的条件反射原理、操作条件反射原理和模仿学习原理。认为任何行为通过适当的奖赏,可以使其行为加强和巩固;而通过处罚,可以使行为减少或消失。因此,必须依赖一定的制约手段,才能使已成为一种习惯和定势存在于日常生活中的不良行为和指导这种行为的思维模式得到调整,以纠正非适应性的行为,建立起正常的心理反应,达到治疗心理疾病的目的。行为治疗的主要方法包括生物反馈、系统脱敏、催眠疗法、厌恶疗法、集中训练疗法等。

(3)认知疗法(cognitive therapy):是近年来新发展起来的心理治疗方法之一。"认知"是指个体对某一件事情或对某对象的认识和看法,如对自己的看法、对人的想法、对环境的认识或对事物的见解等。它是人格中与情感、意志、动机或行为相对的心理功能与状态。认知治疗的观点认为,患者的心理、情绪以及行为问题不是由生活事件和刺激物本身所引起的,而是由患者不合理的、错误的或歪曲的认知所导致。治疗的着眼点主要放在患者非功能性的认知问题上,企图通过患者对己、对人或对事的看法与态度的转变,来改善其所呈现的心理和行为问题。认知疗法的实施可分为几个阶段来进行,首先治疗者要向患者讲明白一个人的看法与态度会影响他的心理状态和行为;其次是帮助患者去检讨他对己、对人或对事所持有的不正确的看法和态度,并让他认识到这种偏见与现实之间的差距;接着便督促患者去练习更换这些看法或态度,建立正确的、健康的看法与态度,以便借此新的看法与态度来产生健康的心理模式和适应性行为。一般地说,认知疗法可分为三大类,即认知重建、心理应付技术和解决问题技术。

(4)支持疗法(supportive psychotherapy):虽然没有自身独特的理论依据,

但治疗过程中仍遵循心理治疗的基本原则和方法,是为了支持患者应付情感上的困难或心理上的危机而设。它主要有两种含义:一种是指以"支持"为主的特殊性治疗方式。就是当患者面对严重的情感挫折或心理创伤,心理上难以承担,不能理智面对,需要依靠别人"支持"才能度过心理难关时,由治疗者提供心理支持,以应付心理危机;另一种是指患者的人格不健全,心理结构上性格脆弱,或患有慢性的心理疾患,或退化性的心理障碍,需要治疗者长期的支持与照顾,帮助患者改善心理恶化的趋势,增加应付现实情况的能力。支持治疗的主要原则是为患者提供所需心理上的支持,包括同情体贴、鼓励安慰等情感方面的支持和处理各种问题的方法等,协助求治者能顺利地走出心理困境。同时,应注意这种治疗所带来的负面效应。因为治疗者对患者过分地关心、同情和保护,容易使患者产生某种依赖性,丧失自我适应和康复的能力。因此,适当地、选择性地提供"支持",是治疗者应该把握的技巧,它直接关系着这种治疗的成败。

上述各种心理治疗方法虽然从不同角度揭示了人类心理和行为的规律,但由于其心理和行为的复杂性,使每一种治疗方法都不可避免地表现出他们所特有的局限性。因此,近年来心理治疗出现了一种整合(integration)的趋势,持这种态度和观点的心理学家认为,人是一个生物、心理、社会三者组成的整体开放系统,对患者的治疗须从上述三者出发,不能仅仅用一种方式来进行。现在,许多心理学家已经打破了传统的门第之见,行为治疗者在治疗中结合了认知的观点和方法;认知治疗也常常采取行为治疗的技术,不同的治疗方法相互渗透和融合,形成了当代心理治疗的新趋势。

(二)男性更年期综合征的心理咨询、心理治疗

1. 治疗原则

(1)同情、理解而非批评的原则:心理治疗者应无条件地同情和理解患者,避免采用易于引起对方反感和激奋情绪的责备或批评方式。这样有利于为心理治疗创造一个和谐和默契的气氛。

(2)建设性而非指导性原则:心理治疗不是简单的说教,不能使用命令式或指导式的语言,尤其是对那些生活经验和阅历比较丰富的中老年患者,更要注意尊重他们的见解和人格,根据具体情况提出建设性的意见和建议,启发他们自己思考和发现问题。因为心理治疗的最终目的是帮助患者在个人、家庭和社会的种种矛盾冲突中,能独立地面对和处理各种问题。

(3)保持中立而不偏袒的原则:心理障碍患者往往是因为存在各种心理冲突或偏激情绪而来寻找帮助的,如果心理治疗者根据自己的道德、观念和个人爱好,偏向于心理冲突的任何一方,都无助于患者心理冲突的解决,治疗者只有保持中立的态度,帮助患者认识和权衡引起心理冲突的事或物矛盾双方的利弊得失,才能从根本上解决心理问题。

(4)建立治疗性关系的原则:治疗性关系是在医患双方充分理解和信任的基础上建立起来的一种新型关系,是实施心理治疗的前提,它能进一步增进患者的自尊心和自信心,使其逐步形成对自己行为负责的态度,充分发挥自身的潜能,逐步纠正非适应心理和行为。

(5)保密性原则:对病人的姓名、职业、病情及治疗过程进行保密是治疗者所应遵循的职业道德,也是进行心理治疗所应遵循的一个重要原则。没有获得来访者的许可,治疗者绝不可泄露来访者的情况,包括不和自己的亲人诉说,不和同事交流,更不可公开来访者情况。保密性原则也是心理治疗所必需的,在治疗一开始时就应向来访者说明,这样可取得来访者的信任,促进良好的医患关系,获得有关病情的可靠信息。

2. 治疗设置

(1)治疗室:心理治疗室应温馨、舒适、简洁,使来访者可以很好地放松。治疗室的色彩以淡雅为主,光线适中,同时不宜有较多的摆放。治疗室应配有沙发、茶几或桌椅,也可以有书架。

(2)心理治疗的预约:预约可以通过电话、网络或者面谈等方式进行。预约时间应简单填写情况表。如果是面谈预约,同时可以签署心理治疗协议。

(3)疗程、频率、时间设定:治疗前应就疗程、频率、时间的设定和来访者讨论,可在治疗疗程中根据具体情况进行调整。考虑短、长疗程的设定。

每周 1~4 次,或每月 1~2 次。视不同需求和不同的心理治疗方法而不同。每次 40~50min 的治疗时间。

(4)费用:按标价付费。需事先和来访者说明并征得同意,签署协议。

3. 心理咨询、心理治疗的三个阶段

(1)开始阶段:详细评估来访者的情况,讨论治疗目标。根据治疗目标,告知心理治疗的疗程、频率、时间、治疗方式、费用,并应讨论治疗终止的时机。

(2)治疗实施阶段:按照治疗设置,实施治疗。

(3)治疗终止:达到治疗目标后,按最初设置,完成治疗终止的访谈。

(4)治疗中特殊情况的处置及治疗非正常终止。

事先应就治疗中可能出现的一些特殊情况如何处置进行讨论和约定,如有特殊原因不能按设置时间治疗、治疗关系出现紧张或其他特殊原因无法继续治疗应及时终止。

4. 男性更年期综合征患者心理治疗的要点和策略 男性更年期综合征患者的精神心理因素包括心理素质因素和心理应激两个方面,主要包括了人格特征、生活方式、人际关系、生活工作压力、环境因素以及精神疾病的影响等。因此,针对来访者人格、生活方式、人际交往技能、心理生活事件等因素采用针对性的心理咨询和心理治疗。

（1）针对人格缺陷的个体心理

1）对来访者的人格特征,详细采集病史,包括父母亲人格特点、幼年的抚养状况、家庭教养方式、重要生活事件的影响、人际关系的建立与维持方式特点等。

2）采用国际公认的心理测查量表,测量来访者的性格、气质、兴趣、态度、品德、情绪、动机、信念、价值观等方面的个性心理特征,常用的量表有明尼苏达多项人格测验（MMPI）、艾森克人格问卷（EPQ）、卡特尔16种人格因素问卷等。

3）与来访者充分讨论人格相关心理学知识,帮助来访者正确审视自身的人格特点,探讨人格特点对自身的认知、情绪情感、意志行为的影响。引导来访者剖析自身人格缺陷、对生活事件习惯了的认知态度及应对处理方式的问题,帮助来访者澄清不恰当的认知及应对方式对自己造成的影响,引导来访者主动寻求帮助自身人格成长的动机和愿望。

4）人格的成长不是一朝一夕可以完成的,应当结合来访者自身的生活环境状况来提升其人格的成长。主要采用的有精神分析疗法、人本主义疗法、认知行为疗法等综合性的心理治疗方法,进行较为长程的治疗,最终促进来访者人格的真正成长,而不是仅仅停留在理论水平的探讨。

（2）针对生活方式、人际关系、生活工作压力、环境因素

1）多采用认知行为治疗的方法进行干预,包括认知治疗、家庭治疗、放松训练、人际交往技能培训、脱敏治疗等。

2）可以结合来访者每个访视间期发生的具体生活事件来进行讨论、分析,澄清问题,提出一般人可能的认识态度和处理应对方式,讨论各种认识和处理态度的优缺点,引导来访者去思考和权衡。布置作业,鼓励来访者用新的方式去认识和应对生活中再次遇到的类似生活事件,定期评估和讨论完成作业的感受和启发,逐渐让来访者形成并建立新的、恰当的态度和应对方式。

（3）针对男性更年期综合征患者常见的精神心理问题,引导来访者领悟心理活动状态对常见的抑郁、焦虑、烦躁症状产生的影响,正确认识人格特征、生活方式、心理社会应激可能对症状的作用,真正了解并客观、科学对待更年期可能产生的心理活动特点,学会正确、有效的自我心理调适。

总之,心理治疗的方法和形式多种多样,心理治疗者应根据患者的具体情况和治疗条件灵活运用,以期达到最理想的疗效。

第四节 精神心理调节在男性更年期
综合征预防中的作用

一、男性更年期综合征的预防

预防是以"环境－人群－健康"为模式,以健康人群为对象,以预防为主要思想指导,运用现代医学知识和方法研究环境对健康影响的规律,制定预防人类疾病发生的措施,实现促进健康、预防伤残和疾病为目的的一门科学。男性更年期综合征预防的特点包括:工作对象包括个体和群体,工作重点是健康和无症状患者,对策与措施更具积极预防作用,更具人群健康效益,研究方法上更注重微观和宏观相结合,研究重点是环境与人群健康之间的关系。

预防可能是解决现代社会健康问题的最核心方法。

老龄化的疾病问题主要是由于遗传因素所决定的自然老化过程,这是当代科学技术水平所无法克服的;由于环境和发展因素所决定的老化加剧过程,急慢性疾病或致死性并发症所引起的健康问题,以及许多疾病的发生发展过程常常需要很长的时间起效,早期的预防是非常有效的,是可以通过各种方法,例如饮食调节、健康教育、心理调节、环境调节和社会调节等来改变、延缓和预防。经验告诉我们,老年男性不健康的许多因素或原因是以复杂的方式与社会、经济、文化以及心理过程紧密相关,而在绝大多数情况下,预防和解决这些健康问题的基本方法也要在社会的多个层次上去寻找,而不仅仅在个体的层面上进行。

在最早的时机内开始男性更年期综合征的一级预防策略是最为有效的。教育民众和健康护理人员掌握有关男性更年期的相关知识和早期检测男性更年期健康问题的重要性,如果男性对这些问题有更多的自我认识,相当数量的男性健康问题(包括男性更年期综合征)就能被早期发现和治疗,将会降低更年期男性发生男性更年期综合征的发病率和疾病严重程度,从而可以有效地降低疾病诊治及保健的费用。

通常,女性的就诊频度是男性的 1.5 倍,这使得她们能够在早期发现健康问题,并寻求积极的保健预防和治疗措施。而男性大多在疾病的中晚期才寻求医疗帮助,所以其医疗费用一般较女性高。男性就诊通常是寻求治疗,而女性就诊更多的是寻求预防和保健。男性的这种心理状态和被动局面必须尽快改变。

男性更年期综合征在症状出现之前通常有一个相当长的潜伏期,也有人将其描述为亚健康态,最后才能得到诊断。在男性更年期综合征变得越来越明显和普遍的时候,对疾病的早期诊断测试,适当地定期使用实验室检查和筛选步骤,在二级预防和自我关心保健策略中均能够起到重要的作用。

健康普查是早期发现和有效预防的首要步骤。只要让男性了解到预防性保健在延长生命、抗拒男性更年期综合征、改善生活质量方面的重要价值,他们都会积极踊跃地参加健康普查。

为了让健康普查顺利开展及其结果得到良好利用,国际中老年健康研究协会(ISSAM)的主席 Lunenfeld 教授认为必须做到:①有一批能够了解、引导、教育和处理老年男性健康问题的医学专家;②提供更多有关男性更年期及男性衰老过程的相关知识,并以积极的方式宣传和推动老龄化事业,接受教育和自我教育,成立自助组织,并代表老龄社会进行积极的倡导;③制定一整套计划,使男性能够很好地控制自身的健康状况和社会环境的健康状况;④获得基本的流行病学资料,加强老年男性健康的基础及临床研究;⑤评估与年龄相关的营养需求;⑥制定锻炼计划,进行维护心脏功能和锻炼特定肌群的有氧运动;⑦开展和评估新的已经改良的药物,用于预防和治疗与衰老有关的病理改变。

二、精神心理调适在老年更年期综合征预防工作中的作用

(一)精神心理调节的概念

近年,心理因素在各种疾病中的作用受到了医学界的普遍关注,在男性更年期综合征的发病过程中,心理因素无不贯穿其始终,既能成为引起该病发生的内在原因,又能成为许多中老年疾病发展过程中心理反应的结果,反过来作用于机体,影响着男性更年期综合征的发生、发展、治疗和预后。

精神心理调适是指通过社会、家庭、医生和患者的共同努力和密切配合,采用健康教育、心理咨询、心理治疗、心理自我调适以及协调夫妻关系等方式,对来访者给予帮助,提高来访者对疾病知识的掌握,改善生活方式,增强对负性心理社会事件、应激因素的心理应对能力,最终提高来访者的心理健康水平。

在了解精神心理调适的方法之前,我们有必要对中老年男性不良心理因素产生的原因和精神心理因素对男性更年期综合征影响的机制有所了解。

(二)精神心理调适的社会心理学基础

人生活在客观世界之中,客观世界的一切变化(包括良性事件和恶性事件)都会通过人的感觉和知觉对人的主观世界产生影响,人体通过心理和生理调控机制,对原有的生理功能和行为方式进行调整,以适应客观世界的变化。心理活动就是人的主观世界对客观世界的反映,通过心理变化去适应客

观世界变化的过程叫心理反应。不是所有心理反应都对人体有益,当外界事件刺激的程度超出了人的心理承受能力,或由于个性心理的不完整性干扰了对客观事物的正确反映,就会让人体产生消极的心理反应,出现不良的情绪和心理压力,对人体的心理和生理产生影响。

1. 不良情绪和心理压力的分类　中老年人的各种不良情绪和心理压力概括起来可归纳为易感因素、诱发因素和持续因素三个方面。

（1）易感因素:易感因素是由个体的心理个性,即心理素质决定的,它反映在客观事物上,表现为不同的人对外界同一种刺激的心理反应和承受能力是不相同的。人的心理个性的形成受到其所处社会环境、传统观念、生活习惯、道德标准、宗教信仰、受教育程度和生活阅历的影响。因此,不正确的信息和不良的生活事件往往造成个性心理形成过程中的某些缺陷,成为中老年时期产生各种不良心理反应的条件。

（2）诱发因素:诱发因素包括中老年时期的生理变化、慢性疾病的折磨、家庭关系的恶化、居住环境的改变、子女远离、丧偶等生活事件,是引起中老年人各种不良情绪和心理压力的直接原因。

（3）持续因素:持续因素则是由于引起中老年人不良心理反应的各种内在和外在因素没有得到及时消除,使这些因素持续地作用于机体,形成不良心理反应与社会环境不相适应的恶性循环,最终成为中老年抑郁症等心身疾病和心理危机发生的根源。

2. 中老年男性不良心理因素产生的主要原因　引起中老年人的各种不良情绪和心理压力产生的原因是非常复杂的,但概括起来可归纳为社会根源、生理原因、家庭关系恶化、生活环境变迁和生活需要转变等。

（1）社会根源:由于社会因素的制约,多数中老年人从小就缺乏生理卫生知识和健康知识的教育,没有形成良好的心理素质和生活习惯。同时,由于受封建意识和传统文化的束缚,使大多数人对性有一种忌讳之感,对性的要求是含蓄和隐秘的。因此,他们所掌握到的健康知识和性知识是贫乏和片面的,对中老年时期可能发生的一系列生理上、心理上变化的现象更是缺乏必要的了解和心理准备,一旦出现一些问题,则茫然不知所措,造成不必要的精神心理负担。封建文化还造成许多中老年人观念保守、思想封闭,没有争取个人幸福和权利的意识,只能默默忍受,使心理长期处于强制压抑状态。这种民族心理的封闭性、伪善性是引起各种心理问题的根源。现代科学的研究表明,老年人的性欲要求和性行为的表达都是一种生理和心理的需要,不仅有益于健康,而且适当的性生活有助于发挥老年人各个器官和系统的潜在功能,对健康状况产生良好影响,增强整个生命活力,使人焕发朝气,对克服老年抑郁症,防止脑老化,预防前列腺肥大等都能够起到积极的作用。但许多世俗观念对老年人的性情感、性要求和性关系存在着偏见,似乎认为只有年轻人才有享受性爱的权利,老年人表现的亲昵或性要求就是不正常,使本来有性兴趣的老年人感到尴尬和内疚。对于要求再婚的老者,周围更是设置了种种障碍,世俗观念的阻力,舆论的压力,尤其是儿女的种种责难,使他们难以决断,思想矛盾,产生心理负担。

（2）生理原因：人从童年、少年、青年到壮年,一直是在成长中度过的,因而有一种"永无止境"的感觉,进入中年后,成长由缓慢变为停止,到了老年,身体各器官逐渐衰老,生理功能逐渐衰退。显而易见的是生殖器官开始退化,性功能逐渐减退;皮肤老化,头发脱落、稀疏、斑白,视觉听觉和运动觉灵敏度下降;脑细胞数量减少,脑重量减轻,脑功能下降,智力衰退;心脏射血能力降低,血管弹性减退,硬度增加,血压随之升高;肺泡弹性和功能减退,肺通气量和肺活量减少;肾功能下降,肾的滤过率、肾血流量及肾小管重吸收功能明显降低。其他各系统也随着生理功能衰退、疾病增加而出现老化趋势。此时,即使身体没有明显的疾病,通过机体各种生理功能的变化,也不免使中老年人对未来产生力不从心和恐惧的心理。同时,老年人处在生理老化阶段,关注自身是不可避免的,但过度关注、过多联想,极易产生担心、猜疑、恐惧和自卑,甚至消极悲观的情绪。

（3）家庭关系恶化：在现实家庭中,夫妻感情不和、家庭经济困难、子女教育和赡养老人等问题上的分歧是影响家庭关系的焦点问题,它往往引起夫妻之间矛盾的冲突和关系的恶化,是不良情绪产生的家庭因素。同时,由于生理性的原因,女性的更年期与男性相比要提前一些,心理方面的表现也更为突出。此期的女性,一反平日贤惠、温柔、大度的常态,出现烦躁、忧郁、多疑、易怒等情绪,它能通过某种途径感染给男性,成为丈夫不良情绪产生的起因。此外,老年人有固定的生活模式,其个性和行为方式已经定型,往往看不惯变革中的一些现象,对后辈消费方式和价值观念常常不理解,以致喋喋不休或怨叹不已,这种代沟现象影响着家庭和睦的气氛,导致压抑、烦闷等心理状态。

（4）生活环境变迁：社会及家庭环境的突然改变,如离退休、配偶去世等,社会交往日趋减少,使中老年人难免产生孤独感。离开了一生为之奋斗的事业和熟悉的工作环境而造成的社会角色转变,使他们产生明显的心理不适应现象,出现焦虑、抑郁、孤独和失落感。随着儿女长大、结婚自立,有些老人尽管家庭经济条件很好,但人去楼空,独守空房,感受不到天伦之乐,容易产生门庭冷落的凄凉之情。

（5）生活需要转变：需要是人们个体对生理和社会需求的反映。心理学家将人类的需要分为生理需要、心理需要和社会需要三类。当饮食、性、睡眠等人类基本的生理需要满足后,心理、社会等方面的需要就自然地成为人们追求的目标。改革开放以来,随着人们物质生活水平的提高,人们的平均寿命增加,中老年期延长,他们在有生之年的各种活动需要得到社会的承认和尊敬,获得安全平稳的晚年生活、亲情友情的关爱和丰富多彩的文化生活,一旦这种需要得不到满足,就有可能产生消极的不良的情绪。

(三)精神心理调适在男性更年期综合征预防工作中的实施

人是有情感的高级动物,一方面具有生物属性,受到自然环境因素的影响;而另一方面更具有社会属性,受到心理 – 社会因素的干扰。疾病的产生也决不是偶然的、孤立的,在它发生和发展过程中,都可以找到心理因素存在的影子。因此,在预防男性更年期综合征/PADAM 时,应该根据患者不同的个性特点,调整个体的心理状态,改善患者周围的环境,使患者充分享受到人性化的服务,最大限度地调动来访者的主观能动性,防止遭受疾病的困扰。同时,提高中老年人的心理素质,增强他们的保健意识,也是预防该病发生和促进其康复的重要途径。开展灵活多样的健康教育,是预防工作中的重中之重。

1. 健康教育的意义　随着社会的发展和人民生活水平的提高,人的平均寿命延长,人口结构逐步呈现老龄化趋势,中老年健康问题已经成为严重的社会问题。为此,世界卫生组织(WHO)提出了"21 世纪人人享有卫生保健"的宏伟战略,它在为 21 世纪前 20 年确定了全球卫生工作目标的同时,特别强调了健康教育和全民自我保健,尤其是中老年人的自我保健在实现这一目标中的重要地位。目前我们国家尚属发展中国家,经济实力还比较薄弱,社会还没有足够的能力为每个中老年人提供优厚的健康服务,然而即使是在发达国家,社会保障也毕竟是有限的,从某种意义上讲,健康事业需要每一位受益人的关心和参与,懂得如何保健比被动地接受保健具有更积极的意义。因此,对中老年人进行健康知识教育,提高他们的自我保健意识,不仅能够减轻人口老龄化给社会带来的经济负担,为国家节约大量的卫生资源,而且能够普遍提升中老年人的生活质量,预防多种中老年疾病的发生。一些国家开展健康教育的事实也证明,其所带来的社会效益是巨大的。例如在美国,由于倡导健康的生活方式,1963~1984 年有 3300 万名美国人戒了烟,其结果是心脏病患者减少了39%。同时,国内经济发展的不平衡,造成地区之间、城乡之间的经济文化差别较大,大量中老年人口分布在乡村,其经济比较落后,可享受到的卫生资源极为有限,难以承受较高的医疗费用,因此进行健康知识的宣传教育,强调以预防为主,重视自我保健,对中老年人来说是非常必要的,它可以让每一位中老年人从中受益。

2. 健康教育的目的和实施　随着中老年时期的到来,人生已经面临多病之秋。当他们出现与男性更年期综合征/PADAM 有关的心理和躯体症状时,一种情况是紧张迷茫,不知所措,结果造成很重的心理负担,加重了病情;

另一种情况是漠不关心,任其自然,结果影响了疾病的及时治疗;还有一种情况是早有心理准备,沉着应对,及时进行生理和心理调整,结果使病情得到有效的控制和治疗。显然,最后一种情况是我们希望看到的,它要求中老年人具备一定的健康常识和保健知识,而达到这一目的最有效的途径就是对中老年人进行健康知识教育,它可以使中老年人从中获得以下几个方面的帮助:

(1)正确认识自身生理上的变化:虽然人在步入中老年期以后,包括大脑在内的所有器官的功能开始衰退,出现记忆力下降,性功能减退,体力和抵抗力减弱等趋势,但并不是没有可能使这种衰退的趋势得到遏制,如果能经常坚持勤动脑子、合理膳食、规律的性生活、适当的体育锻炼和乐观的精神状态,就可以延缓这种生理上的衰老。而不正确的观念和认识往往导致不正确的行为方式和不必要的精神负担,是造成多种中老年身心疾病和加速衰老的直接原因。

(2)重视自身的心理健康:传统的健康观认为,身体无病就是健康。随着现代医学模式的确立,使人们对健康的认识发生了较大的变化,新的健康观念是身心与环境处于安宁和谐的状态,是体格与心态的协调发展,即不仅要有好的躯体,而且要有最佳的心理状态。现代医学科学证明,心理健康和生理健康有着密切关系,如果心理不健康,就会严重影响生活质量,最终必然影响甚至损害躯体健康。因此,学习心理保健知识、掌握心理保健手段、学会身心愉快地生活、树立起心理健康的新观念,是每个中老年人安度晚年和健康长寿的重要条件。

(3)掌握科学的心理自我调适方法:人的一生总是伴随着各种心理矛盾和压力,尤其到了中老年时期,一些心理上的矛盾、压力以及意外创伤可能显得更加突出和尖锐,在这种情况下,机体为了避免不良心理刺激的直接伤害,会动用"心理防御机制"来设法保护自己,尽管这种防御机制有些是积极的,有些是消极的。积极的心理防御机制能通过升华作用、转移作用、幽默作用和利他行为等心理调节方式,使心中积聚的各种不良情绪得到理性的宣泄和化解,从而获得一种心理上的超脱。消极的心理防御机制则通过回避作用、掩饰作用、歪曲事实和自欺欺人等心理调节方式,不仅不能从根本上化解心理冲突,而且还给今后可能发生的多种心理障碍,以及自伤、自残、自杀等极端行为埋下祸根。因此,在日常生活中多利用积极的防御机制,尽量避免消极的防御机制,是每一位中老年人获得心理健康的法宝。自我心理调节的常用方法:①乐观的情绪。理性制怒,用理智控制内分泌紊乱带来的怒火,寻找合理的发泄方式。深陷负性情绪时,要采用自我疏导或诉诸他人的方式,释放内心郁结。②和睦的家庭生活。家庭关爱是男性更年期的良药,妻子及子女的关怀可以减少更年期男人的孤独与恐惧感,做儿女的,也要多体谅父亲。③合理饮食。饮食清淡,餐量合适,不偏食,戒烟酒,避免饮食辛辣刺激,适当补充肉类。④适宜的体育锻炼,培养健康的兴趣爱好。适度且规律的户外活动,如散步、骑车、太极拳等,可帮助吐故纳新,舒展四肢,愉悦心情。⑤失眠会让人烦躁焦虑,而维持充足的睡眠,对于男人摆脱焦虑抑郁、恢复体力和精力、调节内分泌激素的分泌都有好处。⑥适当的药物治疗。药物治疗是辅助疗法,一定要在专业医师指导下服用,切莫自己乱服药。

（4）主动寻求心理咨询和心理治疗:健康教育不仅要提高中老年人的心理素质和健康意识,增强他们的社会适应能力,同时还要提高他们对自身健康和心理问题的认知程度,一旦某些心理问题不能通过心理的自我调适达到预期效果,他们就能理性地求助于医疗保健机构,通过心理咨询和心理治疗的途径加以解决。

3. 健康教育的内容和形式　根据中老年人的特点,制定有针对性的健康教育计划,通过多种形式,开展健康知识的教育和宣传活动,是促进中老年人身心健康的最基本措施。健康教育的内容应该主要包括中老年人的生理和心理卫生、中老年性健康、与男性更年期综合征/PADAM 有关的中老年身心疾病的防治、中老年心理保健等方面的科普知识。其形式应丰富多彩,主要包括:

（1）组织医疗保健机构的专业人员深入社区,采用举办中老年健康教育培训班、健康知识讲座、健康问题咨询等形式,促进中老年人的自我保健行动。以乡镇、街道办事处等为单位,定期组织由社区医疗服务人员和离退休医务工作者等参加的中老年健康教育师资培训班,并由他们承担社区的健康教育工作,要求他们能够掌握老年医学、老年心理学、老年社会学、医学伦理学等专业基础知识,提高其专业素质,保证健康教育的质量。

（2）利用中老年心理保健成功的典型,及时总结和推广科学的老年心理保健的经验和方法,积极引导广大中老年人跟上时代的步伐,树立健康新理念。

（3）通过建立和完善中老年健康水平的评估标准,开展中老年健康达标活动,将自我保健意识融入到他们的行动中去,从而科学地安排工作、学习和娱乐活动,养成良好的行为习惯和健康的生活方式。

（4）利用电视、广播、报纸、中老年保健书刊、互联网、电话咨询等大众传媒,进行中老年卫生保健知识的宣传教育。

“早预防、早诊断和早治疗”,这不仅可以推迟男性更年期综合征的发病时间、降低发生率,还能减轻临床症状、减少医疗开支。

（过　斌）

参考文献

1. Eberhard Nieschlag. 男科学：男性生殖健康与功能障碍 .3 版 . 李宏军，李汉忠，译 . 北京：北京大学医学出版社，2013.

2. Khosravi S，Ardebili HE，Larijani B，et al.Are andropause symptoms related to depression？ Aging Clin Exp Res，2015，27（6）：813–820.

3. Mulhall JP，Trost LW，Brannigan RE，et al.Evaluation and management of testosterone deficiency：aua guideline.J Urol，2018，200（2）：423–432.

4. Stolberg M.From the "climacteric disease" to the "male climacteric" The historical origins of a modern concept.Maturitas，2007，58（2）：111–116.

5. 郭应禄，李宏军 . 男性更年期综合征 . 中华男科学杂志，2004，10（8）：563–566.

6. 李宏军 . 进一步关注男性更年期综合征的诊治与研究 . 中华全科医师杂志，2017，16（6）：417–420.

7. 沈渔邨 . 精神病学 .5 版 . 北京：人民卫生出版社，2009.

8. 徐晓阳，马晓年 . 临床性医学 . 北京：人民卫生出版社，2013.

第九章

男性更年期综合征的预防与保健

男性更年期综合征主要特征是：①性欲和勃起功能减退,尤其是夜间勃起；②情绪改变并伴有脑力和空间定向能力下降,容易疲乏、易怒和抑郁；③瘦体重（LBM）减少,伴有肌肉体积和肌力下降；④体毛减少和皮肤改变；⑤骨矿物质密度（bone mineral density,BMD）下降,可引起骨量减少和骨质疏松；⑥内脏脂肪沉积。上述症状不一定全部出现,其中可能以某一种或某几种症状更为明显,可伴有或无血清睾酮水平减低。男性更年期综合征是男性生命过程中正常的生理表现,是自然规律,有一定的必然性和阶段性,其反应程度及临床表现因人而异,更年期的中老年男性,只要正确认识,以积极、科学的方法和健康的生活方式去面对,建立良好的心态,是完全可以安全度过更年期的。

一、更年期生理上的预防与保健

1. 饮食 中老年男性随着年龄的增长,雄激素水平下降进而影响性功能,我们可以通过运动锻炼和恰当营养补充来延缓它。现代营养学研究发现,经常食用富含锌、钙、胆固醇、精氨酸、维生素等有利于增强雄激素水平的食物,可以有助于改善男性更年期症状,延缓衰老,增强性功能。

（1）锌含量高的食物：锌是男性生殖健康的重要元素。缺锌会使精子数量减少,并影响性欲,使性功能减退。含锌量较高的食物是海鲜贝壳类,尤其是牡蛎肉。另外牛肉、鸡肉、花生、牛奶、蛋黄、谷类、豆类等食物锌含量也比较丰富。

（2）胆固醇含量高的食物：胆固醇是肾上腺素和雄激素合成的重要成分,它能促进精原细胞的分裂和成熟。动物的心、肝、肾、肠等内脏,都含有丰富的胆固醇,经常食用,有利于提高体内雄激素水平,提高性功能。需要注意的是,胆固醇对人体健康扮演的角色有两面性,虽然它有维护男性健康的好处,但是如果体内含量过高,会对心脑血管造成不良影响。所以高血压、心脏病患者应该加以适当控制。

（3）维生素含量高的食物：维生素 A、B、C、E 都有助于延缓衰老和避免性功能衰退,它们大多存在于新鲜蔬菜、水果中。

2. 运动

(1)有氧活动:适度的锻炼身体是中老年男性维护健康的有效措施。常见的有氧运动包括跑步、骑自行车、游泳、打球,对改善性功能很有效。不同类型的中老年男性采用的锻炼方式也不相同,对于长期从事办公室工作,久坐,无锻炼经验、体质较差的中老年人群,可采用步行、快走、自行车、有氧健身操,中医的太极、八段锦、五禽戏。每周锻炼 4~6d,每次运动总时间控制在 30~60min,心率控制在 55%~70% 最大心率。对于有锻炼习惯的中老年人仍然可采用上述运动方法,每周 5~6d,每天运动时间控制在 40~60min,心率控制在 55%~75% 最大心率。对于有一定运动基础并体质较好的中老年人,上述运动每周 6d,每天运动时间控制在 40~70min,心率控制在 60%~80% 最大心率。更年期男性运动前需要进行体检确定是否适宜上述运动项目,每次运动以不产生疲劳或轻度疲劳为宜,每次运动前后各做 10min 的热身运动及放松运动。条件允许时可由专业人士指导,每月进行健康教育及评估。

(2)提肛运动:提肛运动是一种特殊的运动健身方法。通过收缩肛门,锻炼盆底肌肉,治疗射精过快,勃起功能障碍,并可防治痔疮。具体方法是坐在椅子上,宁神静心,轻闭双眼,全身放松。然后慢慢地将肛门缩紧,维持 3~5s,然后放松,使肛门松弛。每次 20~30 下,每日练 2~3 次。坚持长期锻炼,可达到治疗射精过快、勃起功能障碍,增强性能力的目的。

3. 性生活

(1)性生活次数:规律的性生活对于维护中老年男性身心健康非常重要。45 岁以上的中老年男性,由于雄激素水平降低以及合并高血压、高脂血症、高尿酸血症、高同型半胱氨酸血症,以及心脑血管疾病,可以根据自身身体情况保持适度的性生活次数,性生活次数可以适度减少。50 岁男性可以保持 7~10d 一次,60 岁每 1~2 周一次的性生活频率。对于出现性欲减退和勃起功能障碍的患者,可以在医生指导下积极治疗原发内科基础疾病,适当补充雄激素,或服用药物等方法进行相应的治疗。

(2)性生活节奏:随着男子进入中年,性节奏由快变慢,由于阴茎供血速度减缓和肌肉弹性降低,40~50 多岁的男子需要更多的时间才能达到性高潮,强度也不如以前,夫妻双方的性节奏会比较接近。

(3)辅以动作:45 岁以后,光靠视觉刺激就不够了,他们还需要妻子的温存才能进入性兴奋。更重视触觉刺激(如偎依、接吻、摩擦、触摸敏感部位),性生活就能够显著改善。

4. 保护前列腺　随着年龄的增长,进入更年期男性应该定期检查男性性激素、前列腺体积和前列腺特异抗原(PSA),对于改善更年期综合征、前列腺增生症状有重要意义。

男人的三种前列腺疾病,即前列腺炎、前列腺增生和前列腺癌,而进入更年期阶段的男性更加担心前列腺增生和前列腺癌的影响。良性前列腺增生(BPH)是老年男性的常见疾病,40岁以上的男性最好应该每年接受经直肠前列腺指检。在进行睾酮补充和替代治疗的过程中,应定期进行前列腺指诊和PSA检查。

科学合理的营养与饮食可以使前列腺保持健康状态,也是预防前列腺疾病的简单有效方法。前列腺疾病的营养与饮食疗法主要包括:①多饮水,使得尿液的颜色清淡;②多食入豆制品,豆制品中的植物雌激素可以对抗雄激素对前列腺的不良影响;③少食用脂肪多的食物,主要来自于肉和奶制品中的饱和脂肪可以增加男子患前列腺癌的概率;④多食用西红柿,可以降低发生前列腺癌的概率。

二、更年期心理上的预防与保健

对于更年期男性,要正视生命的这一阶段,让他们知道男性更年期是生命的一种正常过渡,以及与其相关的内分泌、生理、心理等方面的变化,直接面对发生在自己身体上的这些改变,在得到专业指导下进行相应的心态调整,可以将其造成的伤痛减少到最小的程度。要保持愉悦的心情,培养豁达、开朗的心理素质,并学会自我控制。开朗的心情和良好的心态有助于更年期症状的缓解和改善。

1. 接受专业人员的健康宣教和心理咨询 接受专业人员的健康宣教和心理咨询对处在更年期阶段的男性非常重要,可以帮助他们正确认识和对待发生自己身体上的现象。多数家属(尤其是妻子)和同事们都希望能够帮助男人顺利度过更年期,通过多种不同的方式让更年期男子正确认识和面对更年期。多数男性拒绝承认自己身体上有任何不妥并拒绝接受帮助,他们往往会从工作上找毛病或过分强调家庭的影响,而不是去从自身上寻找原因。处在更年期阶段的男性的行为举止需要得到他人(尤其是亲人)的理解和谅解。

总之,养成良好的饮食习惯,戒除不良的生活习惯,坚持适度的体育锻炼,养成劳逸结合的工作作风,改善精神心理状态可以帮助男性顺利度过更年期。

2. 学会缓解不佳情绪 人到中老年阶段,许多疾病陆续开始光顾了,而许多疾病的产生与人体的精神状态都有着十分密切的关系,强烈的或者恶性的不良精神刺激对人体的许多生理功能不利,并诱发某些疾病。境由心生,人们可以通过自我调节方式来对这些不良刺激进行必要的心态调整,在外部的客观环境未发生实质性变化时,仅仅是心态和思维模式的调整就可以使人发生很大的变化。

中老年人的优势在于具有丰富的生活经历,有着让他们回味无穷的过去,许多老电影、老歌曲和老照片都可能勾起他们对旧日生活的美好记忆并带给他们无尽的欢乐,自娱自乐也是他们获得良好心情的重要方式。

以自我暗示和宽慰的态度来调整自己的心态,善待消极情感,消除精神心理上的困惑是获得心境平和宁静的重要法宝,对所期望的和意料外的事情都要学会准备好去对付,这可以预防疾病的发生,也可以促进疾病的康复,是更年期男性保健养生的重要途径。

3. 自我心理调适　人存在于客观世界之中,既面临自然环境和社会环境各种变化的刺激,又受到自身生理需要、心理需要、社会需要以及病理变化等各种因素的影响,产生心理压力和心理问题是难免的,关键在于人们怎样面对、认识和克服这种压力和问题,只有不断地通过自我有意识的心理调整,使心理状态由不平衡达到新的平衡,由不适应达到新的适应,才能维持正常的心理健康状态。许多心理问题最终还得依靠自身的心理调整和适应去解决。男性更年期综合征等疾病所引起的心理反应有其自身的特点,对其心理状态和常见心理问题的探讨,有助于更年期朋友运用正确的、有效的心理自我调适方法,达到促进其自身心理健康和男性更年期综合征康复的目的。

4. 实现心理自我调适的有效途径

（1）重塑个性:提高自身的心理素质。个性特征的优劣决定了人们对外界事件的态度。良好的个性对威胁性和危害性很大的心理社会因素的紧张刺激具有较好的耐受力和应变力,而个性缺陷则往往表现出它所固有的脆弱性。

个性缺陷可以通过学习、培养和磨炼等提高自身心理素质的途径得到重塑和改善。在学习方面,一是要不断地学习科学文化知识、学习和了解现代高科技成果的运用技巧,只有这样,才能使自己的心理反应能力紧跟时代的步伐,做到与时俱进,不断适应新的形势,使自己不会被高速发展的社会所遗弃;二是学习和掌握中老年生理、心理卫生知识和必要的保健知识,提高自己的健康意识和自我保护能力,以积极的、乐观的态度面对人的生、老、病、死等自然规律,及时发现和处理自身存在的心理和生理问题;三是学习和借鉴别人成功的生活经验,充实和丰富自己的精神内涵,提高自己的心理耐受能力和自我认知能力。

（2）宽容豁达:创造宽松的生存空间。宽容和豁达是一种美德。更年期的男性朋友应该从历史经验和现实生活中汲取教训,抛弃私心杂念等各种束缚自己思想的精神枷锁,以坦荡的胸怀面对生活中的名利,以健康的心境抵御利益的诱惑,只有这样,才能保持宽容豁达的心境,处理好社会关系,使自己生活在宽松和谐的气氛之中。

（3）体会快乐：幸福伴随你的后半生。喜怒哀乐是人的情感世界的外在反映，每一个人的生活经历都不是一帆风顺的，出现情绪的波动和不愉快的心情也在所难免，问题是我们能不能以乐观的态度看待生活中的各种困境。更年期男性朋友是选择幸福的后半生还是痛苦的后半生，在很大程度上取决于其个人的生活态度。

（4）巧用幽默：幽默是缓解生活矛盾的良药，是人们用豁达的、坦然的态度面对自己所处的困境，并选择愉快的方式进行自我解脱的一种生活技巧，它是人心理防御的一种积极调节机制，是一种智慧的体现。在日常生活中，人与人之间各种矛盾和误解时有发生，但这种似乎具有神奇力量的幽默却能将大事化小，小事化了，往往成为缓解各种生活矛盾的灵丹妙药。

（5）社会活动：排遣不良情绪的途径。社会交往是人们在社会生活中的一种基本需要，人们通过参加有意义的社会活动，一方面满足了自己的精神需求，另一方面，人们从社会活动中得到许多新的知识，保持了自己个性心理与社会心理的同步发展；还有一个非常重要的方面，就是人们在这种人际交往过程中，能使自己心中积存已久的各种怨愤和不良情绪得到宣泄，并能从别人的同情、理解和帮助中，获得心理上的平衡。

（6）心理年轻，永葆青春的活力：衰老是一种不以人的意志为转移的自然规律，是人生的必经之路，人的所有生理功能的衰退是个积累的过程。更年期男性从以下几个方面来预防大脑衰老：①勤记多用、重复练习、增加印象以加强记忆训练。可以为自己制定一个可行的计划，每天记几个单词或成语，长期坚持下去，这是延缓大脑衰老的最好途径。②学一门自己非常感兴趣的新技术或艺术，如电脑、木工、养花、书法、绘画、雕塑、乐器等，不断地提高自己的技巧和方法。③不失时机地参加各种社会活动和力所能及的工作，避免过度安逸对人所产生的负面影响。④及时而适量地补充蛋白质、微量元素、维生素等营养物质，戒除烟、酒等不良生活习惯。

5. 协调夫妻关系的途径　良好的夫妻关系，对于改善更年期男性的心理健康非常重要，更年期男性应主要通过以下几个途径来协调他们的夫妻关系。

（1）巩固"夫妻联盟"：夫妻认同感是夫妻结婚以后，在长期生活实践中逐渐建立起来的一种信任、理解、默契和以夫妻两人为中心的认知感受，并表现在自己情感与行动上。快乐的事情，他们共同分享；生活的困难，他们共同承担，两人如同一个整体，可以说是夫妻认同感很强的一种表现。这样的夫妻，一旦遇到生活中的困境或外来的伤害时，就会立刻联合起来，组成一个"夫妻联盟"，用两个人的智慧和力量去战胜生活中的各种困难。

（2）加强心理沟通：夫妻关系的协调，除了有稳固的"夫妻认同感"以外,夫妻间进行经常性的心理沟通是非常必要的,夫妻间保持必要的心理沟通对于培养夫妻感情,改善夫妻关系是非常有益的,可以从以下几个方面做起:

1)夫妻俩一起参加一些共同感兴趣的文体活动或社会活动,通过切磋技艺,交流心得,增加了他们进行交流的共同话题以及对晚年生活的情趣。

2)从口头上经常性地、不厌其烦地向配偶表明自己的感受和想法,表明自己对其义无反顾的爱慕之情,不失时机地赞扬其可贵之处。

3)在学会表达自己感受的同时学会用心倾听,要适当鼓励对方讲话,及时给予反应。

(3)保持健康的性生活:夫妻性生活既是一个生理反应的过程,又是一个心理反应的过程。保持更年期夫妻健康的性生活,以下三个方面可供参考:

1)从爱情出发以达到情感交融:爱情是夫妻关系的基础,夫妻之间只有相爱才能通过性生活使彼此的性期望得到最大的满足。

2)相互体谅和配合:夫妻双方对性要求的强烈程度是不完全相同的,对性交的频度、性偏好和性快感等问题的看法也不完全一致,夫妻双方应相互体谅,不过分苛求对方。

3)相互保持吸引力:夫妻之间保持经常性的爱情表达是维持性吸引力的一个重要因素,可以采用语言形式,也可以采用亲吻、爱抚等非语言形式。

(刘保兴)

参考文献

1. 李海松.男"性"活力靠什么保持.中国医药报,2005-10-24(B02).
2. 程启秀,郭贤坤,聂勇,等.中老年男性性生活现状与心理状况.中国心理卫生杂志,2004,18(07):458-460,485.
3. 郭应禄,李宏军.男性更年期综合征.中华男科学杂志,2004,10(08):563-566.
4. 贺平.男性更年期的健康管理.华夏医学,2010,23(5):556-557.
5. 李宏军,李汉忠,郭应禄.对男性更年期综合征的再认识.中华医学杂志,2005,85(26):1801-1802.
6. 李宏军.男性更年期综合征的发病机制.中国男科学杂志,2006,21(06):2-5.
7. 李一云,屠监源,季建林.男性更年期综合征的心身特点.中国心理卫生杂志,2007,21(09):634-637.
8. 李子云.十诀窍有助男性性功能.医药养生保健报,2007-12-03(013).
9. 容小兴.中老年男士的性保健.江苏科技报,2001-11-18(006).
10. 王群.前列腺疾病的预警与医护.延安大学学报(医学科学版),2009,7(1):28-29.
11. 叶忠孝.食物营养素与男性性功能.医药养生保健报,2005-06-20(008).
12. 张美珍,梁斌.前列腺增生症的评估与防治现状.中国城乡企业卫生,2010,25(2):

23–24.

13. 张树栋，马潞林. 雄激素缺乏与老年疾病的关系. 临床泌尿外科杂志，2008，23（04）: 317–319.

14. 赵荣坡，熊承良. 弱精子症、少弱精子症患者血清、精浆和精子锌含量分析. 中华男科学杂志，2005，11（09）: 680–682.

15. 朱本浩. 男性更年期心理调适六法. 医药经济报，2009–10–29（A10）.

第十章

祖国医学对男性更年期综合征的认识

第一节　男性更年期综合征的
中医病因病机及诊治

男性更年期综合征是中老年男性生命过程中特定时期所出现的一种临床症候群,主要特征是性欲和勃起功能减退,尤其是夜间勃起;情绪改变并伴有脑力和空间定向能力下降,容易疲乏、易怒和抑郁;瘦体重减少,伴有肌容量和肌力下降;体毛减少和皮肤改变;骨矿物质密度下降,可引起骨量减少和骨质疏松;内脏脂肪沉积。上述症状不一定全部出现,其中可能以某一种或某几种症状更为明显,可伴有或无血清睾酮水平减低。男性更年期一般发生于50~65岁年龄段。

中医学虽无此病名,但在大量中医古籍中有此病描述,如《素问·阴阳应象大论》云:"年四十,而阴气自半也,起居衰矣。年五十,体重,耳目不聪明矣。年六十,阴痿,气大衰,九窍不利,下虚上实,涕泣俱出矣。"《素问·上古天真论》中提到:"五八,肾气衰,发堕齿槁;六八,阳气衰竭于上,面焦,发鬓斑白;七八,肝气衰,筋不能动,天癸竭,精少,肾脏衰,形体皆极;八八,则齿发去。"《千金翼方·卷十二·养老大例》:"人年五十以上,阳气日衰,损与日至,心力渐退,忘前失后,兴居怠惰,计授皆不称心。视听不稳,多退少进,日月不等,万事零落,心无聊赖,健忘瞋怒,情性变异,食饮无味,寝处不安。"这些记载和更年期的表现较为一致。对本病的治疗。中医学多将其归属于"虚劳""心悸""不寐""郁证"等范畴。

一、病因病机

男性更年期综合征发生在生育期向老年期的过渡阶段,此时性腺分泌功能衰退,肾气渐衰,冲任虚弱,天癸渐竭,机体气血阴阳平衡失调。因此,中医学认为本证的发生主要与肾气虚衰,肝气郁结有关。认为处于"六八"至"八八"这一年龄段的男子,体内肾精逐渐衰竭,真水枯竭,阴不制阳,脏腑功能失调而产生本病。可见其病本在肾,标在肝,并与心、脾密切相关。因此,对男性更年期综合征的临床辨证,应抓住肾虚这一特点,临床辨证施治应以肾虚为本,肝郁为标,兼顾他脏。

1. 肾精亏虚　年老体衰,或先天禀赋不足,或久病耗损,失精太过等致肾精亏损,则天癸早竭,髓失化源,骨失其养,脑海空虚,而见早衰、性功能减退等更年期综合征表现。

2. 肾阴亏虚　久病耗伤;或因情志内伤,五志化火伤阴,或邪热久留及过服温燥壮阳之剂而致肾燥阴伤;或房劳过度,导致肾阴亏虚。阴虚则内热或火旺,诱发本病。

3. 肾阳虚损　素体阳虚,或年高肾亏,或房劳过度,久病伤肾,而致肾阳虚损。阳虚则内寒。功能活动衰减,形成本病。

4. 心血亏虚　年老体弱,气血衰少,或失血,血液生化不足,或情志内伤,心血暗耗,造成心血虚而神失养,心无所主;或心阴内虚,不涵心阳,阳不入阴,心神不守,故有神识恍惚、健忘。

5. 肝郁气滞　七情内伤,使肝郁气滞,疏泄失常,气血不和,故有情绪波动等表现。

6. 脾气虚弱　饮食劳倦,或久病伤脾,脾虚气弱,运化无权,升清降浊障碍,故有纳呆、眩晕等表现。

男性更年期正是“七八肝气衰,八八则齿发去”的人生阶段,肾气逐渐衰少,精血日趋不足,导致肾的阴阳失衡。由于肾阴肾阳的失衡进而导致各脏器功能紊乱,从而形成了男性更年期综合征的病机基础。

二、中医诊断

(一)诊断

准确全面地诊断男性更年期综合征是获得满意治疗效果的基础和前提。男性更年期综合征的诊断方法主要包括:详细询问既往疾病史、心理和社会因素、生活方式;客观评估临床症状(ADAM 量表、伊斯坦布尔心理系的自我评分量表和 AMS 量表),并进行全面的体格检查;诊断的重点放在实验室检查方面,进行血清雄激素测定和其他实验室检查;同时排除器质性疾病;补充雄激素的诊断性治疗有助于进一步确定诊断。

1. 男性更年期综合征病人多发生在 50~65 岁之间。

2. 病人以缓慢发病者较多,部分病人可急症发病。

3. 男性更年期综合征以“功能衰退”为特征,诊断要在充分排除其他器质性病变的基础上进行。

4. 男性更年期症状复杂,确诊为男性更年期综合征病人的症状可分为三方面：①精神神经系统症状，如情绪低落、忧郁焦虑，或多疑、沉闷欲哭，或精神紧张、喜怒无常、多疑善虑、捕风捉影、缺乏信任感，或意志消沉、易怒、失眠等。②自主神经功能紊乱，主要有心悸怔忡、眩晕、耳鸣、易汗；或周身乏力，皮肤有蚁行感；或胃肠道症状，如脘腹胀满、大便时秘时泄；或神经衰弱，如失眠、多梦、易惊醒、记忆力减退、健忘、反应迟钝等。③性功能方面的症状，如性欲减退、阳痿、早泄、遗精，以及性欲淡漠、体态改变，如全身肌肉开始松弛，皮下脂肪较前丰富，变胖。

（二）鉴别诊断

1. 躁狂症和抑郁症　躁狂症往往是先有乏力、烦躁、性情急躁，严重失眠，长时间的情绪高涨，伴有语言动作的增多和夸大的思想内容的表现。抑郁症多有感情淡漠、失眠、乏力、食欲减退、长时间的情绪低落等表现。初发人群多在青壮年。

2. 心脏神经官能症　心脏神经官能症是神经官能症的一种类型，以心悸、胸痛、疲乏、神经过敏为突出表现。较多见于女性及青年人、中年人，可有心动过速、失眠、多梦等症状。

3. 甲状腺功能异常　甲状腺功能异常患者很多临床症状与男性更年期症状相类似，但女性较男性多见，且随年龄增加，其患病率见上升。典型患者，凭临床症状和病征即可明确诊断。对于不典型或病情比较复杂的患者，通过实验室检查可作出明确诊断。

三、中医药治疗

（一）辨证论治

1. 肾精亏虚证

证候：性功能减退，发脱齿摇，眩晕耳鸣，健忘恍惚，精神呆钝，足痿无力，动作迟缓；舌淡红，脉沉细无力。

治法：补益肾精。

方药：六味地黄丸合龟鹿二仙胶方。

2. 阴虚内热证

证候：形体消瘦，潮热盗汗，五心烦热，咽干颧红，腰膝酸软，眩晕耳鸣，失眠多梦，早泄遗精，尿黄而热；舌红少苔，脉象细数。

治法：滋阴降火。

方药：知柏地黄汤加减。

3. 肾阳虚损证

证候：精神倦怠，嗜卧，腰膝酸冷而痛，畏寒喜暖。性欲减退，阳痿或早泄，甚则阴冷囊缩。面色㿠白，或轻度浮肿；舌质淡苔白，脉沉弱。

治法：温补肾阳。

方药：右归丸加减。

4. 肾阴阳俱虚证

证候：头晕耳鸣，失眠健忘，悲喜无常；烘热汗出，畏寒怕冷，浮肿便溏，腰膝酸软，性功能减退；舌质淡苔薄，脉细数。

治法：调补肾阴肾阳。

方药：二仙汤加减。

5. 心肾不交证

证候：心烦不宁，健忘多梦，心悸怔忡；腰膝酸软，甚者遗精；舌红苔薄黄，脉细。

治法：滋阴降火，交通心肾。

方药：黄连阿胶汤合枕中丹加减。

6. 肝肾阴虚证

证候：头晕目眩，耳鸣健忘，急躁易怒，或精神紧张，失眠失梦，五心烦热，咽干颧红，腰膝酸软，胫酸而痛，甚或遗精；舌红少苔，脉弦细数。

治法：滋补肝肾，育阴潜阳。

方药：一贯煎、大补阴丸合方。

7. 脾肾阳虚证

证候：形体肥胖，面色㿠白，形寒肢冷，或倦怠无力。表情迟钝，健忘失眠；或浮肿便溏，或纳差腹胀，或腰膝及少腹冷痛；舌体胖大，舌质淡，舌苔薄白或白腻，脉沉迟无力或细弱。

治法：温阳补肾，健脾除湿。

方药：济生肾气丸合四神丸加减。

（二）中成药

1. 知柏地黄丸

组成：知母、熟地黄、黄柏、山茱萸（制）、山药、牡丹皮、茯苓、泽泻。

功效主治：滋阴降火。用于肾阴虚火旺证所致的男性更年期综合征，症见形体消瘦，潮热盗汗，咽干颧红，或手足心热，溲黄便秘，常伴耳鸣，五心烦热，失眠多梦。舌红少苔，脉象细数。

2. 金匮肾气丸

组成：熟地黄、山药、山茱萸（酒制）、茯苓、牡丹皮、泽泻、桂枝、附子（制）。

功效主治：温补肾阳，化气行水。用于肾阳虚证或者命门火衰证所致的男性更年期综合征，弱精症，少精症。症见精神萎靡，畏寒肢冷，腰膝酸软，阴茎及睾丸发凉，或阴汗时出，性欲减退，阳痿早泄，小便清长，舌质淡胖，脉象沉弱。

3. 逍遥丸

组成：柴胡、当归、白芍、白术、茯苓、炙甘草、薄荷、煨姜。

功效主治：疏肝解郁，健脾养血。用于肝郁、血虚、脾弱证和肝气横逆证所致的男性更年期综合征。症见急躁易怒，精神紧张，食欲不振，腹胀便溏，舌质淡红，苔薄白，脉象弦虚弱或关脉有力。

4. 柴胡舒肝丸

组成：白芍、槟榔、薄荷、柴胡、陈皮、大黄、当归、豆蔻、莪术、防风、茯苓、甘草、厚朴、黄芩、姜半夏、桔梗、六神曲、木香、青皮、三棱、山楂、乌药、香附、枳壳、紫苏梗。

功效主治：疏肝理气，消胀止痛。用于肝郁脾虚证所致的男性更年期综合征。症见急躁易怒，精神紧张，胸胁痞闷，食滞不消，呕吐酸水，舌质红，苔薄黄，脉象弦或有力。

5. 乌灵胶囊

组成：乌灵菌粉。

功效主治：补肾健脑，养心安神。用于心肾不交所致的失眠、健忘、心悸心烦、神疲乏力、腰膝酸软、头晕耳鸣、少气懒言、脉细或沉无力；神经衰弱见上述症候者。

6. 苁蓉益肾颗粒

组成：五味子（酒制）、肉苁蓉（酒制）、菟丝子（酒炒）、茯苓、车前子（盐制）、巴戟天（制）。

功效主治：补肾填精。用于肾精亏虚所致的男性更年期。症见肾气不足，腰膝酸软，记忆减退，头晕耳鸣，四肢无力。

7. 龟鹿二仙膏

组成：鹿角、龟甲、党参、枸杞子。

功效主治：温肾益精，补气养血。用于肾虚精亏所致的男性更年期，症见腰膝酸软、头目眩晕。

8. 右归丸

组成：熟地黄、附子（炮）、肉桂、山药、山茱萸（酒制）、菟丝子、鹿角胶、枸杞子、当归、杜仲（盐炒）。

功效主治：温补肾阳，填精止遗。用于肾阳不足，命门火衰所致男性更年期，症见腰膝酸冷，精神不振，畏寒肢冷，大便溏薄，尿频而清，舌质淡嫩，苔白滑，脉象沉细。

9. 古汉养生精片

组成：淫羊藿、枸杞子、女贞子（制）、金樱子、黄精（制）、白芍、菟丝子、人参、炙黄芪、麦芽（炒）、炙甘草等。

功效主治：补肾益脾，健脑安神。用于脾肾亏虚证所致的男性更年期综合征，症见头晕心悸，目眩耳鸣，健忘失眠，食欲不振，腰膝乏力，夜尿频数，尿后余沥不尽等，舌质淡，苔薄，脉象沉细。

（三）针灸疗法

1. 毫针　取穴：心俞、肝俞、脾俞、肾俞、关元、合谷（双）、太冲（双）、足三里、三阴交、百会。治疗肾虚型男性更年期综合征。

2. 电针　主穴选取肾俞、三阴交、关元，脾气亏虚证加足三里、中脘，心火上炎证加内关、神门，肝气郁结证加阳陵泉、太冲。

3. 隔姜灸　取穴：命门、腰阳关、肾俞、肝俞、脾俞、心俞、足三里。治疗肾阳亏虚型男性更年期综合征。

（四）辨治要点

1. 基本病机　肾精亏损，阴阳失调，脏腑气血虚损。病理变化是以虚为主，本虚标实。

2. 明辨寒热虚实　男性更年期综合征之寒为阳虚所致，脾肾阳虚多见；本病之热为虚热，以肝肾阴虚为主。证候表现虽以虚为主，但在病机演变和转化过程中，又常虚实夹杂，如肝郁脾虚，肝血瘀滞等。男性更年期综合征的辨证论治，要注重年龄因素、体质因素，调整肾脏阴阳气血为主，兼以疏肝、理脾、养心、疏畅气血，以求气血流畅，经络气通，阴阳平衡。

3. 本病以肾气虚衰为主，治疗时要根据证候表现特点，肾阴虚者，治以滋补肾阴；肾阳虚者，温肾益阳；阴阳两虚者，治以调补阴阳；肝肾阴虚者，治以滋补肝肾，育阴潜阳；心肾不交者，滋阴降火，交通心肾；脾肾阳虚者，温阳补肾，健脾除湿。总之，调补阴阳，疏畅气血，是本病的基本治则。

4. 睾酮筛查　对于临床症状表现疑似男性更年期综合征者，要重视睾酮筛查，完善泌尿系统超声、前列腺特异性抗原检测等。

5. 睾酮补充治疗　严格掌握睾酮补充治疗的适应证和禁忌证。

（五）预防与调护

1. 起居有常，节制房事，以保养肾精。

2. 饮食有节，顾护脾胃，戒除烟酒。

3. 调摄精神，减少忧烦，和顺气血。

4. 加强锻炼，提高身体素质。

第二节 中西医结合诊治男性
更年期综合征的现状

一、男性更年期综合征的中医认识

中医无"男性更年期综合征"病名,但是在中医经典书籍中却有关于本病病机、症状的描述,例如在《素问·阴阳应象大论》中提到:"年四十,而阴气自半也,起居衰矣。年五十,体重,耳目不聪明矣。年六十,阴痿,气大衰,九窍不利,下虚上实,涕泣俱出矣。"在此对男子生长、发育、衰老的过程做了一定的描述。此外,在《素问·上古天真论》中又提到:"五八,肾气衰,发堕齿槁;六八,阳气衰竭于上,面焦,发鬓斑白;七八,肝气衰,筋不能动,天癸竭,精少,肾脏衰,形体皆极;八八,则齿发去。"指出男性生长发育与衰老过程就是肾气和天癸由"实"至"竭"的过程,古人认为,对于男性来说,其年龄从"五八"到"八八"是肾气渐渐衰竭而天癸水平亦相应下降的阶段,在这个过程中,男性脏腑的各项功能逐渐衰退,并会出现相应的症状,这是形成男性更年期的病机基础。

唐代孙思邈在《千金翼方·卷十二·养老大例》中的描述则更为详尽且更加清晰地描述了男性更年期综合征的临床特征,中医主要从"虚劳""不寐""脏躁""阳痿"等方面论述本病,同时进一步揭示本病的发病机制重在肾虚与肝郁。

由于肾阴、肾阳是各脏阴阳的根本,肾阴肾阳的失调进而导致各脏器功能紊乱,从而形成了男性更年期综合征的病理基础。

肾阴虚:素体阴虚,年老肾精渐衰,精不化阴,肾阴渐亏,当机体不能进行自身调节维持阴阳平衡时,就发为以肾阴亏损为主的更年期综合征。肝肾同源,肾阴不足,则水不涵木,肝阴乏源,乃致肝肾阴虚之证;肝阴失濡,肝失条达,郁而不舒,出现各种精神神志症状如忧郁焦虑,多疑善虑,意志消沉,易怒,失眠等。

肾阳虚:素体阳虚,年老肾精渐衰,精不化阳,肾阳益衰,机体阴阳失衡,就会出现以肾阳亏损为主的更年期综合征。肾阳既虚,后天脾土失于先天肾阳的温煦,可形成脾肾阳虚之证;肝肾同源,肾阳不足,亦可导致肝气不畅,肝失疏泄,而产生肝实肾虚之证。

肾阴阳两虚:素体肾气不足,或久病及肾,肾精衰微,化精不足真阳式微,呈肾中阴阳俱衰之势,亦发为更年期综合征。

情志失调：七八、八八之年的男子，初入老年，心常有余而力不能逮，遂情志抑郁不快，肝气郁结，加之气血本衰，肾气已惫，使气血流行更加不畅，脾肾化气更为不足，导致肝郁脾虚、肝郁肾虚等诸多变证，发为更年期综合征。

此外，劳心过度，心阴暗耗，阴液不足，也会出现心阴不足证候；若心阳不足，失于温煦而见心阳虚证候；肾阴不足而致肝阴不足，或肝阴不足而致肾阴不足，而致肝肾阴亏之候；脾病及肾或肾病及脾而导致脾肾两虚之候。肾阴亏损不能上济心火，心火上亢不能下交于肾，水火不济，而导致心肾不交之证。

总之，本病起于肾虚，因虚致实，最终导致肾虚肝郁，虚实夹杂、肾虚肝郁是本病的基本病机。

二、男性更年期综合征的西医认识

1939 年，Werner 首次提出男性更年期的概念是根据 50 岁以上的部分男性可以出现与女性更年期综合征相似的临床症状，例如神经功能紊乱、抑郁、记忆力减退、注意力不集中、容易疲劳、失眠、潮热、出汗和性功能减退等，但在当时并没有能力提供内分泌激素（雄激素）水平改变的证据。

自 20 世纪 40 年代 Werner 提出"男子更年期综合征"以来，西医学对于这个病的争论就没有停息过，先后出现了不同的名称，如"绝雄""中老年男子部分雄激素缺乏""中老年男子雄激素缺乏"，其实，自 20 世纪 60 年代，医学界就尝试提出新的概念来取代"男性更年期综合征"。此时出现了与女性绝经（menopause）相对应的（andropause）一词。希腊文中"andro"代表"男性"，"pause"代表"停止"，意为"雄激素停止分泌"。1994 年，奥地利泌尿学会在欧洲男科学研讨会上提出用"中老年男性雄激素部分缺乏综合征"（partial androgen deficiency of the aging male，PADAM）取代"男性更年期综合征"，具体定义为"体内睾酮水平部分降低或靶器官对睾酮或其代谢产物的敏感性降低的一种临床状态，可以引起体力降低，健康水平和性功能及代谢方面变化，对肌肉、骨密度、脂代谢和认知功能等产生不良影响"。

2002 年，国际老年男性研究学会（International Soc-iety of the Study of the Aging Male）又提出用"迟发性性腺功能减退"（late-onset hypogonadism in males，LOH）取代 PADAM，并得到了国际男科学学会（International Society of Andrology）和欧洲泌尿科学会（European Association of Urology）的认同，西医学逐渐倾向于使用 LOH 一词。但对于本病的诊断，尚没有一个统一的认识，而是多采用症状评分的方法进行。虽然多认为本病的发生与睾酮水平的下降有一定关系，但睾酮水平的正常值目前仍没有统一的界定。

三、男性更年期综合征的中西医诊断

在诊断上,中医学也主要是依靠患者症状来进行判断,故中西医对于男性更年期综合征的诊断可以相互借鉴。

诊断方法主要包括详细询问既往疾病史、心理和社会因素、生活方式;评估临床症状[老年男性雄激素缺乏(androgen deficiency in agingmales, ADAM)问卷共 10 个问题和老年男性症状量表(Aging Males' Symptoms Scale, AMS 量表)共 17 个问题],并进行全面的体格检查;重点为血清雄激素水平测定和其他实验室检查。同时排除器质性疾病,补充雄激素的诊断性治疗有助于进一步确定诊断。

主要特征是:①性欲和勃起功能减退,尤其是夜间勃起;②情绪改变并伴有脑力和空间定向能力下降,容易疲乏、易怒和抑郁;③瘦体重(lean body mass, LBM)减少,伴有肌肉体积和肌力下降;④体毛减少和皮肤改变;⑤骨矿物质密度(bone mineral density, BMD)下降,可引起骨量减少和骨质疏松;⑥内脏脂肪沉积。

上述症状不一定全部出现,其中可能以某一种或某几种症状更为明显,可伴有或无血清睾酮水平减低。由于中老年男性这一生命现象的病因多样化,患者的临床症状和体征也繁多,因此它不是单一的疾病,就如同男科疾病中的慢性前列腺炎一样,是一组疾病现象的总称,因此在"男性更年期"的概念中增加"综合征"这 3 个字就显得比较合理了,"男性更年期综合征"(male climacteric syndrome)的概念顺理成章地出现了。

在诊断男性更年期综合征时,要特别注意依靠病史和体格检查发现性腺功能低下的蛛丝马迹。由于存在许多潜在的影响因素,例如肥胖、年龄、血清白蛋白和性激素结合球蛋白水平的差异等,实验室检查有时可能造成错误判断。目前还没有实验室激素检查的"金标准",但是对于老年男性来说,生物可利用睾酮水平可能是最准确的。一些疾病如临床型抑郁、人格障碍、轻度的认知功能损害、甲状腺功能低下等,均可以使诊断混淆,需要加以鉴别。

四、更年期综合征多系统并发症

《内经·上古天真论》中提到:"丈夫五八,肾气衰,发堕齿槁。六八,阳气衰竭于上,面焦,发鬓颁白。七八,肝气衰,筋不能动,天癸竭,精少,肾藏衰,形体皆极。八八,则齿发去。"现代生理学研究表明男性儿童时期基本不分泌睾酮,11~13 岁开始分泌,至青春期达高峰,此后整个生命期大部分时间内持续分泌,但超过 40 岁以后逐渐减少,到了 80 岁时,只有高峰时期的 1/5。

随着年老肾衰,天癸渐竭,精血亏虚,脏腑失调,睾酮水平下降,伴随男性

更年综合征将出现一系列男性疾病,如:性功能障碍、认知功能障碍、骨折、糖尿病、心血管疾病、代谢综合征等。临床治疗更年期综合征应兼顾防治可能出现的并发症和多系统损害。最新研究进展中,李海松教授根据阳痿的病因病机和发病特点提出阳痿可称为阴茎中风,瘀血阻络才是阳痿的基本病机,治疗上以活血通络为主,佐以补肾、疏肝、清热等法。

五、男性更年期综合征的中西医治疗

(一)中医治疗

辨证论治作为中医学个体化治疗的特色,遵循同病异治,有是证用是方,随症加减,具有高度的灵活性。除了现行中医教科书提出的对于男性更年期综合征的辨证论治证型以外,不同医家对于男性更年期综合征的治疗亦有自己不同的体会,如《王琦男科学》中认为男性更年期综合征的病机表现主要为肾精亏损、阴阳失调、脏腑气血虚损。病理变化是以虚为主,本虚标实,故将本病分为三型论治:

(1)肾阴虚证,治法为滋阴补肾,清热降火,方用知柏地黄丸加味。

(2)肾阳虚证,治法为补肾壮阳,方用金匮肾气丸加味。

(3)肾阴阳两虚证,治法为滋阴补肾,温补肾阳,方用二仙汤加减。

《徐松福实用中医男科学》认为本病多因年老肾衰,天癸将竭,精血不足,阴阳失调而起,并可累及心、肝、脾诸脏功能失调。盖肾为先天之本,内寄真阴真阳,主人体的生殖、生长、发育、性事、衰老全过程。男子到了更年期,由于肾精匮乏,肾气日衰,天癸渐竭,气血由盛而枯,形体由强而弱,性功能和生殖能力由旺而衰,生命即从壮年步入老年。倘若先天禀赋不足,素体亏虚,或后天淫欲过度,精血过耗,或平素起居失常,劳力过度,劳神太过,睡眠不足;或平素郁怒忧思,过喜过悲,情志内伤,均可导致更年期提前到来,或出现明显症状。又气血之充盛,阴阳之协调,又有赖于心、肝、脾诸脏的功能健旺和谐,如果心血不足,肝失条达,脾失健运,必然影响精血的化生,髓海的充盈,气机的调畅,肌肉的丰盛,情志的抒发,最终导致肾气虚衰及阴阳失衡,故此将本病分为五型论治:

(1)脾肾阳虚证,治法为健脾补肾,壮阳益气,方用还少丹加减。

(2)肝肾阴亏证,治法为滋养肝肾,方用左归饮加减。

(3)心肾不交证,治法为交通心肾,方用既济汤合交泰丸加减。

(4)阴阳两虚证,治法为滋补肾阴,温补肾阳,方用中和汤加减或用二仙汤加减。

(5)肝郁胆热证,治法为滋肾养肝,疏肝解郁,方用柴胡疏肝散加减。

除了中药以外,中医针灸在男性更年期在综合征的治疗中也具有一定作用,有临床研究表明,针灸治疗男性更年期综合征具有疗效肯定、无副作用等特点。临床具体辨证取穴,常用肝俞、肾俞、太溪、三阴交、内关、关元、中极、脾俞、百会、足三里等,常用手法包括泻法、补法或平补平泻法等,同时配合隔盐灸、艾灸等灸法,结合捏脊、推拿等中医特色疗法。耳针则常选用内分泌、皮质下、神门、交感、肾、心、肝、脑等。亦有用梅花针叩击足部反射区如肾上腺、肾、膀胱、脑、心、垂体、甲状腺等。从以上取穴可见,针灸在治疗亦立足补肾疏肝原则,着重恢复脏腑阴阳平衡及人体内分泌的作用。

中药治疗疾病具有多靶点作用的特点。在治疗男性更年期综合征的现代药理研究中以补肾药研究较为广泛。研究发现,中医"肾主生殖"的功能涉及下丘脑促性腺激素释放激素神经元及其调控性腺轴的功能;并且补肾中药相对于单纯的补充外源性睾酮治疗中老年男性雄激素部分缺乏综合征(PADAM)是不同层面的问题。中药治疗这个复杂的生殖内分泌系统紊乱所引起的问题,无论是减少补充睾酮可能诱发的不良事件,还是探讨 PADAM 与补肾的关系都有着积极的意义。补肾药对下丘脑 – 垂体 – 性腺轴存在多元性和双向性的调节作用,其作用机制主要是能很好地延缓性腺轴功能的衰退。在基础研究方而,复方研究以二仙汤开展最多,单味中药研究以淫羊藿、仙茅等为多。二仙汤主要作用靶点在于促性腺激素释放激素,具有促进性腺分泌雄性激素等作用。淫羊藿总黄酮能明显地增加未成年雄性大鼠腺垂体、附睾和精囊腺的重量,淫羊藿提取物不仅仅表现为雄激素样作用,同时还有镇静、抗疲劳、增强免疫、调节内分泌及自主神经功能的作用。生熟地黄、黄精、甘草能直接作用于内分泌腺,具有增强机体免疫功能,类似盐皮质激素去氧皮质酮的作用。枸杞子、酸枣仁、丹参有增强和调节免疫功能的作用。生牡蛎富含钙、锌,具有调节神经兴奋性的作用。枸杞子、淫羊藿有明显抗衰老作用等。现代医学指出,性腺功能减退、雄激素水平下降与雄激素受体异常是产生男性更年期综合征的基本因素。因此补益肾精是中医治疗的基础。同时,本病常伴有心理精神症状,情志内伤容易损伤肝的疏泄功能,进而导致肝失疏泄、气机不畅等诸多症状显现,故疏肝也是治疗本病的重要方法。

(二)西医治疗

治疗原则:由于直接治疗男性更年期综合征的医疗专业人员,例如社区医生、内科医生、精神科医生和泌尿男科医生等,对该病的认识程度存在较大的差异,对许多问题存在混淆和误解,治疗缺乏规范。

临床工作中比较明智的做法是,在启动任何治疗手段之前都必须首先明确疾病的诊断,包括疾病种类、严重程度和并发症,对患者相关临床症状的评估、性激素水平的测定以及其他激素与多种因素的检查和分析。对于 LOH 患者,无论其病因如何,恢复雄激素的生理水平是治疗的基本原则之一,尤其是在所有病因治疗后仍然不能恢复雄激素水平者,均适合于进行睾酮补充治疗(testosterone supplement treatment, TST),并可以获得显著疗效。在进行 TST 之前、过程中及之后,都需要进行安全性及有效性的全面分析,接受效益与风险的全面咨询,以评价 TST 是否有必要以及是否需要长期进行。

普遍认为,男性更年期综合征病因十分复杂,多种病因可能同时起到不同的作用,单纯用雄激素补充治疗不可能解决男性更年期综合征所带来的全部问题,因此主张采用综合治疗原则,任何单一的治疗药物或方法都不可能获得最满意的效果。泌尿男科医生可以为男性更年期综合征患者提供一综合的治疗方案,同时通过生活方式和心态的调整和对自己身体的珍爱来避免衰老过程的人为加快,防止或减少男性更年期综合征的产生,并且可以使已患该病者尤其是具有明显更年期症状男子以及各种疾病状态下合并更年期症状者的治疗效果得到改善。

本病病程长,单纯的中医或西医治疗有疗效缓慢或副作用大等弊端。中西医结合疗法取二者之长处,避各自之不足,起效快、风险低。

张春和等将 60 例迟发性腺功能减退症患者随机分成两组,治疗组 30 例采用逍遥散合菟丝子丸加减联合安特尔治疗,对照组 30 例单纯采用安特尔治疗,两组均治疗 3 个月,观察患者治疗前后症状评分、前列腺特异性抗原(PSA)的变化。得出结论:中药联合安特尔可明显改善患者的性腺功能减退症状,较单纯应用安特尔疗效为佳。许亮将 57 例迟发性性腺功能减退患者分为两组:安特尔口服治疗(80mg 每日 1 次)组,安特尔口服治疗(80mg 每日 1 次)加复方玄驹胶囊(1.26g 每日 3 次)组,以症状评分,血性激素、肝功能、血脂、血糖、血细胞比容、尿流率、PSA 和前列腺体积为疗效指标。结论:两药联用能明显提高患者的睾酮水平,改善患者的临床症状,并能减少安特尔的用量和时间。许晓等应用谷维素、二仙汤治疗 21 例,疗效较好。李增榜等用中西医结合治疗本病 62 例,疗效满意,中药方用补肾益精汤(仙灵脾、仙茅、当归、益智仁、生地、熟地、枸杞子、黄精、赤丹参、旱莲草、女贞子、淮山药)加减治疗,西药用谷维素片 20mg,每日 3 次,维生素 E 胶丸 100mg,每日 2 次,以上中药、西药同时服用,30d 为一疗程。马兆才采用大剂量谷维素加男宝治疗本病 35 例,30d 为 1 个疗程,结果服药 2 个疗程后痊愈 31 例,占 89%,35 例病人全部有效,占 100%。

目前已有证据表明,在中医辨证论治的基础上联合十一酸睾酮或谷维素治疗男性更年期综合征具有一定满意疗效,中西医结合治疗男性更年期综合征值得期待。

正是因为不论中西医,在单纯使用时对于男性更年期综合征的治疗都不能完全取得令医生或者患者满意的临床疗效,作为泌尿男科医生,我们在面对男性更年期综合征时更应该注重将中西医有效结合,使二者协同合作,产生1+1>2的效果。

第三节　男性更年期综合征的中医药预防与保健

在长期的临床实践中,中医药学不仅对男性更年期的病因病机及证候特点有较全面和深入的认识,同时保健及预防等方面也形成了较为系统的理论,还提出了许多行之有效的预防保健方法和措施。《素问·上古天真论》中提到:"夫上古圣人之教下也,皆谓之虚邪贼风,避之有时,恬惔虚无,真气从之,精神内守,病安从来。是以志闲而少欲,心安而不惧,形劳而不倦,气从以顺,各从其欲,皆得所愿。故美其食,任其服,乐其俗,高下不相慕,其民故曰朴。是以嗜欲不能劳其目,淫邪不能惑其心,愚智贤不肖不惧于物,故合于道。所以能年皆度百岁而动作不衰者,以其德全不危也。"掌握健康的生活方式,是对男性更年期预防和保健的最佳途径。

1. 调节情志　心理健康状况可以和神经内分泌功能互相产生影响,进而影响治疗效果和生活质量。男性应当正确认识更年期的意义,意识到生、长、壮、老、已是自然规律。如同女性,"天癸竭"是男性不可回避的生理规律,患者应保持平和的心态,从容淡定,不骄不躁,保持健康乐观的情绪,必要时可以进行心理干预,寻求家人或者专业的心理咨询,以避免负面情绪。在调神养形方面,动静结合的"调神养形术"很适宜于男性更年期综合征。它强调志闲而少欲,心安而不烦,形劳而不倦,神欲静,静者寿,躁者夭。也就是说要节制或消除对人体有害的情志,使喜悦之情常在,可使神气通达、营卫通利,以达到形与神俱尽其天年。让患者心情恬愉、神志安定、少思寡欲、以理收心、神气清静,而达到御邪防病之目的。加强对精神应激的防御能力,以积极的心态从容面对各种问题,对防治男性更年期综合征具有重大意义。

2. 合理膳食　《素问·脏气法时论》云:"五谷为养,五果为助,五畜为益,五菜为充,气味和而服之,以补益精气",中年男性应遵循食疗原则,一日三餐规律,平衡膳食,补充营养。多吃补益肝肾、养心补血的食物,有益于防治男性慢性疾病的食品或药食两用的食品很重要,如虾、淡菜、羊肉、羊肾、韭菜、花生仁、蘑菇、芝麻、鱼、龟、鳖、牡蛎、桂圆肉等。多吃蔬菜、水果,并注意保持低动物脂肪、低盐、低糖、低胆固醇、高维生素饮食,重视微量元素和矿物质的补充,少吃煎炸、熏烤与辛辣刺激性的食品,适量饮酒,戒烟。

3. 适当锻炼　调查显示,从事脑力劳动且很少锻炼身体的人或者以前从事过激烈的体育运动突然终止者,都容易得更年期合征。相反经常锻炼的人则较晚出现男性更年期综合征。男性应根据个人的兴趣爱好、身体情况选择适合自己的运动,如散步、跳舞、慢跑、游泳等,以及学习太极拳、八段锦等养生功法。对活动障碍者,可由家属协助进行被动运动,以便提高中老年男性的生活质量。按时起居,生活规律,劳逸结合,使气血平和。

(李海松 王 彬 董 雷 管斯琪)

参考文献

1. 陈文,俞海虹.男性更年期综合征及其针灸治疗.浙江中医药大学学报,2010,34(5):754-755.

2. 洪云萍.男性更年期的保健、护理及预防.中国实用护理杂志,2007,23(3):14.

3. 金东明,韩富强,陈玲.二仙汤结合针刺治疗肾虚型男性更年期综合征56例观察.浙江中医杂志,2010,45(11):793-794.

4. 李海松,马健雄,王彬,等.阴茎中风探讨.中医杂志,2015,56(23):2064-2066.

5. 李宏军.男性更年期综合征的发病机制.中国男科学杂志,2006,21(06):2-5.

6. 李宏军.男性更年期综合征的研究现状.现代泌尿外科杂志,2008,13(3):157-159.

7. 李宏军.男性更年期综合征的治疗与预防.中华全科医师杂志,2017,16(6):9.

8. 李曰庆.实用中西医结合泌尿男科学.北京:人民卫生出版社,1995.

9. 沈传运,胡海翔.男性更年期综合征的中医治疗研究进展.空军医学杂志,2016,32(3):209-212.

10. 苏宁.隔姜灸配合中药治疗男性更年期综合征50例.陕西中医,2010,31(6):729-730.

11. 王琦.王琦男科学.郑州:河南科学技术出版社,2007.

12. 徐福松.徐福松实用中医男科学.北京:中国中医药出版社,2009.

13. 张春和,李焱风.中医药治疗男性更年期综合征述评.云南中医中药杂志,2006,27(6):52-54.

14. 张春和,李焱风,秦国政,等.1252例男性更年期综合征中医证候分布规律研究.中华中医药杂志,2012,27(2):338-342.

15. 张祯雪,周青松,孙中义.男性更年期综合征的治疗进展.中国男科学杂志,2016,30(4):69-72.

16. 郑雪峰,李沛.针灸治疗中老年男子部分性雄激素缺乏综合征的临床思路.上海针灸杂志,2006,25(4):28-29.

17. 周兴,何清湖,周青,等.中医药治疗男性更年期综合征随机对照试验的系统评价.中华中医药杂志,2013,28(9):2771-2775.